一位医学博士后的从医带教之路

四十来岁的老中医

陈守强 著

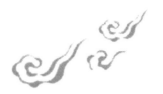

济南出版社

图书在版编目（CIP）数据

四十来岁的老中医：一位医学博士后的从医带教之
路/陈守强著. —济南：济南出版社，2013.12

ISBN 978 - 7 - 5488 - 1136 - 7

Ⅰ. ① 四… Ⅱ. ① 陈… Ⅲ. ① 中医学 – 普及读物
Ⅳ. ① R2 – 49

中国版本图书馆 CIP 数据核字（2013）第 287580 号

出版发行	济南出版社
地　　址	济南市二环南路 1 号（250002）
网　　址	www. jnpub. com
印　　刷	天津雅泽印刷有限公司
版　　次	2014 年 2 月第 1 版
印　　次	2024 年 1 月第 2 次印刷
成品尺寸	170mm×240mm　1/16
印　　张	16. 25
字　　数	300 千
定　　价	68. 00 元

法律维权 0531 – 82600329

（济南版图书，如有印装错误，可随时调换）

序　一

我眼中的老爸

那天晚上回到家,告诉老爸要为他写一篇小传。他高兴地接受了我的采访,畅谈道:"要说我的经历呀,那是相当的坎坷!深一脚浅一脚地能走到今天,首先要感谢郭家楼 TV(老爸的家乡),还要感谢泰安 TV、济南 TV,可能还要感谢 CCTV……"老爸总是那么幽默!极其平淡的话语从他嘴里蹦出来摇身一变,就变得诙谐有趣。谦虚地说,冯巩还要比老爸逊色噢!

一　关心病人的老爸

老爸是一个医生,一个医术精湛、医德高尚的医生,他手机屏幕上有四个字,分别是"精、诚、博、雅"。

平时老爸工作十分忙碌,早出晚归,"战斗"在神圣岗位上,有时周末也不能好好休息一下。

那天正好是老爸的休息日,他像往常一样坐在沙发上阅读。忽然接了个电话,"嗯"了几声,就匆匆离开了家。直到下午2点,才拖着疲惫的身子回来。一定又是某个病人情况不好,碰巧医院缺人手,所以只能牺牲老爸的休息时间,而老爸却是一脸笑容,没有任何怨言,我想在他的心里,病人的生命高于一切,病人的康复就是自己最大的幸福!我忽然明白了什么叫做"医者仁心"。

老爸也有"粉丝"噢!有一个小病号,一不舒服就找老爸治病,好多年了。老爸回忆道:第一次给这个小病号治病,小病号才7岁,见了老爸就说:"叔叔的头好大,像个大西瓜!"老爸哈哈一笑:"呵呵,这'西瓜'可不能吃啊!"

老爸治好了很多病人，他们多次送礼，老爸总是委婉拒绝，他说医生救人天经地义，不该收下什么礼物。唯独那一次，他破例收下了那个精致的根雕。送根雕的病人家里并不富裕，康复后，很感激老爸，却不知怎么表达，于是找了个树根，花了几天时间刻了个根雕，把满腔的感激刻在了里面，它并不昂贵，却真心实意。老爸把它摆在了办公室最显眼的位置，他说那个根雕是对他的鼓励，鼓励他无怨无悔、再攀高峰。

二　善于开导的老爸

老爸不仅是一个合格的医生，更是一个合格的父亲。

他关心我的生活、学习、心理，努力尽一个父亲的责任。我依稀记得有一天和老爸的对话，改变了我一些消极的看法。

那天我抱怨道："快烦死了，每天作业那么多，早上6点就要起，一点精神都没有，天天都有测试，测了这科测那科，真没意思！"

老爸沉默一会儿，然后意味深长地说："你知道多少山区的贫苦孩子想上学吗？他们想和你一样坐在宽敞明亮的教室里学习知识，畅游在知识海洋中，却不能实现。他们不得不从小挑起家庭的重担，不得不在冰天雪地里或烈日炎炎下卖力地干活，他们怀揣着读书的梦想，却又无能为力。他们可不会像你一样抱怨学习有多么苦，你愿意和他们交换吗？"

我使劲地摇了摇头。老爸又说："孩子，告诉你，考试没什么大不了，不要太放在心上，只要老师讲过的内容你掌握了，就不会有大问题。之所以常常测试，一是看你们的掌握程度，二是锻炼你们的心理素质，让你们在真正的大考时不因心理因素而失误。你要摆正观念，老师都是为你们好。"

老爸停了一停，接着说："当你每天早上醒来时，不要因起太早而抱怨，你应该想着美好的一天又开始了，为没有'眼睛一闭，不睁，一辈子过去了'而感到幸运！"

"啊？难道会有本来好好的人，睡一觉就可能醒不来了？我怎么没听说过呢！"我不解地问。

"多了去了，只不过你不知道而已！所以你够幸运了，以后不要再抱怨起床太早。"

"知道了！"

夜深了，皎洁的月光透过窗帘洒满静谧的卧室，很舒适，很温馨。我知道，明天等待我的将是崭新而又美好的一天。

三　孝敬老人的老爸

7 月份,我们一家去泰安看望爷爷奶奶。

每逢这时,老爸总会坐在两位老人身旁,听他们唠叨一些家里的事情,他从不嫌烦,总是静静地、专注地倾听。

"最近不知为什么,痰里看着老有血。"奶奶说。"去做个检查看看吧,应该不会有什么大问题。"老爸的话语显得那么轻松,而轻松的背后是一颗无比沉重的心,凭他多年做医生的经验来说,这可能是肺 Ca 的征兆。

老爸联系了泰安的一家医院,里面有位医生是他的大学同学。他拜托同学给奶奶认真检查,完后让她先走,检查结果直接告诉他自己。

知道结果时老爸还在上班,果然是肺 Ca。他强忍着心头的泪水,坚持到工作结束。回到办公室,老爸禁不住泪水横流……许久,他平静了情绪后,才打电话给奶奶,说没什么大问题,只是肺里长了个小肿瘤,治治就没事儿了。老爸回到家后,和妈妈一商量,决定把爷爷奶奶接过来住,方便治疗。

我不得不说这是一个美丽的、善意的谎言。从小,老爸教我做一个诚实的人,可是为了让奶奶快快乐乐地接受治疗,让她轻轻松松地没有压力,有一定能治好的信念,而不是在担惊受怕中煎熬,他才瞒着奶奶。除了奶奶,大家都知道真相,但每个人都守口如瓶,不露任何破绽,每个人都守护着这个善意的谎言,生怕一不留神,它会被偷走似的!

因为化疗,奶奶银灰色的头发渐渐脱落,她似乎预感到了什么,老爸仍用那轻松地口气说:"化疗好得快,可以早出院,当然咱不愿化疗也行!"奶奶一听"好得快",便不再抱怨。老爸又说:"掉头发只是暂时的,它还长,新长出来的乌黑乌黑的!"奶奶笑了,欣然接受,果然,奶奶的病情有所好转。这都要归功于老爸,因为有他在,老人的晚年就有了依靠,并且我坚信,在奶奶的身上一定能出现奇迹!

四　爱美爱吃不爱劳动的老爸

老爸有三大特点:爱臭美、爱吃、不爱劳动。

说实话这都不是什么褒义词,写之前,我说这样写他会不会不高兴。他哈哈一笑:"没事,我就喜欢别人批评我,越批评,我越高兴!"于是我敞开心扉,让思绪在笔纸之间自由飘飞,尽情畅谈!

要说老爸爱臭美,其实也就是爱整洁。老爸的衣着虽朴素,但很整洁、干净,他的衣领、袖口总是干干净净,衬衣不准有一点褶子,头发用摩丝梳得整整齐齐,胸口总挂着一支笔,取用很方便,这副打扮特像抗日战争时期的特务。

对于吃,老爸吃起来像个小孩子,他会跟我抢最后一块肉,最后一只虾。妈妈常无奈地说:"孩子吃了往高长,你吃了只会往横里长!"老爸常开玩笑说:"又做好吃的,成心不让我减肥嘛!""人家做了好吃的菜,又没逼你吃! 是你自己愿吃,又能怪谁?"我在心里嘀咕道。

老爸时常说:"劳动最光荣!"但他却承认自己不爱劳动。他很少干家务,妈妈却很少和他生气,原因是老爸口才好,他能毫不费力地把人夸得心花怒放,比如"今天穿的衣服还挺漂亮"之类的话。妈妈偶尔抱怨时,老爸便说:"你知道有多少人排着队想为我们爷俩服务吧? 你能为我们服务已经很荣幸了!"老爸的懒也不是一成不变的,他下班早时,会亲自把菜洗好、切好,妈妈回家炒就可以了。老爸嫌自己胖,掀起了一阵"减肥潮",不再开车上班,而是坐公交,增加走路锻炼的机会,而且家里扫地、拖地之类的活他全包了。几个月后,他确实瘦了一些,而且更勤劳了。

老爸每逢喝酒时,总会给朋友谈起"对付"妈妈的经验:"我一回家就干两件事。第一件事是打开柜子,拿出蜜罐子,把蜜抹到嘴上;第二件事就是坐下来看电视。"旁边的人听了哈哈大笑。

有意思吧! 这就是我亲爱的老爸,他率领着我们过着蜜一般的日子!

作者的女儿　陈阳

2011 年 2 月

序 二

我对中医情有独钟

终于开始写了，我长长地舒了一口气。这一天是2011年的3月25日，气温2-11℃，又是一个春寒料峭的日子。但缕缕和煦的阳光透过窗户温暖着我，新发的枝叶在春风中欢快地招手激励着我，我真的要开始写了。

面对这个题目，"四十来岁的老中医"，感觉很可乐。再过几个月，就到"不惑"的年龄了，所以说"四十来岁"。虽然不算老，但已有很多白发，未老先衰了，又是干中医的，姑且称之为"老中医"吧，好沾一下老中医们的"仙气"。曾有朋友劝着去焗焗油、染染发，我说算了吧，还是货真价实的好，再者说了，总比秃顶强。但也有人劝我，干脆全染白了，这样更像老中医。

从上大学算起，光阴荏苒，岁月如梭，倏忽间二十多年过去了。大学期间在医科大学学的是口腔医学，硕士期间在农业大学学的是动物病理学，博士期间在中医药大学学的是中医内科学，然后又回到医科大学做博士后，研究心脏远程监护方面的课题。四个重要的学习阶段，学了四个不同的专业，却对中医情有独钟。

最早了解中医，是在初中二年级。那年夏天我家搬了新家，隔壁一个叔叔是赤脚医生。晚饭以后，好多人在街上优哉游哉地摇着蒲扇唠着家常，而他，则独一个人在煤油灯下，一边与蚊子进行着艰苦卓绝的斗争，一边津津有味地自学中医。他很健谈，一见到我，就宣讲一些有关阴阳、五行、经络等方面的内容，有时也能听到他跟病人交流时提及风寒、风热、营卫不和、小柴胡汤之类的字眼。我那时懵懵懂懂，只是感觉中医挺好玩儿。至于他看病的疗效，有说好的，也有说不咋地的。我没吃过他开的中药，因此没有发言权。

高考前填报志愿，可能是冥冥之中受他的影响，我报考的全部是医学院校的临床医学专业。我也想像他那样，成为一名受人尊敬的医生，为病人解除病痛，但当时我并没有选择中医院校。后来真的接到了医科大学的录取通知书，令人遗憾的是，我被稀里糊涂地调剂到了口腔医学专业。

"既来之，则安之。"口腔就口腔吧。那个年代，能考上大学就算是祖坟上烧高香了，还挑什么学校和专业。我可能是我们村建国以来的第二个本科生，全家都很高兴，我也挺自豪的。老爸一个战友，我喊他徐大爷，专门买了几斤猪肉前来道贺。对这事，我一直充满了感激。

好像是在大学一年级的下学期，有一门课程是《中医学》，也不记得是必修课还是选修课了。这门课包罗万象，从中医发展史、基础理论，到诊断学、中药学、方剂学、针灸推拿学，再到内、外、妇、儿等临床学科，全都讲了。很多同学不怎么感兴趣，仿佛听天书似的，来听课的越来越少，到最后只剩下个位数了。我却一直兴趣盎然，充满了热情，甚至说是激情，感觉越学越有意思。当时我最大的感受就是中医太美了！

首先是语言美。譬如："昔在黄帝，生而神灵，弱而能言，幼而徇齐，长而敦敏，成而登天。"意思是说从前有个黄帝，一生下来就非常聪明，很小时便善于言谈，幼年时对周围事物领会得很快，长大后既敦厚淳朴又勤勉努力，到了成年就登上了天子之位。这是《黄帝内经》一开篇对黄帝的介绍，并进而引出黄帝与天师歧伯的对话。短短二十四个字，诗一般的韵律，诗一般的凝练，看似简单，实则含义深广，耐人寻味。还有"夫上古圣人之教下也，皆谓之虚邪贼风，避之有时，恬惔虚无，真气从之，精神内守，病安从来"，意思是说上古的圣人经常教导他的人民：对一年四季中的各种病邪，要根据时间节气的变化而谨慎躲避；同时在精神上要保持恬惔虚无的状态，让体内的真气顺从元神的指令运行，使精神牢牢地守在人体的内部，这样疾病又怎么会来侵袭呢？时至今日，"恬淡虚无"的心理养生原则，对于预防疾病、维护健康、延年益寿仍有极其重要的意义。高！实在是高！

再说理论美。中医理论主要包括阴阳学说、五行学说、藏象学说、五运六气学说、气血津液学说、体质学说、病因学说、病机学说及养生学说等等，全面系统地阐述人体的生理、病理现象，并用于指导临床诊疗活动。就说阴阳学说吧，中医认为阴阳对立统一、消长转化、相反相成的关系贯穿于自然与人体等一切事物之中，任何事物均可以阴阳来划分。凡是运动着的、外向的、上升的、温热的、明亮的都属于阳，相对静止的、内守的、下降的、寒冷的、晦暗的都属于阴。对于人体具有推进、温煦、兴奋等作用的物质和功能统归于阳，对于人体具有凝聚、滋润、抑制等作用的物质和功能归于阴。如人体某一机能活动亢进或受损，出现某一方面的"偏胜"或"偏衰",便产生疾病。得病了怎么治疗呢?调整阴阳,补其不足,泻其有余。阳盛则泻热,阴盛则祛寒,阳虚则温阳,阴虚则滋阴,恢复阴阳的相对平衡,即"阴平阳秘"、"阴阳平和",病也就 OK 了。

接着是方剂美。有一首方子,叫青蒿鳖甲汤,出自《温病条辨》,药物组成为青蒿 6 克,鳖甲 15 克,生地 12 克,知母 6 克,丹皮 9 克。方中青蒿苦辛而寒,其气芳香,清热透络,引邪外出;鳖甲咸寒,直入阴分,滋阴退热,入络搜邪。两药相配,滋阴清热,内清外透,使阴分伏热宣泄而解,共为君药。生地甘寒,滋阴凉血;知母苦寒质润,滋阴降火,共助鳖甲以养阴退虚热,为臣药。丹皮辛苦性凉,泄血中伏火,为佐药。诸药合用,共奏养阴透热之功。吴瑭自己的解释是:"此方有先入后出之妙,青蒿不能直入阴分,有鳖甲领之入也;鳖甲不能独出阳分,有青蒿领之出也。"该描述何其美哉!老师讲到这首方子时,开玩笑说:"倘若见哪两个同学天天形影不离,就可以说他们是一对青蒿鳖甲哦!"

然后是故事美。先说说"杏林"的由来。有资料介绍,三国时吴国有位名医叫董奉,他一度在江西庐山隐居。附近百姓闻名求医,但董奉从不收取钱财,只求轻症被治愈者种一棵杏树,大病重病被治愈者种五棵杏树。数年后,董奉门前杏树成林,一望无际,从此,"杏林"一词便成了医学的象征。人们在赞扬中医精湛的医术和良好的医德时,往往给医生赠送"杏林春满"或"誉满杏林"的锦旗。还有一个小故事。清代有一个八府巡按,患了精神抑郁症,成天闷闷不乐,终日愁眉苦脸,请了很多名医诊治,吃了不少的药,而病情始终没有好转。有一天,一个无名老中医路经此地,家人请他为八府巡按治病,这位老中医进入官府,按脉良久,沉吟不语,好一会才恍然大悟地对病人说:"噢,你得的是月经不调嘛!"这位八府巡按一听,禁不住捧腹大笑。并且一边笑一边说:"我堂堂男子汉,身为八府巡按,怎么会得月经不调呢!以后,每当提及此事,这位八府巡按总是大笑不止,就在这一次一次的开怀大笑中,他的病不药而愈。

当然了,还有很多很多美,譬如中药之美、名医之美等等等等,美不胜收啊!

我在美的感受中和美的享受中结束了《中医学》课程的学习。考试的时候我第一个交卷,监考的唐老师很惊讶,仔细地看了看试卷,又仔细地看了看我,问道:"你自己答的?"我点点头,然后鼓足勇气问唐老师:"放了暑假,我想去咱附院中医科实习可以吗?"他爽快地答应了,"没问题,放了假去找我吧!"

暑假第二天的一大早,我真的去了附院中医科的病房。当时唐老师不在,值班的是王老师,好像也给我们上过课。说明来意后,王老师和蔼地问我家是哪里的,我回答泰安的。她又问我泰安哪里的,我说郊区的。她又问我郊区哪里的,我说大汶口镇的。她又问我大汶口哪里的,我说郭家楼的。我很纳闷,心里想这老师究竟怎么了。她笑了笑告诉我，她也是大汶口的，是北西遥的。怪不得呢，原来我们是老乡，两个村子只隔着四五里路。在王老师的安排下，实习就这么顺利地开始了。后来，王老师又介绍我去了针灸推拿科实习。

在短短两个月的时间里，我学到了很多书本上学不到的知识，也认识了很多老师，结识了很多进修医生和实习同学。其中，有一位张大哥，从临沂过来进修的，我们很投缘。我们宿舍离得很近，晚上经常在一起讨论白天的所见所闻，感觉进步很快。为了找准穴位的确切位置，我们互相做模特，直到找准才肯罢休。那时年轻，记性好啊，全身400多个穴位都能记住，随便问哪个，张口就来。

实习结束，就开始试着给人看病了，中药、针灸、推拿都用，主要对象是同学、老乡，还有老家里的亲戚、邻居们。现在回想起来，那时胆子真大。有一天，我们宿舍的老五发烧，38度多，找到我。我用三棱针点刺了他双侧的少商穴放血，当时心里真没底，没想到1个多小时过后退烧了。那叫一个爽啊，初战告捷带给人的喜悦或者说是窃喜的感觉难以言表。说到少商，大家可能会想到《天龙八部》里的六脉神剑，其中第一剑就是少商剑。这六脉其实就是手上的六条经脉，神剑的名字就是根据手上几个穴位的名字来起的。少商怎么来的呢？古时候有五音：宫、商、角、徵、羽。琴也是五弦的，后来，周文王为了悼念他死去的儿子伯邑考，增加了一根弦，称为"少宫"。周武王伐纣时，为了增加士气，又增添了一根弦，称为"少商"。所以七弦琴也称为"文武七弦琴"。在战争中，商音是由将军的鼓发出来的，商音主征伐，但凡军旅祭祀、刀兵之事，都少不了商音。而且，商对应的五行是金，金气有肃杀之像，正合战场上严肃的气氛，可以激起士兵奋勇杀敌的情绪。少商是七弦琴当中最后一根弦，处在最末的位置。肺经上的少商穴也是如此，它是肺经上最后一个穴，在拇指上，是肺经的经气传入大肠经的起始处。肺经的经气从胸腔走到这里的时候，已呈微弱之势，所以称为少商。少商在大拇指的指角，沿着指甲壳边缘的横向和竖向向外延长，两条线的连接点即是，主治咽喉肿痛、咳嗽、鼻衄、发热、昏迷、癫狂。对于这个穴位，除了按摩以外，还有一个刺激方法，就是上面提到的刺血疗法。刺血时，先用酒精将针和皮肤消毒，然后捏起一点点少商处的皮肤，用针快速在皮肤上刺两下，同时挤3-5滴血，最后迅速用棉棒轻轻按住，以便于止血。因为肺怕热，喜清凉。少商放血，就相当于将肺经过热的气血引出去，还肺一个清凉的天地，因而具有退烧的功效。看，又是一个美妙的故事吧。

到了大学四年级，好多同学开始准备考研了，我也稀里糊涂地加入了考研大军的行列。报考什么专业呢？联想到前些年姑姑因肺癌去世，外婆和一个很敬重的初中老师因食道癌去世，我选择了外地一所医科大学的肿瘤病理专业。

天不遂人愿啊,当年分数是过线了,但粥少僧多,录取不了。正在为联系委培研究生还是去卷烟厂医院干一辈子牙医而举棋不定之际,那所医科大学研究生处的老师来通知说,当地农业大学的动物病理学专业没招满,问我愿不愿意调剂。几乎没怎么考虑,我稀里糊涂地答应了,当时也没有谁加以阻拦。我一下子成了我们系里的"知名人物",以至于现在很多老师和师弟师妹们还记得有我这么一个人,虽然不认识我,甚至也不知道我的名字。

就这样,我又稀里糊涂地扛起沉甸甸的行囊,踏上了北上的行程。读研期间,虽然换了专业,但我没有放弃对中医的学习,并且经常实践,因此同学们偶尔也称呼我陈大夫或者陈中医。第二年春天的一件事情深深刺伤了我。那天下午,我去实验室,看到一个女同学蹲在路边,满脸痛苦,我问怎么了,她说肚子疼得厉害。我送她去了校医院的内科诊室,等把她扶到诊断床上,值班医生毫不客气地将我撵了出去。我懵了,静下心来一想,人家也没什么不对的地方,因为我已经不是医生了。

那个夜晚,我失眠了。我在思索我的未来,思索未来的人生定位。从内心深处,我喜欢做个医生,尤其是中医,可为什么要稀里糊涂地选择如今的动物病理学专业?我错了,我为这错误的选择而懊恼不已。之后的很长一段日子里,我充满了忧郁。"在巷道里走过来一个男人,一个面含忧郁、眉带皱纹的男人,这个男人,你也见过的,是在大街上见过的那个平凡的男人。"感觉这网络小说里的文字就是描述我的。

硕士毕业了,我没有选择留校,也没有报考公务员,更没有申请出国留学,而是回到了上大学的城市。想进医院做医生,进不去;想进高校教书,也进不去。最后没办法,只好去了一家医药企业。忧郁一直伴我左右,感觉天总是灰蒙蒙的,夜晚总是无比漫长。

直到有一天,在经过了多年的努力以后,我终于接到了中医药大学的博士录取通知书。那时我已是公司的副总经理,有独立的办公室,有偌大的老板桌,有舒适的老板椅。我关上门,任凭泪水夺眶而出,像个孩子,毫无遮掩。从老板桌再到课桌,我已期盼了很久很久。那张红色的沉甸甸的通知书,承载了我太多太多的酸咸苦辣。我对自己说,过往的一切都只是过眼烟云,事业的春天真正开始了。

博士开学了,我如饥似渴地学习着理论知识。之后是在临床科室和医技科室转科,还有每周两次的跟导师出门诊。我很庆幸,我遇到了一位好导师。导师丁教授系国内知名中医心血管病专家,省名中医药专家,国家重点老年病专科学术带头人,享受国务院政府特殊津贴,第三批全国老中医药专家学术经验继承工作指导老师,国家优秀中医临床人才研修项目指导老师,兼任国家自然基金生命科学部专家评审组成员，国家药品监督管理局药品评审专家，省中医药学会第四届理事会常务理事，省中医药学会心脏病专业委员会主任委员等职。他从事心血管内科临床、教学、科研工作40余年，积累了丰富的临床经验，具有很高的学术造诣。在疾病诊治方面，他突出中医特色，发挥中医优势，坚持用中西医结合的方法防治心血管疾病，对动脉硬化、高血压、冠心病、心律失常、心肌炎、心肌病、心力衰竭等疾病有自己独到的学术见解。他较早地将清热降火通络药物如黄连、黄芩、豨莶草、连翘、青风藤、芦荟、大黄等用于高血压、冠心病、心律失常、高脂血症的治疗、康复和保健，开拓了老药新用的治疗方法。他首先提出了心系疾病的热毒学说，发展了中医理论，开拓了心血管疾病新的治疗途径。他率先将传统抗疟中药青蒿、常山用于抗心律失常的治疗，提高了临床疗效。他很注重与病人的交流，"态度和蔼点，说话肯定点，身体倾斜点"，可以让病人感到温暖、亲切、踏实，从而产生信赖感，增强治愈疾病的信心。他关心着每一个学生，从生活，到就业，甚至毕业后的职称晋升、课题申报。师母曾说过："你丁老师啊，每收一个学生，就像多了一个孩子，别提多高兴了！"

博士第二年，有位张师兄开了一家诊所。因为那时空闲时间较多，我固定在每周一、三、五的晚上去值班，有时周末也去。那家诊所不大，只有一百多平米，但病人很多，病种也杂，内、外、妇、儿都有，中医、西医全能用得上。当时，独当一面的感觉真是好极了。

因为有博士这个头衔，再加上态度较好，我的病人渐渐多了起来，临床经验也日趋丰富。临床经验的积累需要一个过程，可能是一个比较漫长的过程。这首先要有耐心，切忌心浮气躁，年轻医生尤其是年轻中医要有坐冷板凳的思想准备。还要有信心，信心是将来成为名医的第一步，先相信自己，病人才会相信你。不论遇到多么陌生或者复杂的病情，都要辨病结合辨证，提出治疗方案，当然治疗方案的最后一条是若治疗效果不满意可以推荐给导师或其他专业的名医，或者直接建议住院治疗。更要有细心，对于每一个病人要仔细询问，仔细检查，不要局限于开出处方就万事大吉，病人走后要查阅相关书籍，看看是否有不妥之处。久而久之，思考问题会更加全面，分析判断能力会逐步提高。

转眼间就要毕业了，中医院校毕业生的就业形势异常严峻。有人建议说，接着去西医院校做个博士后吧，将来搞中西医结合，会对就业有帮助的。也好，去就去吧，联系博士后的事情很顺利。

博士一毕业，我就进了博士后流动站。在这三年里，我接触了很多西医，他们当中很多人并不排斥中医，反而特别推崇中西医结合。湖南有位杨教授在一次心血管疾病的学术会议上曾经说过这样一段话："作为一名中国医生，如果不懂点中医就不是一名合格的中国医生。"其实,中西医结合是一件非常自然而然的事情,就像战场上的步枪和手枪一样,目的都是为了消灭敌人,不应该存在什么学术之争、领域之争,只是治疗、康复过程中的不同分工而已。中西医结合源于西医,高于西医;源于中医,高于中医。

又一个转眼间,三年过去了,要出站了,何去何从?我联系了几家省级医院,都被拒绝了。理由很简单,只有一个,我的经历太复杂了。经历复杂也是错吗?那时正赶上汶川大地震,我的内心也地震了,陷入了深深的痛苦之中。痛苦是把双刃剑,能使一个人看清问题、磨砺意志、转变观念。通过找熟人、托关系,其中一家医院松口了,说是可以考虑去查体中心。我放弃了,这是我经过深思熟虑之后做出的决定。我是这样给家里人解释的:宁可在一个稍微小一点的饭店里干炒菜的,不能在一个大饭店里干顺菜的,所在医院的知名度是次要的,关键是专业,这辈子,医生我当定了。

后来,我进了中医药大学的一家附属医院,又叫中西医结合医院。定在心内科,中医、西医都可以干。我很幸运,适合的就是最好的。没有过不去的火焰山,痛苦只是暂时的,当回头看看曾经经历过的痛苦,原先以为不能忍受的,如今看来也不是难以逾越。痛苦让我变得更加富有、更加坚强、更加珍惜、更加勤奋。

现在我很充实,感觉每天都是新的。在丁老师黄芪1号方、黄芪2号方和钩藤方的基础上,我又总结出了胸痹1－4号方、心悸1－4号方、眩晕1－3号方和宁心止汗方、宁心消痞方、宁心解郁方等经验方应用于临床,取得了显著疗效。我还提出了"组药"、"高频药"、"中频药"、"低频药"、"脑痹证"、"心汗证"和"心痞证"等新概念,并且提出了"四辨四联法辨治心血管疾病"、"从口味异常辨治心血管疾病"、"四步法辨治疑难杂症"以及"从气辨治亚健康"等新理念。

有位同学开玩笑说,中医界一颗新星正冉冉升起……

中医源远流长,博大精深。学习中医,关键在悟。我深深热爱着中医,学习着中医,应用着中医,感悟着中医。我为它巨大的魅力和深刻的内涵所折服。随着理论学习和临床实践的不断积累,我愈发觉得自己如在浩瀚的大海中遨游,心甘情愿地与它融为一体。每有所得,便记录下来;每愈一病,便整理出来。

写到这里,我抬起头,揉揉困倦的双眼,但见窗外月华如水,灯火阑珊,一个多么美好的深夜啊!

名于我,如浮云;利于我,如浮云;权于我,如浮云。

作者　陈守强
2011 年 4 月

目　录

时，一些痞满患者经常伴有胸闷、胸痛、气短、心悸、心烦、失眠等心血管病症状，我将其统称为"心痞证"。

的特殊例子。

第十三章 ●●●●●●●●●●●●●●●●●●●●●●●●●●●●●●●●●●●● 126

第一个上台的是教语文的姜老师，40 出头的年龄，看起来很干练，讲话很有激情。 她一会儿称这个同学为"家伙"，一会儿称那个同学为"宝宝"，对全班六十多个学生的优点、缺点都了如指掌、如数家珍。

第十四章 ●●●●●●●●●●●●●●●●●●●●●●●●●●●●●●●●●●●● 136

给 5 床、6 床看完，我准备离开，没想到还没完事，家属们也要求服用中药，又分别给 5 床的老伴、6 床的女儿和女婿开具了处方。 那叫一个热闹啊！ 一间小小的病房里，顿时掀起了一阵"中医热"。

第十五章 ●●●●●●●●●●●●●●●●●●●●●●●●●●●●●●●●●●●● 147

一般情况下，学生应该感激老师，感激老师在学业上的指导，感激老师在生活上的关照。而我，内心深处，同样对他们充满了感激。 如果没有他们，临床上的事，科研上的事，教学上的事，甚至行政上的事，不把我忙得焦头烂额才怪。

第十六章 ●●●●●●●●●●●●●●●●●●●●●●●●●●●●●●●●●●●● 157

阿贺和阿强还迟迟没有露面，一个高点胖点，一个矮点瘦点，都是很帅气的山东小伙。 他们俩经常凑在一起，像一对"黄金搭档"，不仅仅因为投缘，酒量上有得一拼，还因为课题相近，都用了方剂分析系统。

第十七章 ●●●●●●●●●●●●●●●●●●●●●●●●●●●●●●●●●●●● 168

这段日子因为过于操劳，我的头部又感觉不舒服了，似痛非痛，似晕非晕，似胀非胀，一种沉重、昏沉、不清醒、效率低下却又似乎难以名状的感觉……我们给它起了个新病名，叫"脑痹"，鑫儿就此做了系统总结。

第十八章 ●●●●●●●●●●●●●●●●●●●●●●●●●●●●●●●●●●●● 178

后来，我看到他 QQ 上的留言改了，"不自修饰不自衰，不信人间有蓬莱，阴晴冷暖随日过，此生只待化尘埃。" 这诗写得押韵合辙，给人一种霸气十足的感觉，但字里行间也透出了淡淡的惆怅和无奈。

第十九章 ●●●●●●●●●●●●●●●●●●●●●●●●●●●●●●●●●●●● 188

我的经验是：对于焦虑症病人，以开导为主，要让病人放得下，将名、利、情等容易干扰内心安宁的外在因素看淡、看轻；对于抑郁症病人，以鼓励为主，要让病人拿得起，勇敢地承担社会责任及家庭责任。

第一章

　　吃过晚饭，翻了会儿闲书，我打算去附近的公园里转转。医院本不是必经之路，但每次总是有意无意地打这儿走过。

　　天气还是无比燥热，丝毫感觉不到风的动向。一抬头，便看见了医院红色的招牌，在夜色中鲜亮夺目。正冲门口的病房楼里依旧灯火通明，楼顶及两侧的轮廓灯像快步行进的士兵熠熠闪烁，不断变换着色彩。

　　这家医院的院徽颇具特色，取材于和平鸽与植物的叶子。植物的叶子构成鸽子的翅膀，象征着医院在祖国医学的推动下展翅飞翔、蓬勃发展；圆形和建院时间 1904 像冉冉升起的太阳，预示着医院的光明前景；绿色象征天然、纯洁，金色象征成熟、辉煌，都代表着祖国医学的特点。

　　我来到这家医院，一转眼快要 3 年了。不敢说对这里的一草一木都很熟悉，但确实已经产生了深厚的感情，立志扎根"闹革命"，就在这儿"赖"上一辈子了。往东走，不出 1 公里，坐落着一家西医院、一家中医院和一家口腔医院，那里都曾是我学习过的地方，都曾留下我穿着白大褂从门诊到病房来回穿梭忙忙碌碌的身影。前两家医院都很牛气，不论规模、效益、病源，还是知名度，都要强出很多，也都是我博士后出站时想进但都被拒绝的伤心之地。到现在，一想起来，心底还隐隐作痛。不过有时也阿 Q 一把，"我们是中西医结合医院嘛，论中医，比西医院强；论西医，比中医院强。你们牛什么牛？"

　　一千多个日日夜夜里，有苦涩也有甘甜，有付出也有收获。医生是职业，也是事业，职业与事业的统一和谐让人充实、让人幸福。一直以来，我为此心存感激，如果没有领导们的提携、同事们的支持、病人们的信任、学生们的帮助……不可能有我的今天。

　　临床经验在一天天积累，病人也渐渐多了起来。首先要隆重推出就是这位齐老师,五十多岁的年纪,中等个头,体型肥胖,虽然是个女同志,但性格很耿直,说话很豪爽,做事很干练。初次认识她,是在 2009 年的 2 月份。那时她在我们心内科住院,听说新来一个学中医的博士后,抱着试一试的心态,要求加用中药治疗。当时去她病房什么情景,真是一点印象也没有了,但我完整地保存下了她的病历资料。

齐××,女,55 岁。阵发性胸闷、胸痛 10 余年,加重伴咳嗽 1 周。

患者 10 余年前无明显诱因出现阵发性胸闷、胸痛,为心前区闷痛,有肩背部放射痛,每次发作持续数分钟,含服硝酸甘油后可缓解,曾多次住我科,经心电图等检查诊断为"冠心病、心绞痛",给予扩冠、营养心肌等治疗。平素服用"阿司匹林、代文"等药,病情基本稳定。1 周前无明显诱因再次出现胸闷、胸痛,伴后背部紧缩不适,持续 2～3 分钟,含化硝酸甘油后可缓解,活动明显受限。夜间有时憋醒,并出现咳嗽,主要为干咳,偶咳少许白痰,无咯粉红色泡沫样痰,无发烧。自行口服先锋霉素、罗红霉素治疗 5 天,效果欠佳,昨日于门诊查胸部透视提示:双下肺炎症,今为进一步治疗收入我科。

查体:T36.3℃,P60 次/分,R18 次/分,BP130/90mmHg,中年女性,神志清,精神不振,口唇轻度紫绀,咽无充血,颈软,颈静脉无怒张,双肺呼吸音粗,双肺可闻及散在干湿性啰音。心界向左下扩大,心率 60 次/分,律齐,A2＞P2,各瓣膜听诊区未闻及病理性杂音,无心包摩擦音,周围血管征(－)。腹平软,无压痛及反跳痛,双下肢中度水肿。

辅助检查:心电图:窦性心律,T 波改变。

入院确诊:1. 冠心病 不稳定型心绞痛 心功能 Ⅲ 级;2. 高血压病 3 级;3. 高脂血症;4. 肺部感染。

刻下症见:患者无胸痛,仍有轻微憋气、咳嗽,无痰,情绪稍烦躁,双下肢中度水肿,大便偏干,舌暗红,苔薄黄,脉沉滑。综合脉症,四诊合参,本病当属祖国医学"咳嗽"范畴,证属痰热型,以清金化痰汤加减,水煎服,日一剂,整方如下:

双花 12g	连翘 12g	黄芩 15g	桑皮 15g
杏仁 6g	川贝 9g	瓜蒌 30g	生地 30g
泽泻 30g	茯苓 30g	冬瓜皮 30g	车前子 30g(包煎)
葶苈子 20g(包煎)	五加皮 9g	猪苓 15g	浮小麦 30g
酒大黄 12g	生甘草 6g		

7 剂,水煎 400ml,早晚分 2 次温服,日 1 剂

二诊时患者无憋气,无咳嗽、咳痰,情绪好转,双下肢轻度水肿,有时伴酸痛

不适,舌暗红,苔薄黄,脉沉滑。上方加独活 15g,元胡 20g,带 7 剂出院,继续服用。

没想到不到 1 个月,她又回来了。不过这次心功能好多了,由原来的Ⅲ级减为Ⅱ级。5 天前受凉后出现阵发性咳嗽,咯少许白色黏痰,无发热、胸闷、气短较前稍加重,伴后背部紧缩不适,活动轻度受限,双下肢轻度水肿,舌暗红,苔薄黄,脉沉滑。结合临床症状,辨证为痰热咳嗽,仍以清金化痰汤加减,整方如下:

双花 12g	连翘 12g	黄芩 15g	桑皮 15g
杏仁 6g	川贝 9g	瓜蒌 30g	生地 30g
泽泻 30g	茯苓 30g	冬瓜皮 30g	车前子 30g(包煎)
葶苈子 20g(包煎)	五加皮 9g	猪苓 15 克	酒大黄 12g
生甘草 6g	白术 12g		

7 剂,水煎 400ml,早晚分 2 次温服,日 1 剂

住院期间应用头孢类抗生素后出现慢性过敏情况,停用,并换用喹诺酮类药物静脉滴注。

二诊时咳嗽减轻,咳少许黄痰,咽部不适,无胸闷、憋气,无发热,双下肢轻度水肿,近日因天冷感后背疼痛,双上肢瘙痒,可见散在红色皮疹,舌暗红,苔薄黄,脉沉滑。上方加桔梗 15g,鸡血藤 30g,白芷 15g,元胡 15g,独活 15g,白鲜皮 30g,继服 7 剂。

三诊时无咳嗽、咳痰,无咽部不适,无胸闷、憋气,无发热,后背疼痛及双上肢瘙痒减轻,仍可见散在红色皮疹,舌暗红,苔薄黄,脉沉滑。上方加羌活 15g,野葛根 30g,白芍 15g,防风 9g,蝉衣 9g,继服 7 剂。次日病人出院,带药回家。

后来齐老师隔三差五地过来调方,双下肢基本不肿了,口服速尿停掉了,身上气力增加了,半年多时间里没有再因为肺部感染或心功能不全入院治疗。每次来我都很热情、很认真,并且更加自信了。她很信任我,除了自己看病,也经常介绍病人过来,有一次开玩笑,"陈博士,我都成你的'粉丝'啦!"

我笑笑,我知道她是真心在夸我,但我不能骄傲,还得继续努力,同时也进一步加深了对医患沟通重要性的认识。

良好的医患沟通,有利于促进医患之间的理解与支持,有利于减轻病人身心痛苦,有利于提高治疗效果,并有可能创造最佳的身心状态。世界医学教育联合会于 1989 年 3 月在《福冈宣言》中指出:"所有医生必须学会交流和处理人际关系的技能,缺乏共鸣(同情)应视作与技术不够一样,是无能力的表现。"医患沟通其实是一门艺术,对此,我总结了五个方面。

首先,要热情。我国著名心血管病专家、健康教育专家洪昭光教授按医生

的态度将其分为甲、乙、丙、丁、戊五等。甲等医生态度最好,对病人如亲人,病人感到很亲切、很舒心;乙等医生把病人当熟人,病人很放心;丙等医生把病人当病人,对病人一片同情,很认真、友善,病人很安心;丁等医生把病人当路人,对病人冷冷淡淡、少言寡语、不阴不阳,病人看完病处方都拿上了,医生还不知道是男是女,他没抬过眼皮,没说过一句话,病人寒心;戊等医生把病人不当人,居高临下,盛气凌人,训斥病人,病人不但没看好病,反倒添了病,病人伤心。洪教授认为当医生就要当甲等医生,把患者当亲人,这不仅能保证疗效,还能净化自己的心灵。真正在临床实践过程中,我感觉做到这点很难,但至少要做乙等医生,把病人当熟人,就当成咱楼上楼下的邻居,喊声"大爷"、"大妈"、"大叔"、"大婶"或是"大哥"、"大姐",热情相待,用亲和力感召病人。一个人如果没有亲和力,干什么工作都难以打开局面,病人连最起码的信任感都不会产生。因此,热情是第一位的,要以最大的热情对待每一个病人。网上有这么一段话,"每一个坐在医生面前的病人,都是和这位医生有缘的,我们真诚地为每一名病人服务,就是一次感恩,感谢病人用自己的疾病成就了我们,感谢病人用自己的痛苦成就了我们。"

第二,要认真。作为医生,认真仔细地处理好每一个细节,既是对病人负责,也是对自己负责。有时会见到个别医生,白大褂不系扣,头发不梳,胡子不刮,不修边幅,懒懒散散,一副邋遢样子,这是不认真的表现。问诊时稀里糊涂,漫不经心,不顾及病人感受而接听电话或收看短信;翻阅化验单时匆匆忙忙,一带而过,甚至根本不看;查体时马马虎虎,动作粗暴……这些也是不认真的表现。医生,是一个大喜大悲的职业,喜是因为患者康复,自己的学识、经验得到验证,个人价值得以实现,病人感激,个人很有成就感;悲则是,万一出现纰漏,发生差错或事故,病人不依不饶,自己良心过不去,甚至赔款、吊销执照、锒铛入狱,后悔晚矣!

第三,要自信。不论在病房还是门诊,每一次面对病人,其实都是一次考试。没有自信,哪能考好? 真正的自信会使人成功一半。自信绝对不是孤芳自赏和唯我独尊,而是源自一个人自身真正的实力,依靠这种实力把握现实和未来,做到驾驭自如。只有你充满自信地面对病人,病人才会把信任给你。如何才能做到在病人面前保持自信呢? 我想有以下几点:其一,目光要自信,切忌眼神飘忽不定,左顾右盼;其二,语言要自信,对于诊断结果、治疗方法及预后,尽量选择相对肯定的措辞,少用模棱两可、含糊不清的说法,以免让病人如坠雾中、不知所然;其三,动作要自信,除了表情、手势、坐姿、站姿以外,查体时一招一式都要从容镇定、有板有眼,尤其我们中医,脉诊时更应气定神闲、成竹在胸。

第四,抓主症。刘保和老中医认为,在一个疾病的发展过程中,可以出现很多症状,只要在这些症状中抓住 1～3 个主要症状,就可断定这个疾病的证候,从而采取相应的治法,达到治愈疾病的目的。在此,主症并非指患者感觉最为痛苦、最需要解决的症状,而是存在于证候的始终,并决定疾病本质的症状。而我认为,患者感觉最为痛苦、最需要解决的症状也可列入主症之范畴,因为有些病人主动要求加用中药,就是单纯为了解决便秘、出汗或口干等某一症状。

在这里举两个例子。第一例是王×,女,57 岁,既往高血压病史 5 年余,血压最高 170/110mmHg,未服用任何降压药;血糖偏高 3 年余;血脂偏高 1 年余。自述经常汗出,睡眠差,双下肢乏力,轻微劳累后即出现胸闷、气短、后背胀痛,休息可缓解,晨起口干、咽干明显,双目干涩,反酸,有时呃逆,颈椎、腰椎酸痛,大便不爽,小便可。舌暗红,苔薄黄,脉沉弦。听起来这病人症状很多,可能会让人眼花缭乱、无从下手,其实细加分析,汗出、睡眠差、口干咽干等症状都是由"阴虚火旺"所致,于是处以当归六黄汤加减,整方如下:

生黄芪 45g	麦冬 15g	五味子 3g	川芎 15g
丹参 20g	黄连 12g	黄芩 15g	黄柏 15g
知母 12g	浮小麦 30g	生牡蛎 30g	木香 9g
生甘草 6g	麻黄根 45g	石菖蒲 15g	远志 12g
羌活 20g	独活 20g	桑枝 30g	桂枝 20g
紫石英 30g	珍珠母 60g	酒大黄 20g	郁金 30g
桔梗 15g			

7 剂,水煎 400ml,早晚分 2 次温服,日 1 剂

二诊时气短、背胀、眠差、反酸、出汗、便干、颈椎、腰椎酸痛均较前减轻,仍口干、双目干涩,舌脉同前。上方石斛 20g,菊花 12g,继服 7 剂。

三诊时口干眼干、双目干涩减轻,稍感口黏,舌脉同前。上方石斛改 30g,菊花改 15g,继服 7 剂。

四诊时晨起有时口干,视物有时模糊,舌脉同前。上方石斛改 45g,菊花改 20g,继服 7 剂。

还有一个例子,是李××,女,86 岁。因急性左心衰入院,经治疗胸闷、憋喘减轻,双下肢轻度浮肿,大便六日未行。她的家属找到我,目的很明确,就是加用中药解决便秘的问题。此时便秘就成为主症了,经查,舌红,苔薄黄,脉沉细,处以大承气汤加减以峻泻,整方如下:

黄芪 30g	麦冬 15g	五味子 3g	川芎 15g
丹参 20g	玄参 15g	生地 30g	栀子 15g

芒硝6g	枳实12g	生大黄9g^(后下)	木香9g
生甘草6g			

2剂,水煎400ml,早晚分2次温服,日1剂

次日晨起解大便1次,嘱停用上方,改为缓泻之剂,整方如下:

黄芪45g	麦冬15g	五味子3g	川芎15g
丹参20g	当归45g	生地30g	麻仁30g
桃仁15g	瓜蒌30g	枳壳9g	木香9g
生甘草6g	泽泻15g	茯苓15g	焦三仙20g^(各)
连翘20g	乌贼骨30g	白蔻仁15g	藿香15g
佩兰15g			

7剂,水煎400ml,早晚分2次温服,日1剂

第五,善疏导。很多病人不仅具有身体上的病痛,同时兼有或轻或重的心理疾患,二者相互影响。在药物治疗过程中,若能辅助以生动、亲切、适当、合理的语言,给予心理疏导,授以具体方法,激励病人自我领悟、自我认识和自我矫正,可提高主动应付心理应激反应的能力,减轻、缓解、消除症状,有助于提高临床疗效。

我治疗过一个病人,张××,男,57岁,既往高血压病、糖尿病病史多年。近1个月来睡眠差,每日只睡1~3个小时,晨起头昏沉,经常汗出,口干,四肢乏力,大便偏干,舌质紫暗,苔黄厚腻,脉沉涩。辨证为阴虚火旺,亦处以当归六黄汤加减,整方如下:

生黄芪45g	麦冬15g	五味子3g	川芎15g
丹参20g	黄连12g	黄芩15g	黄柏15g
知母12g	浮小麦30g	生牡蛎30g	木香9g
生甘草6g	焦三仙15g^(各)	连翘20g	乌贼骨30g
紫石英30g	珍珠母60g	羌活15g	桑枝30g
砂仁6g			

7剂,水煎400ml,早晚分2次温服,日1剂

二诊时仍睡眠差,感头昏沉,四肢乏力改善,口干、汗出减轻,大便正常。舌质紫暗,苔黄,脉沉。经过详细询问,了解到病人在某公司上班,最近1个多月来因单位竞聘而忧心忡忡。快到退休的年龄了,他本想退出此事,顺其自然,听天由命,但又欲罢不能,难以割舍,因此导致了失眠。

"陈主任,根本就不是钱多钱少的事",他解释说。

我笑笑,"那是因为面子啦?"

"好像也不是。"

"那是因为什么啊？张老师，其实有钱的原因，也有面子的原因，钱是次要的，以面子为主。"

他点点头。

"有人总结了，人之所以苦恼或者纠结，有四个方面的原因：看不透，想不开，放不下，忘不了。你这次竞聘，就放弃了呗。你这个年龄了，正是家里的顶梁柱，上有老，下有小，身体才是最重要的啊！你想想，你这次住院，不但花了钱，还耽误多少事啊！"

……

那天下午，我们俩，还有他的妻子，我们交流了很多，他开心多了，眉头上的皱纹也舒展开了。上方加郁金 30g，香附 15g，玫瑰花 12g，葛根 30g，继服 7 剂。没想到第二天刚上班，他妻子打电话过来，说他昨晚睡了一个好觉，头脑清亮了。

日子一天天过去，看病人、写病历、开方、抄方，再看病人、再写病历、再开方、再抄方……

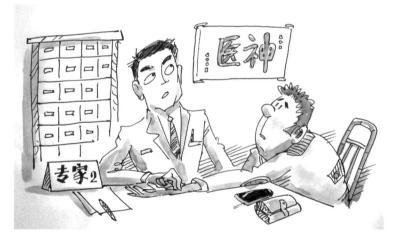

慢慢地，对常见疾病的辨病辨证、开具处方形成了相对固定的一种套路，干脆梳理一些经验方出来吧，这样的话开方、抄方都能节省时间。说干就干，我花了不到一个星期的时间，整理了三十多个方子出来，分别是胸痹 1－4 号方、心悸 1－4 号方、喘证 1－3 号方、眩晕 1－3 号方、头痛 1－2 号方、咳嗽 1－3 号方、宁心止汗方、宁心消痞方、宁心通痹方、宁心解郁方、宁心养颜方、宁心通便方、宁心润便方、宁心益肾方和宁心安眠方。在临床上用起来确实方便多了。

这次来公园,我一边散步,一边思考着省中医局课题结题的事情。边散步边思考,是我多年以来养成的习惯。在散步过程中思考问题,随着路边风景的不断变化,可以激发灵感;在思考过程中散步,既能锻炼身体,又不至于感觉乏味和疲劳。

省中医局的课题是前年批下来的,名称为《基于数据挖掘的心力衰竭"瘥后防复"方案研究》,明年该结题了,还有很多工作要做。

心力衰竭是一种复杂的临床症状群,是指心血管疾病发展至一定的严重程度,心肌收缩力减弱或舒张功能障碍,心排血量减少,不能满足机体组织细胞代谢需要,同时静脉血回流受阻、静脉系统瘀血引发血液动力学、神经体液的变化,从而出现一系列的症状和体征。其发病率高,仅有五年存活率,与恶性肿瘤相仿。据我国五十家医院住院病例调查,心力衰竭住院率占同期心血管病的20%,死亡率却占40% ,提示预后严重。

有关心力衰竭的流行病学资料已经很多,但在不同国家,心力衰竭的临床表现、病因及种族差异不尽相同。慢性心力衰竭在中国大陆发病率为0.9%,尽管低于发达国家,但对我国而言,仍然是巨大的公共卫生经济负担。循证医学已证明血管紧张素转换酶抑制剂(ACEI)／血管紧张素受体拮抗剂(ARB)和β受体阻滞剂(β-blockers)等抑制神经内分泌的药物可减少死亡率,近十年来其应用明显增加。但临床指南/试验结论与临床用药实践存在着一定的差距,在绝大多数基层医院和社区医院这种差距更为显著。

心力衰竭的临床表现及治疗大多归属于中医学"心悸"、"怔忡"、"水肿"、"喘咳"、"痰饮"、"心痹"等范畴。中医古代已有心衰之名,孙思邈《备急千金要方·心脏门》曰:"心衰则伏。"程杏轩《医述·脏腑》曰:"心主血脉,爪甲不华,则心衰矣。"说明心衰是指心脏受损,心气衰竭,心脉瘀阻,水饮内停,脉象沉伏,爪甲不华。

中医对干预心力衰竭有独到的疗效,譬如严夏认为心力衰竭的诱发或加重是由于气机升降失调、瘀滞内生、浊阴不降所致,故设立升清降浊法治之。"升清"主要治法包括升补中气、培补宗气、温固肾元。"降浊"主要治法为调畅脏腑,以通为要,常用方剂有血府逐瘀汤、温胆汤、补中益气汤加减。再如张元结合本虚标实的病因病机,确立心力衰竭以益气温阳、活血利水为大法,将其分为四型:心悸气短型,治以生脉散、桂枝甘草龙骨牡蛎汤;心咳喘满型,治以葶苈大枣泻肺汤加减;心水肿胀型,方选真武汤、桂枝茯苓丸加减;心脱肺绝型,方选参附龙牡汤、独参汤或四逆散。

然而,对名老中医治疗心力衰竭的学术思想和临证经验的传承尚停留于口授、身教、整理、归纳阶段,带有一定的主观成分,缺乏全面系统的整理与统计,学者搜寻不易。中医医案中的方、药、证之间的关系错综复杂,在一定程度上保持了中医药系统的特色,但也成为中医药走向世界的障碍,难以为广大医务工作者借鉴应用。同时,病人没有统一管理,完全凭借症状判断治疗效果,使"有效药物"和"有效剂量"难以进行推广。

数据挖掘(Data Mining,DM)是为解决"数据丰富,知识贫乏"状况而兴起的边缘学科之一,是从海量数据中获取知识的可靠技术。近年来数据挖掘引起了信息产业界的极大关注,其主要原因是随着数据库技术的成熟和数据应用的普及,各个领域所积累的数据量正在以指数速度增长。人们正面临着"数据丰富而知识贫乏"的问题,所以迫切需要一种新的技术从海量数据中自动、高效地提取所需的有用知识。数据挖掘技术就是适应这一要求迅速发展起来的一种处理数据的新技术,它可以从大型数据库中的大量原始数据中提取人们感兴趣的、隐含的、尚未被发现的有用的信息和知识。

申请这个课题,我们是想突破以往单纯应用整理、归纳方法总结名老中医经验的传统思路,借助于数据挖掘技术,通过收集治疗心力衰竭的众多医案,从大量有噪声、不完整甚至是不一致的数据中,按病因、证型逐一挖掘验方,进行临床验证,建立心力衰竭的"瘥后防复"病案数据库,为中医临床治疗、中医药教学及中成药的研制提供参考。同时,对于遴选出的有效方剂进行循证医学系统评价,采用科学的检索策略,搜集相关方剂的临床 RCT 文献资料,进行综合分析,形成专类方剂数据库,在严格纳入与排除标准的前提下,对所有文献的质量进行评价(Jada 评分)。然后,对最后纳入的合格文献进行荟萃分析,排除发表偏移等因素,得出结论,确定优势方药,从而能系统治疗不同证型的心力衰竭,改善患者心功能,降低住院费用,减少住院时间,减缓心力衰竭进展速度,提高患者生活满意度,进一步降低住院率和死亡率。

其实齐老师就是心力衰竭患者。心力衰竭分为轻、中、重度,分别对应着心功能Ⅱ、Ⅲ、Ⅳ级,前面提到的喘证 1-3 号方就是专门用于治疗这种疾病的。

2011 年 12 月份,齐老师又来住院了,这次是因为双下肢瘙痒诱发的。刻下症见:胸闷、憋气,无胸痛,无咳嗽、咳痰,双下肢轻度水肿、瘙痒,可见散在红色皮疹,纳眠可,二便调,舌暗红,苔薄黄,脉沉滑。予喘证 2 号方加减,制作膏方,整方如下:

黄芪 450g	肉桂 120g	川芎 150g	丹参 200g
茯苓 300g	泽泻 300g	冬瓜皮 150g	车前子 300g^(包煎)
葶苈子 300g^(包煎)	黄连 60g	木香 90g	炙甘草 60g

| 白鲜皮 300g | 土茯苓 300g | 蛇床子 300g | 阿胶 500g |

1 剂，熬制膏方，每日 2 次，每次 1 匙，开水调匀服用

2011 年 3 月份，因为受凉感冒，她再次过来住院。刻下症见：胸闷、憋气、咳嗽、痰黄量多、双下肢轻度水肿，无瘙痒，食欲差，睡眠可，二便调，舌暗红，苔薄黄，脉沉数。予喘证 3 号方加减，制作膏方，整方如下：

黄芪 450g	肉桂 120g	川芎 150g	丹参 200g
双花 200g	连翘 200g	黄芩 150g	桑皮 150g
杏仁 90g	桔梗 150g	枳壳 120g	瓜蒌 200g
川贝 90g	木香 90g	生甘草 120g	丹参 300g
射干 150g	白果 120g	炙麻黄 60g	焦三仙 200g[各]
砂仁 60g	厚朴 150g	藿香 150g	乌贼骨 300g
川贝 90g	佩兰 150g	阿胶 500g	

1 剂，熬制膏方，每日 2 次，每次 1 匙，开水调匀服用

2011 年 5 月份，她因饮食不慎再发双下肢瘙痒，随后出现胸闷、憋喘，自服抗过敏药物及抗生素，效果不佳。入院后给予营养心肌、抗过敏等常规治疗，同时加用中药，予喘证 2 号方加减。1 周后胸闷、憋喘及双下肢瘙痒均减轻，出院回家。

第二章

　　已经过了下班的点了,忙完手头的事情,我坐下来,想歇会儿。窗外,夜色越来越浓,我能听到秋风从树叶缝隙里穿过所发出的窸窸窣窣的声音。

　　下午鑫儿告诉我,决定明年毕业了回县医院工作,这是在我意料之中的。依她的通情达理,依她的善解人意,为了老人,为了老公,她的决定是对的。但一种遗憾从心底油然而生。有一点,不知鑫儿想过没有? 一旦回去了,做了人妻人母,将来某一天后悔了,还能回得来吗? 含辛茹苦在省城读了三年硕士,有了省内高等学府和省级三级甲等医院的舞台,图什么啊? 等明年毕业了,北京、上海、广州等大城市暂不考虑,但省会城市就这么轻易地放弃了,岂不可惜! 多少文人墨客曾慨叹人生如白驹过隙! 人生苦短,不经意间,日子一天天自指间滑过。曾经走过很多错路、弯路,甚至倒退的路,到头来却茫然无知。

　　鑫儿是我的第一个研究生,个头中等,体型略胖一点,脸蛋儿圆圆的,很能干,很有人缘,不论转到哪个科室,都是好评如潮。在她之后,又来了阿冲、阿贺、阿强、京儿、媛儿、林儿、雪儿和文儿。还有3个"编外人员",分别是阿帅、聪儿和飞儿。我们组成了一个科研团队,定期聚在一起举办"沙龙",讨论一些前沿进展、科研思路以及典型病例等,偶尔也会出去转转、搓上一顿。

　　明年,假如鑫儿真的去了县医院,那里高级职称的晋升名额少得可怜,到退休即便是熬上正高,兴许也能拥有县级名医的头衔,但市级、省级、国家级名医的荣耀还敢奢望吗? 兼职硕导、博导的指标又能有多少呢? 十年、二十年以后,留在省城的同学可能都成了硕导、博导、大专家,得来请他们去县城会诊、授课或者鉴定课题,但是他们会去请她来省城吗?

　　大舞台才有大作为啊! 大舞台有诸多优势,譬如人脉圈广、信息量大、机遇多、周围人的智商情商高等,大舞台将为实现大作为提供坚实的基础。读研两年来,她参加了很多学术会议,认识了很多省内甚至国内的大牌专家,熟悉了科研的全部流程,撰写了很多标书和文章,并且参与申请了很多专利和计算机版权,这对她而言是一笔多么宝贵的财富啊!这也是因为身处大舞台的缘故。如果回去了,在县医院的小舞台上,这些优势可能会在她的不知不觉中慢慢流失。

当然不否认,在大舞台上有很多小演员,一辈子默默无闻;也不否认,在小舞台上,有少数演员,凭着卓尔不群的智慧,通过多年坚持不懈的努力,再加上善于抢抓机遇,最终干出一番轰轰烈烈的事业来,但毕竟几率很小啊!

也许有人会说,等回去后逐渐成长为一方名医,病号一大群,钞票一大把,不也挺好的吗?有道理,但如果是在省级医院,不是可以干得更好吗?

我院以前有位冷大夫,后来博士毕业后去了上海复旦大学某附属医院。凭借大城市、大医院的优势,再加上个人的勤奋与执着,短短几年他就成长为国内知名专家,擅长颅内动脉瘤、动静脉畸形、颈内动脉海绵窦瘘、硬脑膜动静脉瘤、缺血性血管性疾病和脊髓血管性疾病的介入治疗和手术治疗,在介入治疗方面造诣颇深。据说赵本山前年的手术就是他做的。我在"好大夫在线"上搜到了一些患者对冷大夫的评论,现摘录如下:

我是浙江杭州的,在2008年的时候,出现了头晕恶心的症状,后来查出是先天性脑血管畸形,听说上海华山医院是专治脑上这种病的,而且很有名,就去了上海。很幸运的是碰到了冷医生,他不但医术精湛而且对待病人很细心,在那种情形下,这对家属的心情也是一种安慰吧。出院后爸妈说自己在手术过程中,冷医生出来了好几次告诉他们手术的进展情况,让他们放心,手术很顺利,冷医生真的很顾及病人家属的心情。那时候没有机会当面和冷医生说声谢谢,只能在这里衷心地感谢他,好人一生平安!

我的爱人于2008年1月3日突发昏迷抽搐,小便失禁,急送往顺昌县医院,诊断为蛛网膜下腔出血,立即转院到福建省立医院,进一步诊断为脑动脉瘤。恰巧遇到冷冰教授给另一例和我爱人一样的病人做介入栓塞手术,我爱人运气好赶上机遇,搭车做了手术。术后已经半年多了,恢复得非常好,她已经跟正常人一样工作、生活。在此,向冷冰教授表示万分感谢!

2009年4月我爱人因为蛛网膜下腔出血,在江西老家医院保守治疗一个月,然后转院到上海华山医院,直接挂的冷大夫的专家门诊号,后被安排到华山医院浦东分院进行介入治疗。治疗后我爱人恢复得很好,康复如初,工作、生活一切如常。非常非常感谢冷教授!

大舞台的魅力甚至魔力正在于此!在小舞台上努力做好一个小演员,善于抓住一切机遇,争取走上大舞台,仍从一个小演员做起,向大演员们学习,闻鸡起舞,脚踏实地,一步一个脚印,不断总结经验教训,逐步提高专业素养和综合素质,最终必有大的作为。

再说说我吧。十六年前,我独一个人扛起沉重的行囊,去北京攻读硕士。因为上学期间结了婚,当了父亲,毕业那会儿没有选择留校,也没有报考公务员,更没有申请出国留学,而是回到了现在的这座城市。当时的想法很简单,北京有什么好?国外有什么好?我只想回家。"老婆孩子热炕头"可能是我年轻时脑海里最大也最朴素的愿望。每每黄昏时候,经过教职工家属院,看到楼内亮起的灯光,嗅到厨房里飘出的香味,回家的念头就特别强烈。当然还有不自信的因素包含其中,北京房子多么贵啊,啥时候买得起?北京多少高人、能人啊,谁知道猴年马月才能熬出头来呀?

上个月去北京出差,见到了三个硕士同学,一个在研究院,一个在外企,一个跟人联合成立了公司,都有车有房,事业干得红红火火。其中一个刚从英国牛津大学回来,去年晋了正高,出国前承担的863课题也快要结题了。作为访问学者,三年的国外生活,他接触了很多很多人,听到和见到了很多很多事,这令他大开眼界,他酝酿并制订了更加宏伟的计划。

想起他们,我真是有些后悔。但时光不能倒流,后悔晚矣!

再过两天,就是鑫儿的婚礼了。我本来打算去参加的,却恰巧家里出了麻烦,经CT检查,母亲肺部的病灶扩大了,有复发的迹象,需要继续化疗。我的心情一下子跌落到了谷底,一直战战兢兢担心着的事情终究还是发生了。当了这么多年医生,已经看惯了病重、病危甚至死亡,生老病死本是自然规律,但落在了自己家人的头上,总也难以释怀。

母亲是在去年8月份确诊肺Ca的。去年暑假,我回老家,母亲偶尔提起,她最近早晨起来有痰,并且有时呈红色。我一惊,六十多岁的人了,痰中带血,不会是肺Ca吧?我故作镇静,让她先去拍个胸片看看。

很快,胸片结果就出来了,提示右肺中叶占位性病变,两个圆形密度增高影直径均约$3 \times 3cm$。我不敢相信,急忙又联系了CT、强化CT及MRI,结论一致。我真是傻眼了,那天晚上从医院门口下车后,我哭着回到了自己的小家。临近家门,我擦干了泪水,平静了一下情绪,在妻子和女儿面前不能表现出来,我得坚强。我是家里的顶梁柱,又是当医生的,我倒下了,她们怎么办?

我冷静了下来,随后又陪母亲做了气管支气管镜活检和ECT。活检提示小细胞型未分化Ca;ECT提示右侧肋骨见放射性浓聚区,结合病史首先考虑骨转移,建议进一步检查并三个月后复查。在检查期间,我查阅了很多相关资料,也咨询了很多呼吸专业的专家。

小细胞型肺 Ca 是肺 Ca 的基本类型之一,属于未分化 Ca,五分之一的肺 Ca 患者属于这种类型。小细胞型肺 Ca 是一种恶性程度较高的肿瘤,生物学行为恶劣,预后凶险。以同样播散范围比较,小细胞型肺 Ca 较其他类型肺 Ca 诊断前的症状期短,确诊后的生存期亦短。小细胞型肺 Ca 分化程度低,生长快,较早出现淋巴道转移和侵入血管经血道广泛转移到身体远处器官组织,因此在各类肺 Ca 中,小细胞型肺 Ca 的预后最差。如不治疗,小细胞肺 Ca 患者自诊断起的中位生存期不足三个月,二年生存率小于 1%。发病年龄较轻,多见于男性,多数病人有吸烟史。一般起源于较大支气管,大多为中央型肺 Ca。小细胞型肺 Ca 对放射治疗及化疗敏感度高。治疗上一般不主张手术,以全身化疗及放疗为主。发热、咳嗽、痰血、胸闷气喘等都是肺 Ca 常见的症状,若出现头痛、头晕、恶心呕吐等症状,要警惕脑转移的可能,强烈建议行颅脑 CT(增强)或 MRI 检查。目前建议首选 MRI 检查,尤其是高磁场强度的 MRI 检查,可以发现 CT 及普通、老旧的低磁场强度 MRI 不能发现的微小病灶。

给母亲办理了住院手续,漫长的化疗开始了。化疗采用的是 EP(依托泊苷加顺铂)方案,1 个疗程 3 周,化疗 1 周,休息 2 周,至少要 6 个疗程。

第 1 个疗程第三天的时候,看着母亲很痛苦,用她自己的话说:"感觉胃里翻江倒海。"

我强作欢颜:"打针哪有舒服的? 坚持一下。"

第二个疗程开始前,母亲开始掉头发了,有一天她问我,"你是不是骗我了? 我是肺癌吧?"

"我哪敢骗您老人家啊! 不是早就跟您说了吗? 您是介于良恶性之间,按恶性的治疗,掉头发很正常的。要是恶性的早做手术了! 再者说了,如果真那样,我们爷仨不都得天天以泪洗面啊! 哪还有活下去的勇气啊?"

老人家看似信了,嘱咐我给她买套假发,还特别交代不要买太黑的,因为那样太假了,跟她年龄不相配。我满口答应着,心中一阵阵酸楚。

母亲很坚强,一直坚持了 8 个疗程。3 个疗程后做过一次 CT 复查,2 个肿块明显缩小。8 个疗程后 CT 复查,右肺中叶内只见边缘模糊的斑片状絮状阴影。我们全家人都为之高兴不已,以后每 3 个月复查一次。但每次复查前,我都是忐忑不安、战战兢兢的。前几次,我都是雾霭般的心情一下子变得无比晴朗起来,而这一次,阴云密布,下起了暴雨。

后来我劝自己,别说这病是长在母亲身上,就是长在我身上,我也得坚强啊! 成天就着泪水过日子,这哪是男儿本色啊!

我的心情慢慢敞亮了起来,给母亲安排好了住院,继续采取化疗,同时决定参加鑫儿的婚礼。

作为导师参加婚礼,被安排为贵宾或者讲上几句话,应该是情理之中的事情,我提前做了准备。本来电脑里存有鑫儿的简历,可前几天电脑出现故障,等维修回来简历不见了,只好从飞儿那里又要了一份过来。开车去的路上,我还在斟酌着讲稿中的字句。

在酒店门口,见到了鑫儿和她的丈夫小温,还有她的父母和婆婆。穿上婚纱的鑫儿比以前更漂亮了,小温西装革履,系着红领带,潇洒极了,他们真是天生的一对。他们的父母和亲朋好友脸上都挂着甜美的笑容。

婚礼在美妙欢快的音乐声中开始了,我被推到了证婚人的位置上。随着司仪"一声令下",我快步走上舞台,从司仪手中接过了话筒。

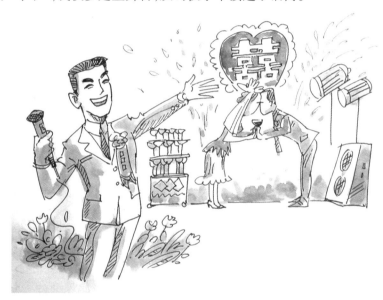

尊敬的各位嘉宾、尊敬的司仪:

大家中午好!

受大会主席团委托,我担任本次婚礼盛典的证婚人。我证明,温××先生与郝×小姐于2011年××月××日登记结婚。证明人:中华人民共和国民政部十四亿个名誉副部长之一陈××。

今天是大喜的日子。我想,从这对新人迈过幸福之门,走过红地毯,踏进神圣的婚姻殿堂的那一刹那起,也许比这更早,他们就已许下了一生一世的承诺。对于新郎官,我了解得不多,只知道他很帅气、很豪爽、很孝顺。对于新娘子,我是再熟悉不过了。她2009年考入中医药大学,攻读中西医结合心血管专业硕士学位。她学习特别勤奋,为人特别谦和,做事特别认真,成绩特别突出。在短短的不到三年的时间里,她考过了执业医师,提前完成了硕士课题,参与科研项目6项,发表学术论文7篇,申请发明专利4项,申请计算机版权1项。过去,她是个好女儿、好学生。从这一天起,她是个好妻子、好儿媳。将来她是个好妈妈、好医生、好专家、大专家、名专家,她将携新郎官一起为家乡的父老乡亲们尤其是在座的各位亲朋好友们的健康保驾护航。因此,我提议,在座的各位亲朋好友们,你们脸上灿烂的笑容再多一些吧,你们杯中幸福的美酒再满一点吧,让我们共同举杯,为这对新人的恩爱、美满和白头偕老干杯!

谢谢大家!

热热闹闹的婚礼结束了,我们一行人踏上了归程。坐在副驾驶上眯了一会儿,我醒来时车子已经上了高速。正值隆冬时节,树枝尚未发芽,小草儿也没有返青,路两边的田地和远处若隐若现的山脉都显得光秃秃的,因而视野格外开阔。听着他们还在讨论婚礼上的一些情节,我不由想起了15年前自己的婚礼。其实那不叫婚礼,只是办完登记手续以后,请同住在筒子楼上的几个单身汉们聚了聚。没有项链,没有戒指,没有司仪,没有证婚人,甚至没有一件像样的衣服……一切都凑合了。那时妻子刚刚参加工作,我也在外地求学,不想再给家里增加负担。现在想起来,真是亏欠妻子许多。

后来,我写了一些有关婚姻的感想从QQ上发给了鑫儿。

热热闹闹的婚礼结束了,轰轰烈烈的恋爱也结束了,而平平淡淡、普普通通的日子真正开始了。

选择了婚姻就选择了责任。责任就是担当,就是付出,就是分内应做的事情。婚姻构成家庭,成了一家,就成了亲人,理应相互包容、相互关爱、相互尽责才是。

首先是对于老公的责任,与他共同创造未来、共同承担风雨的责任。一个好妻子就像是一所好学校,或者是一位好老师,男人则是一个永远长不大的孩子,需要教育。在他成功的时候,只需默默站在身后为他祝福;在他骄傲的时候,需要适当泼点冷水;在他失败的时候,帮他分析分析原因,再次鼓起他的斗志;在他懈怠的时候,轻轻抽上几鞭;在他郁闷的时候,跟他讲讲幸福的往事,聊聊美好的明天;在他犯了错误的时候,该训就训,该批就批,但不要记仇……

其次,是对于老人的责任。对自己的老人尽责任,一般都没问题。拿别人的老人当成自己的老人一样尽责任,那就不容易了。俗话说"人心换人心,黄土变黄金",只要能做到这一点,俗世间的一切磕磕绊绊、纷纷扰扰,即所谓的"婆媳矛盾"都能迎刃而解。

再者,就是对于孩子的责任。这是后话。

我曾提出一个"班长理论"。一个小家庭,一般三口人,是个小班;加上双方父母,一般七口人,是个中班;再加上双方的兄弟姐妹,十几口人,是个大班。对于一个班而言,规模大点也好,小点也好,中等也罢,班长作为领头羊,其作用是至为关键、至为重要的。当好了班长,尽好了责任,一家人其乐融融,你的婚姻就是和谐的,就是美满的,就是幸福的,就是天长地久的。

导师在研究生的学习、工作乃至生活中究竟应该发挥什么作用?这似乎非常简单,具体而言,就是指导专业阅读、指导临床实践、指导学术研究、指导论文撰写。但我感觉不仅如此,导师还应该成为学生们治学和做人的楷模,用自己的人格魅力潜移默化地影响他们,使他们得到全面熏陶,终生受益。

在丁老师身上,人格魅力就表现得尤为突出。他长我 30 岁,七十来岁的年龄了,仍然身体硬朗,精神矍铄,出门诊甚至上高速都坚持亲自开车。他说话语调不高,语速稍慢,但话语中充满了磁性和智慧,没见他有发火的时候,一天到晚总是乐呵呵的样子。他每周两个门诊,周二上午和周三下午。每次门诊大约 50 个病人左右,总要看到很晚。对于我们这些学生们而言,每次门诊都是很辛苦的,但又是很充实的,很有成就感的。找到这样的好老师,我们是幸运的,是幸福的,是同龄人中的宠儿。

有一次,丛哥的母亲在我们心内科七楼病房住院。老人家因为"反复阵发性心前区胸痛伴胸闷 20 余年,加重 1 天"入院。20 余年前无明显诱因出现过阵发性心前区疼痛,伴胸闷,无后背部放射痛,多以活动为诱因,伴头晕、头胀,多持续 3-5 分钟,经休息或舌下含服 1 片"硝酸甘油"可缓解,平素服用"丹参滴丸、冠心舒"等药物治疗,自诉效果尚可。近 1 天来自觉上述症状较前加重,无向后背部放射痛,伴胸闷、憋气、头晕、头胀,无恶心、呕吐,无晕厥、意识丧失,活动后加重,多持续数分钟,休息后或含化"硝酸甘油"症状可缓解。自述轻微咳嗽、咳少量白痰,无咳粉红色泡沫痰,无阵发性呼吸困难,夜眠能平卧,无憋醒。入院时测血压165/80mmHg。心电图提示:T 波异常(可能为前侧壁心肌缺血)。心脏彩超提示:左室向心性肥厚,升主动脉增宽并粥样硬化斑块形成,主动脉瓣、二尖瓣钙化,主动脉瓣狭窄(轻度)并返流(轻度),三尖瓣返流(轻度),肺动脉高压(轻度),左室充盈异常。冠状脉脉 CT 提示:右冠状动脉中段可见不规则充盈缺损,局部管腔狭窄,狭窄约40%;前降支近段、中段可见不规则充盈缺损,相应管腔变窄,近段狭窄约20%,中段狭窄约70%;回旋支近段、中段管腔内可见不规则充盈缺损,相应管腔狭窄,近段狭窄约30%,中段狭窄约50%。经过西医常规治疗后,症状较前改善。

丛哥是医院人事科科长,对我十分关照,我们一直以兄弟相称。我跟丛哥建议:"是不是可以加用中药治疗?请丁老师过来看看吧!"丛哥很高兴地点点头。我马上给丁老师去了电话,说明了病情。

"丛科长可是帮了咱大忙啊!我明天上午过去!"丁老师坚决不让接,要自己开车过来。

他认真翻阅了病历资料,又亲自到床前看望了老人家,详细地询问了病史和现有的症状,仔细地进行了听诊、舌诊和脉诊。他分析道:"该患者西医诊断明确:1.冠心病 不稳定型心绞痛 心功能Ⅲ级;2.高血压病2级 高血压性心脏病;3.2型糖尿病;4.高胆固醇血症;5.慢性支气管炎。中医诊断为胸痹,属气虚血瘀型。心主血脉,心气亏虚,则不能推动血液运行,血行无力,则瘀滞于脉管之内。不通则痛,不荣则痛,故患者表现为胸闷、胸痛。年过半百,肾气亏虚,心肾不交,则心烦、失眠。水不涵木,肝失调达,则烦躁、焦虑。当以补气活血为主,兼以交通心肾、清热解毒,方选生脉散、丹参饮合交泰丸加减……"随后,丁老师开具了处方,整方如下:

生黄芪 45g	麦冬 15g	五味子 9g	川芎 15g
丹参 30g	元胡 15g	野葛根 30g	三七粉 3g$^{(冲)}$
冰片 0.2g$^{(冲)}$	水蛭 6g	黄连 6g	黄芩 12g
半枝莲 15g	仙灵脾 15g	肉桂 6g	炒枣仁 30g
夜交藤 15g	生甘草 9g		

7剂,水煎400ml,早晚分2次温服,日1剂

5天后老人家出院,无胸闷、胸痛等不适,饮食、睡眠可,二便正常。

丁老师善用活血法治疗胸痹,并根据证型不同灵活配伍理气、化痰、散寒、清热、通络、潜阳、利水、泻下等药物。

理气活血法,适用于气滞血瘀型胸痹。该型常见于发病初期或年龄偏低患者。症见胸闷或胸痛突然发作,转瞬即逝,多发于饱餐、激动、劳累或突受惊恐之时,轻微活动后胸痛反减,或有肝胁、胃脘胀痛,舌红或暗红,苔薄白,脉弦或弦涩。《奇效良方》曰:"气塞不通,血壅不流",气滞是瘀血形成的重要原因之一。对此类患者,丁老师喜在活血基础上合《景岳全书》之柴胡疏肝散加减。方中川芎、丹参、当归、生地、元胡、三七等活血,柴胡疏肝解郁,香附、枳壳、陈皮行气理气,白芍、甘草缓急止痛。诸药配伍,使气行血活而血脉亦通,胸闷、胸痛自愈。

化痰活血法,适用于痰浊血瘀型胸痹。症见胸闷如窒而痛,或痛引肩背,气

短喘促,肢体沉重,形体肥胖,痰多,或有咳嗽,呕吐痰涎,苔浊腻,脉弦滑。对于痰湿血瘀者,丁老师常在活血基础上合《妇人良方》之六君子汤加减,方中丹参、川芎、生地、当归、元胡、三七等活血,人参、黄芪、白术、茯苓益气健脾,半夏燥湿化痰,陈皮理气燥湿;对于痰热血瘀者,丁老师常在活血基础上合《伤寒论》之小陷胸汤加减,方中丹参、当归、生地、三七、元胡、郁金等活血,瓜蒌清热化痰,黄连、黄芩清热泻火,半夏降逆消痞。

散寒活血法,适用于寒凝血瘀型胸痹。症见胸痛彻背,感寒痛甚,胸闷气短、心悸,重则喘息,不能平卧,面色苍白,四肢厥冷,小便清长,大便溏薄,舌淡苔白,脉沉细或沉迟。《医林改错》指出:"血受寒则凝结成块",《丹溪心法》亦指出:"见寒则凝",因此,寒邪能导致血瘀。丁老师喜用元胡、川芎、三七、丹参、当归等以活血,附子通达内外以温阳逐寒,干姜温中焦之阳而除里寒,炙甘草缓附、姜辛烈之性并解其毒。若痰湿内蕴、咳吐痰涎,可配伍陈皮、茯苓以行气化痰。

清热活血法,适用于胸痹患者血瘀而兼有热象证候。症见胸闷、胸痛,面红目赤,烦躁不宁,口渴喜冷饮,痰、涕黄稠,小便短赤,大便干结,舌红苔黄而干燥,脉数。《医林改错》谓:"血受热,则煎熬成块",热邪是导致胸痹血瘀的原因之一;另外,瘀血日久,亦可蕴郁化热。因此,丁老师治疗该型胸痹患者,常在丹参、川芎、三七、野葛根、当归、元胡等活血药物中酌加清热解毒或清热凉血之品,如双花、连翘、黄芩、黄连、蚤休、莲子心、玄参、丹皮等。

通络活血法,适用于胸痹患者血瘀而兼有络脉拙急之证候。症见胸部疼痛,日久不愈,常猝然而作,放射至左肩、左臂或指端,或伴背痛、胁痛,舌暗红,苔薄白,脉弦或弦涩。《临证指南医案》指出:"久病入络"、"久痛入络",由于久病久痛、络脉拙急,该病常猝然而作。丁老师喜用丹参、当归、生地、川芎、野葛根、三七等活血,并酌加水蛭、僵蚕、地龙、全蝎、蜈蚣等通络之品。

潜阳活血法,适用于胸痹患者血瘀而兼有肝阳上亢之证候。症见胸闷、胸痛,眩晕耳鸣,头痛且胀,心烦易怒,夜眠不宁,或兼胁痛,面红口苦,舌红,苔黄或薄黄,脉弦有力。丁老师常选用当归、川芎、丹参、元胡、生地、三七等以活血,并配伍钩藤、天麻、龙骨、牡蛎、石决明、代赭石、白蒺藜等以平肝潜阳。

利水活血法,适用于胸痹患者血瘀而兼有水湿或痰饮之证候。症见胸闷、胸痛,颜面、双下肢浮肿,脘腹胀闷,纳减便溏,小便短少,舌淡红,苔白腻或白滑,脉沉弱。《金匮要略》谓:"血不利则为水",因瘀血阻滞,常影响脏腑的气化功能,致使水液运行障碍;同时,水湿或痰饮内停,又不利于瘀血的消散。丁老师喜用当归、赤芍、川芎、元胡、莪术、水蛭等活血,再加桂枝、茯苓、猪苓、泽泻、薏苡仁、冬瓜皮等温阳利水渗湿。益母草、泽兰等既可活血又能利水,丁老师亦经常选用。

泻下活血法,适用于胸痹患者血瘀而兼有腑气不通之证候。症见胸闷、胸痛,或大便干结、欲便不能,或虽有便意、临厕努挣,或大便艰涩、排出困难,舌红,苔薄或薄腻,脉弦或沉细。腑气不通,可促使瘀血发生,张仲景在《伤寒论》和《金匮要略》中对其治疗有"当下之"的论述。丁老师常选用丹参、川芎、元胡、三七、野葛根、大黄、桃仁、红花、当归、生地等活血,其中大黄泻下、化瘀、清热、排毒,桃仁、红花、当归、生地润肠通便。并酌配槟榔、枳实以理气行滞,玄参、麦冬以滋阴生津,麻仁、杏仁以增润肠之效。

开窍活血法,丁老师治疗胸痹时,常在川芎、丹参、当归、元胡、生地、三七、野葛根等活血药物中配用少量的开窍之品,如冰片、石菖蒲、远志等。冰片可活血开窍,引药直达病所,但其性辛散走窜,久服易伤元气,因而丁老师强调,该药不可久用,中病即止,再者不宜入煎,以散剂冲服为优;石菖蒲和远志不仅具有开窍祛痰之功,且有宁心安神之效,有利于心神不安、惊悸、失眠、健忘等胸痹兼证的治疗。

安神活血法,适用于胸痹患者血瘀而兼有神志不安之证候。症见胸闷、胸痛,失眠,烦躁不安,目赤口苦,或多梦易醒,心悸健忘,头晕耳鸣,遇事善惊,舌红,苔薄或薄黄,脉弦滑或细弱。丁老师常在选用丹参、生地、川芎、当归、元胡、三七、白芍等活血药物的基础上,根据虚、实之不同,或配伍酸枣仁、夜交藤、五味子、远志养心安神,或配伍朱砂、琥珀、紫石英重镇安神。

益气活血法,适用于气虚血瘀型胸痹。症见胸闷、胸痛,动则加重,伴短气、乏力、汗出、心悸,舌体胖大,有齿痕、瘀斑或瘀点,或全舌暗淡,苔薄白,脉细无力或结代。《医林改错》曰:"元气既虚,必不能达于血管,血管无气,必停留而瘀。"丁老师善于将活血法与益气法联合应用,以提高活血化瘀的疗效,且不易损伤正气。药选川芎、丹参、元胡、野葛根、赤芍、当归、生地活血而通血脉,黄芪、党参或人参补益心气,可配柴胡调畅气机,舒通心阳,行气而助活血。诸药配合,共奏益气活血、祛瘀通脉之效。

养血活血法,适用于血虚血瘀型胸痹。症见胸闷、胸痛,伴有心悸、头晕、面色无华,舌淡,苔白,脉细弱。《血证论》谓:"不补血而祛瘀,瘀又安能尽去哉?……补泻兼行,瘀既去而正不伤。"丁老师喜用《太平惠民和剂局方》之四物汤加减。方中以熟地补血为主,当归补血、活血,川芎入血分、理血中之气,白芍敛阴养血,补中有散,散中有收,构成治血要剂。兼气虚者,加人参、黄芪;血瘀甚者,加桃仁、红花,白芍易赤芍;有寒象者,加肉桂、吴茱萸;有热象者,加栀子、丹皮,熟地易生地。

滋阴活血法,适用于阴虚血瘀型胸痹。症见胸闷、胸痛,心悸盗汗,心烦不寐,腰膝酸软,耳鸣,头晕,舌红或有瘀斑,脉细数或细涩。丁老师常选用丹参、当归、牛膝、赤芍等活血兼以养阴,制首乌、枸杞、熟地、生地、麦冬、女贞子等补益心肾之阴。该型当慎用辛温燥热之活血药,如川芎、红花等,以防伤津耗液而重新致瘀。兼气虚者,可酌加人参、黄芪以健脾益气;阴虚火旺者,可酌加黄柏、知母以滋阴降火。

温阳活血法,适用于阳虚血瘀型胸痹。症见胸闷、胸痛,心悸,畏寒,肢冷,腰酸,乏力,面色苍白,唇甲淡白或青紫,舌淡白或紫暗,脉沉细。丁老师常选用丹参、当归、元胡、野葛根、川芎等活血,人参大补元气,附子、肉桂温壮心阳;熟地、枸杞、杜仲补益肾精。若阴损及阳、阴阳两虚,可加玄参、麦冬、五味子以温阳滋阴并用;若肾阳虚衰、不能制水而致水气凌心,可加茯苓、猪苓、车前子以利水消肿。

在上面这个处方中,丁老师以活血法为主,灵活配伍了益气、滋阴、温阳、开窍、清热、通络、安神等药物。

胸痹病因繁多,或急或缓,或轻或重,部位有别,痛时不定,加之体质、神志各异,其治疗相当复杂,因此在临证过程中难寻通治之法。丁老师虽然善用活血法治疗该病,但亦谨守病机,根据证型不同,相应采用或配合调和营卫、调理冲任、和胃降逆、健脾化湿等其他治法,往往切中要害,辄奏良效。

第三章

在跟师过程中,我发现,给病人写完病历、开完方,病人就都带走了,处方留到药房,病历由病人保存。这给疾病统计和临床研究,尤其是总结丁老师的辨证和用药经验,带来了一定的障碍;如果重复书写,又会造成人力、物力和时间上的浪费。病历记载有病人的姓名、性别、年龄、四诊、辨证分析、诊断、治法、方药和医嘱等内容,它可是复诊或转诊的重要资料。当时我就想,要是能开发出电子版的门诊病历,那该多好啊!

我把这想法告诉了我的一位朋友,一家集团公司信息中心的张主任,是我医科大学的小师弟,也是我工作第一站的同事。别看他学药学出身,但在计算机编程方面特别有灵性。

开始的想法很简单,把纸质的内容通过一个电脑软件记录下来,能随时查询和快速检索就达到目的了。我把病历中的元素简要总结了一下,写了大概半张 A4 纸,并随手给了他几份复印好的患者病历,提出了我的想法。他笑了:"这是很简单的数据录入问题,放心好了。"

第二天,我接到他的电话,去了他的办公室。只见他在电脑中打开一个软件,"你录一份病历试试。"真是惊讶他的神速,我尝试着录了一份熟悉的病历,尽管界面还有些粗糙,但已经和我的想法非常接近了。原想着多么复杂的一件事就这么实现了,我掩饰不住内心的激动。隔行如隔山,对有此专长的人来说,这座山不过是一张纸而已。

我的思路从使用这简单的软件开始变得活跃起来,一个病人如果多次就诊呢?不能每次都记录重复的信息吧?能否在就诊和录入病历的同时检索到他的所有病历?能否把原方、成方或经验方直接应用到病历上,同时又可以根据病情变化调整药物剂量?

　　张主任就跟变魔术似地很快将这些想法变成了现实,我的胃口却愈发膨胀起来:名老中医用药到底有没有规律可循? 中医传承有没有捷径可走? 如果名医用药有章可循,那么针对中医症状、中医诊断和用药剂量的关系就大有文章去做。通过查询资料发现,国内几乎没有人对此进行深入的研究。张主任听到这个有些异想天开的想法后,认为数值统计对数据库来说是最擅长的,只要能提炼出一个数学模型来就可以实现。

　　什么是数学模型呢? 张主任解释说:"简单来看,就是你查看高血压的用药情况,在总体样本中,查询字段中患高血压的赋值为 1,否则是 0,然后在用药情况中查询中药出现的频率。要注意的是,在字段中都要以正向判断,否则负向判断就会出现问题。比如在问诊中的描述是'无高血压病史',赋值就会出现问题。"这个简单,我们花了两天时间将三百多个样本资料中的负向判断全部调整出来,随即一个通过系统统计分析的用药频率表出现了。

　　天天誊写丁老师的处方,看到这张丁老师治疗高血压病的用药频率报表,和实际情况是一致的。由此看来,用信息化技术处理古老的东方医学,前景一片光明,我们已经看到了第一缕曙光。

　　我校预防医学教研室的史老师对 SAS 统计软件很有研究。我已经收集整理了一千多份处方病历资料,是否也可以利用这个工具呢? 在数据处理和统计分析领域,SAS 统计软件是大型集成应用软件,具有数据访问、数据分析和数据呈现等数据库管理的多重功能,并发展了数据仓库技术、数据挖掘技术和决策支持技术,成为愈来愈引人瞩目的数据仓库/数据挖掘/决策支持技术的主要提供者,被誉为国际上的标准统计软件。

　　我专门请教了史老师,他认为没问题,但需要将电子病历中的数据形成分析文本导入到 SAS 数据库中去。如何实现呢? 这一次给我的这位原来一直顺风顺水的计算机高手朋友出了一个真正的难题。

　　首先在数据库的字段分析上,数据库的列标题不能超过 255 个,当时登记的中药名称已达到六百多种,全中药分析自然无法实现。其次,以高频药为列标题,对每一个病人的病历交叉分析时发现,自然会产生有很多空值,SAS 不能够有效识别空值,如果转到 Excel,行数 65535 受到限制,多次处理,过于麻烦。最好的方案还是一键生成。

　　经过了大概近 2 个月的漫长等待,终于接到张主任兴奋的电话,"看看我们的电子病历管理系统吧"。我知道有戏。

　　第一个问题,张主任首先注意到治疗一类疾病的中药品种数很少超过 300 种,再抛去一些极低频的用药,完全能够控制在 255 个以内。第二个问题,经过数据的层层转化,代码写了几百行,实现了一键将数据拷贝到文本文件中,完美达到了 SAS 软件对可分析文件的所有要求。

通过这个中医门诊电子病历管理系统,我试着分析了一下丁老师治疗高血压病的用药规律。将一键生成的数据导入到 SAS 中,通过编程并执行,结果出来了,太神奇了。我真想好好拥抱一下我这位聪明绝顶的小兄弟!

祝贺一下吧,无奈我俩都囊中羞涩。我还是个穷学生,他刚买了房子,还了每月的贷款后剩不了多少。但我们还是鼓足勇气,果断地到了一个扎啤摊上,开开心心吃了一顿羊肉串,喝了几杯扎啤。那天晚上没有月亮,星星只寥寥几颗,但它们亮闪闪地眨着眼睛,可爱极了。正值盛夏时节,丝毫感觉不到凉爽,但对于年轻的心而言,激情当是第一要务。

接下来的时间里,我一鼓作气,将丁老师的 1100 份医案输入中医门诊电子病历管理系统,建立了多种数据表,通过 SAS 统计软件的 Import Data 导入到 SAS 数据库中,应用 Varclus 聚类、Logistic 回归等多种统计方法,从用药频率、用药聚类、辨病用药、辨证用药和对症用药等多层面对丁老师的用药规律进行了系统、客观的统计分析,并且提出了"低频药"、"中频药"、"高频药"和"组(串)药"的新概念。

从频率表来看,在 1100 份医案中,丁老师共用中药 217 种,最高频率为 80.18%,最低频率为 0.09%。为便于总结,我将所用中药按频率由低到高的顺序分为 3 类:低频率用药,简称低频药,应用频率 <10%;中频率用药,简称中频药,10% ≤应用频率≤40%;高频率用药,简称高频药,应用频率 >40%。低频药共 178 种,所占比例最大,占 82.0%;中频药次之,共 28 种,占 12.9%;高频药最少,仅 11 种,占 5.1%。中频药和高频药远少于低频药。

39 种高频药和中频药按功效分类,大致可分为活血药、补气药、清热药、安神药、平肝药、理气药等 14 类,其中活血药种类最多,包括当归、丹参、川芎、元胡、三七粉和野葛根 6 种,这表明丁老师善用活血之法。

低频药虽应用频率较低,因其应用于某些特殊患者,亦不容忽视。如青礞石,具有下气消痰、平肝镇惊之功效,仅用 1 次,用于一焦虑症患者;再如皂刺,具有活血消痈、托毒排脓之功效,仅用 1 次,用于一乳腺增生患者。

聚类分析是根据观察指标所表现的数量特征、按照相似程度的大小加以归类的。分析结果应当仔细考查,看其是否符合实际。研究发现,用药次数≥30 的 83 种中药通过 Varclus 过程进行分析,共分为 27 类。譬如黄芪、麦冬、五味子聚为 1 类,丁老师常将此组合用于气阴两虚型冠心病或病毒性心肌炎等疾病的治疗。再如冰片、三七粉、元胡聚为 1 类,丁老师常将此组合用于冠心病心绞痛患者的治疗。在长期的临证实践过程中,针对某一证型、某一症状或某一疾病,丁老师习惯于应用含有两种或两种以上中药的特定药物组合,我们称之为组(串)药。通常所指的对药(含有两种中药),可视作组(串)药的特殊形式。

后来,我们对中医门诊电子病历管理系统的技术特点和用途进行了总结。该软件具有如下技术特点:①先进性:将中医门诊病历通过先进的数据库软件和 SAS 统计软件加以处理,开创了应用计算机收集中医门诊病历并对用药规律进行统计分析的先河。②稳定性:软件采用"客户/服务器"结构模式,将数据库和客户端分离,经过大量的测试,各项功能均能良好实现。③安全性:软件具有完善的安全性设计,设置了登录者密码,对数据采取即时保存机制,能够有效地防止突然断电对数据造成的影响。④友好性:软件界面友好直观,可操作性强,色彩柔和,结构清晰明了,对计算机应用不熟练的人员同样可以顺利操作。⑤兼容性:软件较小,容量本身不足 1M,对系统的要求较低,Win95(包括 Win95)以上操作系统均能良好应用;与 Office 其他软件无缝连接,可将所有记录调出至 Word 或 Excel 中。该软件可用于:①实时录入中医门诊病历(初诊、复诊均可)或收集古代、当今名医医案;②对病历或医案进行查询(包括患者档案、医师档案、问诊、望闻切诊、检查结果、辨证分析、中医病名、西医病名等);③对用药规律进行频率分析(包括总体用药频率与某一病种用药频率);④与 SAS 统计软件连接后,对用药规律进行频数分析(包括编制频数表和绘制频数直方图)、聚类分析和 Logistic 回归分析(包括辨病用药分析、辨证用药分析和对症用药分析)。

有一天晚上,妻子问我,"明年我就要毕业了,课题的事,你大博士帮着琢磨琢磨呗!"

妻子是学计算机专业的,这些年编了不少软件,有无纸化考试系统、中医体质评估系统、院外随访管理系统等等,她正在攻读信息工程学专业的在职硕士学位。我想了想说:"我把丁老师的医案给你,看看能不能在数据挖掘上做做文章?"

"要钱吗?"

"钱就免了,一天一顿豆腐皮吧!"

"这好说,可以外加几根剩油条!"在吃这方面,我就俩爱好,一不留神全抖搂出来了。

妻子说干就干,她花了 2 个多月的时间,深入分析和探讨了一些典型的关联规则挖掘算法,如 AIS 算法、Apriori 算法、FP – Growth 算法、DLG 算法等。同时,提出了 Apriori 算法的一种改进算法——基于数组的挖掘关联规则的 Apriori

算法,并将该算法与经典的 Apriori 算法的运行结果及运行效率进行了分析比较。Apriori 算法在产生候选项目集的时候只用到前一次迭代所产生的频繁项目集,而没有考虑数据库中的事务,同时还使用了连接和删除技术,能够比较有效地产生关联规则,但也存在着以下缺陷:①算法产生太多冗余的规则。当数据库太大或支持度、信任度阈值太低时产生的规则太多。②算法在效率上存在着问题。主要是因为数据库扫描次数太多,寻找每个 k - 项集都需要扫描数据库一次,共需要扫描数据库 k 次。另外,当模式太长时产生的候选项目集也多得让人无法接受。由于以上原因,人们对 Apriori 算法进行了一定的改进,希望能够在提高算法的可靠性、高效性及扩展性等方面做一些工作。妻子用二维数组进行了改进,不仅占用空间小了很多,而且易于扩展。与 Apriori 算法相比,改进的 Apriori 算法不用生成候选项集,只需要扫描数组就可以直接得到频繁项集,前者需要多次扫描数据库,而后者只需要扫描一次。

接着,她在 Windows XP 平台上 Visual BASIC6.0 的环境下,采用 Apriori 算法和改进的 Apriori 算法,开发了基于数据挖掘的中医验方分析系统。数据挖掘要实现的一个重要目标是寻找关联规则,而其第一步则是要找到相应的频繁项集。通过搜索频繁集方法,我们可以分析中药与疾病、中药与证型、中药与症状等不同项间的相关性,从多角度和多层次来认识"方、药、病、证、症"之间存在的错综交织的对应关系。该系统具有如下主要用途:①依据数据挖掘技术中数据预处理的要求对中医医案进行录入;②对医案进行查询;③应用数据挖掘算法对用药规律进行关联挖掘分析(包括辨病用药分析、辨证用药分析和对症用药分析)。

随后,她以丁老师的医案为来源,以高血压病和冠心病为例,分别采用 Apriori 算法和改进的 Apriori 算法进行了频繁项集的搜索。

对于高血压病,Apriori 算法运行结果显示,有 14 味药的出现频次远远高他其他药物:钩藤、川芎、野葛根、当归、黄连、泽泻、黄芩、元胡、丹参、生甘草、三七粉、丹皮、炒枣仁和黄芪。分别把最小置信度设为 0.2、0.1 和 0.075,通过搜索频繁项集得到了高血压病的 12 个医案模型。应用改进的 Apriori 算法,分别把最小置信度设为 0.2、0.1 和 0.075,通过搜索频繁项集得出了与上述模型完全相同的结果。

对于冠心病,Apriori 算法运行结果显示,也有 14 位药的出现频次远远高于其他药物:当归、生甘草、元胡、川芎、丹参、三七粉、麦冬、五味子、黄连、野葛根、冰片、炒枣仁和黄芩。分别把最小置信度设为 0.2、0.1 和 0.075,通过搜索频繁项集得到了冠心病的 46 个医案模型。应用改进的 Apriori 算法,分别把最小置信度设为 0.2、0.1 和 0.075,通过搜索频繁项集同样得出了与上述模型完全相同的结果。

由此可知,Apriori 算法和改进的 Apriori 算法应用在相同的数据库上,在设置相同最小置信度的前提下得到的结果是相同的,这就验证了改进的 Apriori 算法的正确性。

面对分析结果,妻子相当满意。她接着将分析结果与我在博士论文中的分析结果进行了对比。高血压病的 12 个模型均与我论文中的分析结果接近,其中,模型 3 中的 7 味中药完全包含在丁老师治疗高血压病时常用的钩藤方中。冠心病的 46 个模型也都跟我论文中的分析结果接近。其中模型 3、模型 4、模型 5 中的 7 味中药完全包含在丁老师治疗冠心病时常用的黄芪 1 号方中。

她还发现,最小置信度和医案的数量是决定性能的关键因素。在医案相同的情况下,最小置信度越小,所花费的时间越多,医案模型中中药的味数越多。

数据挖掘是新崛起的一个活跃的研究领域,通过综合运用统计学、粗糙集、模糊数学等多种学习的手段和方法,从大量的数据中提炼出抽象的知识,从而揭示出蕴涵在这些数据背后的客观世界的内在联系和本质规律,实现知识的自动获取。这是一个富有挑战性及应用前景广阔的课题。她按照数据挖掘的程序、要求和基本方法对丁老师的医案进行了处理,运用 Apriori 算法和改进的 Apriori 算法,以高血压病和冠心病为例加以验证,结果证明,得出的模型几乎完全符合丁老师在治疗这两种病时常用的经验方。看来,将数据挖掘技术与中医药领域结合起来,大有文章可做。

在撰写毕业论文期间,她以此为主要研究内容申报了省科学技术发展计划项目并获批准。后来,这课题通过了省科技厅的鉴定。

鉴定委员会听取了项目工作报告、技术报告等,审阅了相关资料,观看了现场演示,经过讨论和质询,形成鉴定意见如下:

1. 项目组提供的鉴定资料齐全、完整、规范,符合技术鉴定要求。

2. 该项目以丁教授的医案为数据来源,按照数据挖掘的程序、要求和基本方法对其进行处理,利用数据挖掘方法探索了名老中医用药规律,提出了应用计算机辅助分析名老中医经验的新方法,对中医药的发展起到积极的推动作用。

3. 提出了改进的 Apriori 算法,该算法与 Apriori 算法相比,运行效率有了显著提高。

4. 经测试,该项目的各项功能、技术指标达到了计划项目合同书的要求。

综上所述,鉴定委员会认为:本项目选题新颖,设计合理,技术先进,创新性强,有广阔的推广应用前景,整体研究达到国际领先水平,一致同意通过鉴定。

建议进一步开展中药剂量方面的研究。

中医学是中华民族的瑰宝,为中国医学事业的发展奠定了坚实的基础。在现代医学日益发展的今天,中医学并没有停止其前进的步伐。中医学的发展过程,是一个积累、整理、总结、提炼和升华的继承和创新过程。名老中医是中医界学术造诣最高、临床经验最丰富的群体,是将中医理论、前人经验与现代临床实践相结合的典范。名老中医的学术思想和临证经验是中医药传承的主轴,也是中医药创新的源泉。

目前,对名老中医经验的传承研究模式多样,其研究内容主要为名老中医的学术思想及临证经验。林秀亭等人的研究显示,最早的医学传承是以口耳相传的形式进行。在古代医学的传承形式中,主要包括4种方式,即师承教育、学校教育、自学通师、学院讲学。通过这四种传承方式,传统中医得以薪火相传并发展至今,并产生了不同的学派学说。黄素英认为,要培养和造就中医临床大家,必须在充分认识中医成才特殊规律的基础上,来研究中医的传承模式。通过一些相关的研究,她认为中医师承是中医传承的重要形式;师承名医是中医成才的捷径;师承与学位相结合是培养名医的最佳模式。随着医学教育事业的发展,学院教育也成为了名老中医经验传承的主要形式之一。刘喜明等人提出目前名老中医经验传承模式主要有名老中医师承制带徒、研究生教育、优秀人才研修项目及中医药学家经验传承博士后四种模式,实现了教育与师承制两种方法有机的结合和提高。徐春波等通过研究总结名老中医传承模式,提出名老中医学术经验传承研究大致可分为三种基本的模式,即师徒型传承、院校型传承、科研型传承。王思成等提出了名老中医临床经验创新理论研究的基本模式:①总结提炼、理性升华。②梳理挖掘、理论创新。③回归临床、实践检验。④现代研究、阐释内涵。

中医学的宝贵知识经过历代医家的不断总结被记录下来,形成了伟大的中医文献宝库,记载了历代名老中医的学术思想和临证经验。随着文献学的发展,文献整理成为名老中医经验传承的主要模式之一。文献学是以文献和文献发展规律为研究对象的科学,是在文献工作经验积累的基础上产生和发展起来的。文献整理可以分析大量古、现代的文献资料,对名老中医经验进行回顾性的研究。其目的是通过文献整理结果,为临床、科研、教学、生产提供指导,为了发挥文献研究的导向作用。在进行回顾性研究的同时,需与前瞻性研究相结合,从而体现文献整理的意义。文献整理已成为名老中医经验传承的最主要的形式,但是,其亦有弊端,如信息采集量大、耗费人力资源、主观性较强等。为解决这些问题,现代科学技术手段的引进成为主要研究方向。计算机技术的发展可以存储大量验案信息,并可实现自动分析;统计学和数据挖掘技术的发展可客观的分析、提取名老中医验案所隐含的信息,使名老中医的传承更加客观、规范。

在此,我提出关于名老中医经验传承模式的新的分类方法。这种分类方法以继承者为主体,根据经验获取途径的不同,分为口耳传承模式、主观传承模式和客观传承模式。

口耳传承模式的表现形式为名老中医口授、继承者聆听并记录。在古代,名老中医经验的传承多采用这种模式,当今也仍然存在。

主观传承模式的表现形式为继承者针对名老中医的医案进行主观上的分析,譬如前面提到的丁老师应用活血法治疗胸痹的经验,即属于这种传承模式。该模式还可以加入继承者本人的思想元素,使其结果更具创新性。但其存在弊端,譬如信息量过多,可导致工作量大、客观性降低等等。

客观传承模式的表现形式为继承者借助于数理统计和数据挖掘等技术,针对名老中医的医案进行客观上的分析,譬如前面提到的借助于改进的 Apriori 算法分析丁老师治疗高血压病和冠心病的经验,即属于这种传承模式。该模式增强了分析结果的客观性,但结果可能不符合中医专业知识,因而降低了准确性。

三者相结合的模式,可以相互补充,相互印证,使得传承内容更为全面详尽,传承方法更为科学可信,我称之为多元传承模式。

丁老师平时诊务繁忙,很少有讲解的机会。等看完门诊,考虑到他很辛苦,我们也往往不忍心再请教什么问题。有一次去他家,赶上相对清闲,他给我们口授了治疗心绞痛的体会。我欣喜万分,记录下来,并进行整理,后来发表在了《中西医结合心脑血管病杂志》上。

心绞痛是因心肌暂时的缺血、缺氧引起的以发作性胸痛为主要表现的一组临床综合征,95% 由冠状动脉粥样硬化性心脏病所致。经内科积极治疗无效的心绞痛被认为是顽固性心绞痛,所谓"顽固"是指心绞痛发作频繁或胸痛持续存在,患者出现难以解除的痛苦。丁老师本着"急则治其标"、"缓则治其本"的原则,灵活选用活血止痛、开窍止痛、破血逐瘀、祛风止痛、解痉止痛、收涩止痛或清热解毒药物予以治疗,收到了显著疗效。

对于活血止痛药物,他喜用元胡、三七等。元胡辛、苦,温,归心、肝、脾经,秉辛散温通之性,既能活血,又能行气,具有良好的止痛功效,常用量为 15~30 克。三七甘、微苦,温,归肝、胃经,既能化瘀止血,又能活血定痛。丁老师选用本品时,认为研粉冲服疗效较好,每次用量 3 克。我应用中医门诊电子病历管理系统对丁老师治疗心绞痛的 521 份医案进行过用药频率统计,结果显示:应用元胡 376 次,频率为 72.17%;应用三七 343 次,频率为 65.83%。

对于开窍止痛药物,丁老师喜用冰片。本品辛、苦、微寒,归心、脾、肺经,既可活血开窍,引药直达病所,又能清热止痛。丁教授认为本品不宜入煎剂,以散剂冲服为优,每次 0.2~0.3 克;再者因其辛散走窜、易伤元气,部分患者会出现胃肠道反应,如恶心、纳差、胃脘部疼痛不适等,故不可久服,中病即止,一般在 1~2 周左右。丁老师常将冰片与元胡、三七联合应用。我通过 SAS 统计软件对用药次数 ≥30 的 83 种中药进行了聚类分析,结果表明:冰片、元胡、三七三种药物聚为一类;R-squared with Own Cluster(表示该变量与所在类的类分量之间相关系数的平方)分别为 0.4425、0.7909、0.7346;R-squared with Next Closest(表示该变量与具有第二相关的另一类分量的相关系数的平方)分别为 0.0349、0.0676、0.1082。

对于口唇爪甲紫暗、舌质紫暗或见瘀斑瘀点、脉象细涩的血瘀证患者,或全血黏度、红细胞压积、纤维蛋白原等血液流变学指标增高的患者,丁老师喜用水蛭、土元等破血逐瘀药物。水蛭咸、苦、平,归肝经,功擅破血逐瘀,其力较猛,用量为 6 克。土元咸、寒,归肝经,本品破血逐瘀之力与水蛭相近而性较缓和,常用量为 6~9 克。

丁老师认为心绞痛发作与风邪有一定的关系,在临证时,尤其对于发作部位不固定或经常放射至左肩、后背等部位的患者,酌情选用防风、羌活等祛风止痛药物,可促进血流畅通,改善心肌缺血状态,明显提高治疗效果。防风辛、甘、微温,归膀胱、肝、脾经,能祛风、解痉、止痛。羌活辛、苦、温,归膀胱、肾经,有较强的祛风和止痛效果。

《临证指南医案》指出:"久病入络"、"久痛入络",由于久病久痛、络脉拙急,该病常猝然而作。对于胸痛日久不愈、经常猝然而作、放射至左肩或后背的患者,丁老师喜用全蝎、僵蚕等通络止痛药物。全蝎辛、平,归肝经,具有良好的息风止痉、通络止痛作用,常用量为 6 克。僵蚕咸、辛、平,归肝、肺胃经,能息风止痉,又能通络止痛,常用量为 6~9 克。

近半年来,丁老师治疗顽固性心绞痛时喜用收涩止痛药罂粟壳,取得显著疗效。本品酸、涩、平,归肺、大肠、肾经,能敛肺、涩肠、止痛,常用量为 6~9 克。

丁老师在总结前人理论及经验的基础上,根据我国气候环境的变化、生活方式及饮食结构的改变、疾病模式及疾病谱的演变,心血管疾病的临床表现新特点,认为当今疾病的特点及规律为热毒壅盛实证为主,提出了心血管疾病的热毒论假说。在热毒论的原则指导下,对冠心病心绞痛,提出热毒伤及心络、营阴亏虚理论,应用连翘、蚤休、半枝莲等清热解毒药物,取得明显的疗效。连翘苦,微寒,归肺、心、胆经,能清热解毒、消痈散结。蚤休苦、微寒,归肝经,具有清热解毒、消肿止痛、息风定惊等多种功效。半枝莲辛,寒,归肺、心、肝经,既能清热解毒,又能利尿消肿。

除上述药物以外,丁老师亦根据不同证型灵活配伍益气养阴、化痰泄浊、通阳散寒或调和营卫等药物,并针对合并存在的其他疾病如高血压、糖尿病进行治疗,同时注意控制或消除危险因素,引导患者改变不良的生活方式,以预防和减少心绞痛的发生。对严重心绞痛患者,丁老师强调,宜及时采用中西医结合的方法控制病情,以免发展为心肌梗塞或导致猝死。

后来,阿冲将丁老师的医案经过数据规整之后,导入中医验方分析系统,采用改进的 Apriori 算法分别对辨病用药规律、辨证用药规律及对症用药规律进行了进一步的数据挖掘。结果显示,通过数据挖掘得到的模型,与丁老师的经验方非常相近。

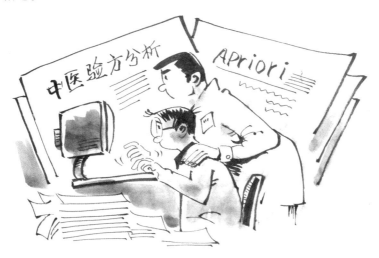

应用 SAS 统计软件和改进的 Apriori 算法分析丁老师的大量医案,取得了可喜的成绩。如果应用同样的方法,分析多位名老中医治疗某一疾病的医案,结果会怎么样呢?我把这想法告诉了鑫儿,通过一番讨论,决定以治疗心力衰竭的验案为突破口。我又将这想法跟张主任做了交流,没过几天,他将中医门诊电子病历管理系统加以调整,设计出了验案分析系统。

鑫儿收集了 80 年代以来的名老中医医案集及论文集,并检索了中国生物医学文献光盘数据库(CBMdisc)、中文期刊网全文数据库、MEDLINE、中文科技期刊中医学文献索引等等,获有效验案共306例。而后借助验案分析系统,应用SAS统计的频率分析、Varclus聚类分析和Logistic回归分析进行了用药频率分析、用药聚类分析、辨证用药分析和对症用药分析;并借助验方分析系统,应用改进的Apriori算法进行了辨证用药分析和对症用药分析。结果显示,应用SAS统计方法、数据挖掘技术等现代科技手段,对名老中医治疗心力衰竭的验案进行系统、客观分析的同时,结合中医学专业知识,融入主观分析因素,对客观分析结果进行判断,能使结果更具专业性和准确性,为心力衰竭的中医药治疗提供新的思路和客观依据。她还应用典型相关分析对验案中症状与脉象、舌质和舌苔之间的相关性进行了研究。结果表明,痞满与迟脉具有典型相关关系,心悸与结脉具有典型相关关系,肢冷与紫舌具有典型相关关系,心烦与滑苔具有典型相关关系,痞满与腻苔具有典型相关关系。

第四章

　　年关将近,各种琐事纷至沓来,电话铃声不绝于耳,楼上楼下跑来跑去,临床的事,科研的事,教学的事,还有行政的事,一个接着一个,真是忙得一塌糊涂。

　　心脏中心分七楼和九楼两个病区,我基本固定在九楼,七楼有病人也会喊我下去。这天上午忙完了九楼的查房,我匆匆下到七楼,因为李护士长给约了一个病人,要来复诊。

　　迎面遇上了七楼的值班大夫,她说8床要她转告我,一是谢谢我治好了多年来的出汗,二是提前祝我新年愉快。我轻轻点点头,笑了笑。我不知道当时是不是表现出了惊喜或者感动的神情,但心里确实热乎乎、暖融融的。近一周济南的天气偏冷,最低气温零下6℃,今晨还刮起了4级左右的西南风。病人的感谢和祝福不期而至,仿佛从冬日云层中悄然爬出的太阳,那光和热暖暖地走近我,不仅驱走了身上的寒意,也驱走了连日来的疲倦,让我在三九严寒中似乎嗅到了春天的气息。

　　回到办公室,我打开电脑,从电子病历中调出了8床上次住院的资料。

　　隋××,女,86岁,2011年10月14日因"阵发性胸闷、憋喘20余年,加重一周"入院。

　　西医诊断:1.冠心病 心律失常 完全性右束支传导阻滞 心功能Ⅳ级;2.高血压病3级;3.高胆固醇血症;4.慢性肾功能不全。

　　10月17日经人推荐,患者要求在西药常规治疗的基础上加用中药。刻下症见:胸中憋闷,经常汗出,双下肢乏力、轻度浮肿,口干,食欲差,大便干,舌质红,少苔,脉弦细。综合脉证,四诊合参,本病当属祖国医学"胸痹兼汗证",证属阴虚火旺兼血瘀,拟养阴清热止汗、活血化瘀,以宁心止汗方加减,整方如下:

生黄芪 45g	麦冬 15g	五味子 3g	川芎 15g
丹参 20g	黄连 12g	黄芩 15g	黄柏 15g
知母 12g	浮小麦 30g	生牡蛎 30g	木香 9g
生甘草 6g	生地 30g	玄参 15g	乌贼骨 45g
藿香 12g	当归 15g	麻黄根 30g	白蔻仁 15g (后入)
佩兰 12g	焦三仙 20g (各)	桃仁 12g	红花 9g
泽泻 30g			

7 剂,水煎 400ml,早晚分 2 次温服,日 1 剂

两天后病人憋闷减轻,要求出院回家,中药继续服用。一周后病人出汗消失,口干、便秘好转,食欲增加。

说实在话,这位老人家长啥模样,我已经没印象了。望望窗外,一片萧索之象,枯枝残叶在风中摇曳着,倔强地等待着春天的来临。我拉低窗帘,凝视着窗台上的吊兰,尽管绿叶之间夹杂了几片黄叶,它依然茁壮地生长着,这可能与房间里的昼夜温差较大有关。这层办公楼是在 2 号楼顶层上临时加盖的一层,没有暖气,只装了中央空调。白天,只需把空调开到最低档,房间里就已是温暖如春了,而到了下班时间或双休日,为了省电,我总是把空调关掉,房间里肯定是冷极了。植物虽然没有语言,但有感觉,也有表情,世间冷暖自知,始终以茂盛、坚强和淡定的姿态示人。从前年夏天,它就一直默默地陪伴着我,似乎能读懂我所有的心情。

一会儿侧头凝望窗台上的吊兰,一会儿面对电脑琢磨病人的资料。我试图勾勒出这位老人家清晰的模样,但总是模模糊糊。她必定是位和蔼、慈祥、善良、睿智的长者,应该像是倪萍的姥姥吧。前些日子,我读完了《姥姥语录》,倪萍带我走进了她 99 岁姥姥的平凡生活。姥姥是胖是瘦,多高多重,我一直没有完整的印象,但她与姥姥一起走过的有泪有笑、有滋有味的日子仿佛就在眼前,姥姥那些看似朴实无华却让人终生受用的语录常常萦绕在我耳畔。

其实这老人家的模样已经不重要了。她的感激给了我自信,她的祝福给了我力量。抽时间一定要去看看她,一来表示我的感谢和感动,二来传递我的祝福,祝老人家幸福长寿。

后来,我从电子信箱里收到老太太一封口述的来信。

我怀着十分感激和激动的心情给您写这封信。

二十多年来,由于我患有慢性心衰等疾病,睡觉时经常憋住,憋得喘不过气来,浑身不能动,发出阵阵叫声而又无法醒来。直到别人用力推醒后,出一身冷汗,很长时间才能缓过来。如果身边无人,而自己又无法醒过来,越憋越厉害,

后果将不堪设想。再就是平时说话时间稍微一长,心脏累得不行,一年到头凌晨四五点钟、白天一活动总是大汗淋漓。去年10月,到贵院就诊,遇见了陈主任,您像对待亲人一样热情接待了我。您给我听诊、把脉,在我还没有告诉您的情况下,您就清楚地指出了我的病情,给我制定了详细的治疗方案,开出了药方。经过治疗,病情很快得到好转。四个多月来,没有出现睡觉憋住的情况,出汗现象和心脏都有较大的好转。

我感到真是遇到了好大夫,您德艺双馨、治病救人,给了我第二次生命,您真是一位神医。我们全家由衷地感谢您,祝您身体健康、工作顺利、万事如意、前程似锦!

87岁的隋××老太太(口述)

20××年××月××日

感动之余,我即刻写了回信。

首先向老人家及全家问好!

收到来信,我很感动。作为医生,我只是尽了一份应尽的职责,承蒙老太太及全家对我如此感激。我把这当成一种鼓励和鞭策,我会继续努力,做个好医生,做一辈子的好医生。

祝老人家及全家身体安康,生活幸福!

陈××　敬上

20××年××月××日

李护士长的母亲也是因为出汗找到我的。前几天搭乘李护士长的车一同来上班,我忽悠她也学学中医,"你看中医多好啊,学好了'利己利人利科利院',从小处讲,有利于个人及周围亲朋好友的健康,从大处讲,有利于科室和医院的发展。等你学到一定程度,再把中医或中西医结合专业的硕士研究生考出来,再把执业医师考出来,那就厉害了,双料人才,奇缺啊"。

"中医有那么好吗?"她反问道。

"当然啦,给你举个小例子吧,对于出汗,西医没啥好办法,中医治疗一绝。"

"真的吗?"她半信半疑。

没过几天,她真的把家里老太太给领来了。老人家近2年来,时常汗出、心悸、心烦,大便偏干,伴有颈部酸痛不适。舌尖红,苔薄黄,脉沉细、略数。我依据宁心止汗方进行了加减,整方如下:

生黄芪45g	麦冬15g	五味子3g	川芎15g
丹参20g	黄连12g	黄芩15g	黄柏15g
知母12g	浮小麦30g	生牡蛎30g	木香9g

生甘草 6g	麻黄根 45g	酒大黄 15g	制首乌 30g
草决明 30g	泽泻 30g	羌活 20g	葛根 20g
石菖蒲 15g	乌贼骨 30g		

5 剂,水煎 400ml,早晚分 2 次温服,日 1 剂

二诊时老人家出汗次数减少、时间缩短,心悸、心烦、颈部酸痛减轻,大便正常,舌脉基本同前。上方麻黄根改 60g,继续服用汤药 5 剂,同时开具膏方以巩固疗效。

汗出是人体维持正常生命活动所不可缺少的生理现象。《素问·阴阳别论》云"阳加于阴谓之汗",故汗是由阳气蒸化津液从毛窍达于体表而成。如果是在天气炎热、穿衣过厚、饮用热汤、情绪激动、劳作奔走的情况下,出汗增加,属于正常现象。正常的汗出,有调和营卫、滋润皮肤、调节机体阴阳平衡、保持机体温度与内外环境统一等功能。《内经》认为津液是汗产生的物质基础,有"腠理发泄,汗出溱溱,是谓津"之说。《素问·评热病论》曰:"人之所以汗出者,皆出于谷,谷生于精";"汗者,精气也"。此处"精"即为津液,可见汗是津液代谢的产物。津液的代谢受营卫之气运行的调控,汗出以阳气为动力,卫营二气协调运行是汗出的基本条件。

当邪气侵袭人体或脏腑功能失调,往往引起腠理开阖失司,出现"腠理闭塞,玄府不通"的无汗或"内开腠理,毛蒸……见开而出,故不得从其道,命曰漏泄"的病态汗出。后者既包括外感六淫中的风邪、暑热之邪、湿邪等侵袭人体而致的汗出,又包括情志内伤、饮食不节、过度劳累等而致的汗出。如"饮食饱甚,汗出于胃;惊而夺精,汗出于心;持重远行,汗出于肾;疾走恐惧,汗出于肝;摇体劳苦,汗出于脾";"肺病者,喘咳逆气,肩背痛,汗出";"勇而劳甚,损伤精气,故肾虚汗出";"醉饱行房,汗出于脾"等。

病态的汗出,祖国医学称之为汗证,按表现形式,可分为表证汗出、自汗、盗汗、脱汗、战汗、黄汗等,临床上尤以自汗、盗汗多见。自身无热感,而白昼时时汗出,动辄益甚者,称为自汗;寐中汗出,醒来自止者,称为盗汗。按出汗部位,汗证可分为全身汗、半身汗、头汗、颈汗等。汗证虽为小病,但不可轻视,汗出异常,日久不治,不仅身体遭受其害,而且影响情绪及生活质量。

从病因看,素体薄弱,病后体虚,或久患咳喘,耗伤肺气,肺与皮毛相表里,肺气不足之人,肌表疏松,表虚不固,腠理开泄可致汗出。或因表虚卫弱,复加感受风邪,导致营卫不和,卫外失司,而致汗出。思虑烦劳过度,损伤心脾,血不养心,心不敛营,也可导致汗出。或因耗伤阴精,虚火内生,阴津被扰,不能自藏而汗出。亦有因忿郁恼怒,气机郁滞,肝郁化火,火热迫津外泄,而致汗出。嗜

食辛辣、厚味，或素体湿热偏盛，以致湿热内蕴，邪热郁蒸，津液外泄而致汗出。

从病机看，古人论述颇多。《诸病源候论》有"虚劳汗候"、"虚劳盗汗候"、"风虚汗出候"等记载。认为汗证多属阳虚、卫阳不固所致。宋·朱肱《类证活人书》说："伤寒……自汗者九证，卫不和、伤风、风湿、中湿、中暑、阳明病、亡阳、柔痉、霍乱皆自汗。"金代成无己在《伤寒明理论》中将自汗、盗汗的病机归纳为"自汗之证，又有表里之别，虚寒之异焉"。金元医家论述汗证多从杂病着眼。《丹溪心法·自汗·四十九》指出："自汗属气虚、血虚、湿、阳虚、痰。"对盗汗则认为"盗汗属血虚、气虚"。明·李中梓《医宗必读》将汗证按杂病与伤寒分别论述。张景岳《景岳全书·汗证》总结前人经验，认为"自汗、盗汗亦各有阴阳之证，不得谓自汗必属阳虚，盗汗必属阴虚也"。将伤寒、杂病、自汗、盗汗等统一起来，进行辨证论治。而《医林改错·血府逐瘀汤所治之症目》对血瘀导致自汗、盗汗的治疗作了补充。现代中医学将汗证分为肺卫不固、营卫不和、阴虚火旺、气阴两虚、脾虚湿阻、肾虚湿滞、湿热内蕴等多个证型。

对于汗证的治疗，目前西医学尚没有很好的手段，中医药有关这方面的研究已逐渐深入并取得了一定的成效。治疗上辨病与辨证相结合，具有疗效高，副作用少，且远期疗效较稳定的特点。汗证可单独出现，也可作为他病的附属症状出现，临证应分清主次，审其因，辨其证，灵活选用方药。部分敛汗止汗药，如麻黄根、浮小麦等，因其药性平和，无论哪种类型皆可选用，不必拘泥虚实寒热。此外，亦需治本防变，其一要注意锻炼身体，增强体质；其二要劳逸适度，饮食有节、生活有常；其三若汗出过多，腠理不固，容易感受风寒之邪，要注意揩干汗水，更换衣服。

在临床上，许多高血压病、冠心病、心律失常、心肌炎、心力衰竭等心血管病病人，往往伴有自汗、盗汗，并且有时作为突出症状和主要痛苦，影响着病人的生活质量。这种汗出主要见于头部、颈部，与交感神经活性的增强有关，而且汗出的严重程度反映了原发疾病的严重程度。当汗出减少，头痛、头晕、心烦、心悸、胸闷、气短等症状也会相应减轻。

李艳华等收集了22例诊断为左心功能不全的患者，测定其排汗量，观察排汗量多少与左心收缩功能不全的关系，结果发现经治疗后汗出量减少的患者，心功能不全症状缓解明显；周希敏等为探讨无症状冠心病阵发性出汗与心肌缺血的关系，收集经冠状动脉造影确诊为冠心病者共13例。结果显示患者出现阵发性出汗时有心肌缺血发作，且缺血程度较重，经介入治疗后心肌缺血情况得到改善，出汗症状亦显著减少，提示阵发性出汗与心肌缺血之间存在相关性。

此外，随着新的诊断技术及方法的出现，冠状动脉造影和介入治疗已经成为冠心病诊断和治疗过程中不可缺少的有效手段。作为有创性诊疗方法,手术不免出现各种并发症。刘建和等经过长期临床研究发现,汗证是冠脉介入术后最常见的并发症之一,而且对 60 例行冠状动脉介入治疗病人的冠状动脉病变支数及狭窄严重程度进行了统计分析,结果表明:冠心病介入术后汗证患者的预后与冠脉血管病变的支数直接相关,即患者狭窄血管的数目越多,汗证的程度越严重。

正在埋头写作,妻子端来一杯热茶,"别累着,渴了喝点"。

"谢谢啦,等将来这本书出版了,稿费全给你,你想买多少新衣服就买多少新衣服!"

"还给闺女吗?"

"你说了算!网上说啊,世界上有两件事最难:一是把自己的思想装进别人的脑袋里;二是把别人的钱装进自己的口袋里。前者成功了叫老师,后者成功了叫老板,两者都成功了叫老婆。跟老师斗是不想学了,跟老板斗是不想混了,跟老婆斗是不想活了。"

"你就贫嘴吧!"

"哪能啊?真的!将来你就相当富有了!还有,就像 The Elephant House 成为《Harry Potter》的诞生地一样,咱这小破房子也能成为《四十来岁的老中医》诞生地之一,出个小名哎。"

"还有哪里?"

"我的办公室,434 房间呗。"

"哼!这些年来,我都让你一个接一个虚幻的梦境给晃晕了!抓紧写吧,别吹了!我感觉咱这小破房子有点悬悠了!"

妻子走了,我面对电脑,本想沿着前面的思路继续写下去,但有点走神。

最初产生写书的想法,是在去年年初。可自从去年 4 月份写完《自序》,一直到前几天才重新动笔。这半年多的时间,是不断思索的半年,是反复否定自己的半年。我为不能确定究竟采用哪种写作形式或者写作风格而一筹莫展,因此我疯狂地购书,以至于成了当当网的常客,经常有人打电话来,通知我去医院门口拿快递。

这期间,我阅读了大量的中医书籍,包括《小说中医》、《思考中医》、《走近中医》、《中医不死》、《问中医几度秋凉》、《这才是中医》、《古代的中医》、《神医这样看病》、《不平凡的中医》、《中医师是怎样炼成的》、《医间道》、《中医是个好东西》、《我的中医之路》、《我的脉学探索》、《大医脉神》、《叶天士传奇》、《传奇傅青主》《步入中医之门》《国医大师×××》《×××临床经验集》《×××学术经验辑要》等等等等。

面对浩如烟海、风格迥异的群书,读得越多,我反而越是迷惘了。后来,我逐渐明白,其实形式是次要的,主要在内容。为此,我定下了三条原则:一,要真实,不编造,不夸张;二,要干货,引用的成分要尽量少;三,要幽默,最大程度地增加可读性。

闲话少叙,还是言归正传吧。

汗证与心血管病有着密切的关系。《素问·宣明五气篇》曰:"五脏化液,心为汗。"明代李中梓云:"心之所藏,在内者为血,在外者为汗,汗者心之液也。"故又有"汗血同源"之说,表明汗液与心脏生理功能关系密切。同时,"心主藏神",心主宰人的精神意识和思维活动,汗液的排出也需心神的调节,神足则汗统,汗出正常;失神则汗泄,排汗异常。凡因思虑劳心过度,或外邪侵扰,或因心血不足、心气虚亏、心阴耗伤、心阳虚衰而导致心不藏神,心神不宁,均可引起汗液生理调节的失常。如大惊伤心,神气散乱,神不守舍,心神外越,汗随惊泄,故"惊而夺精,汗出于心"。历代文献又有"诸种汗证,皆属心病"、"汗证,心虚病也"等的重要记载。临床上各种原因的出汗过多,耗伤心阴心血,可致心悸心慌、心烦失眠等病症。而多种心血管疾病、心功能的异常,也会导致异常的出汗过多,如心气亏虚、表卫不固引起的自汗,心阴亏虚、阴不摄阳引起的盗汗等等。

基于此,我提出了"心汗证"的概念,包括两种情况:其一,患者患有冠心病、高血压病、心律失常、心力衰竭等心血管疾病,同时兼有汗出过多,命名为"心汗证Ⅰ型",譬如前面提到的 8 床隋××;其二,患者汗出过多,同时兼有胸闷、胸痛、气短、失眠、头晕、头痛、心悸、心烦等心血管疾病的症状,命名为"心汗证Ⅱ型",譬如前面提到的李护士长的母亲。前者多为器质性疾病,以心血管疾病为主,以出汗为次;后者多为功能性疾病,以出汗为主,以他症为次。

通过多年的临床观察,我发现"心汗证"以阴虚火旺者居多,为此,以益气活血宁心、滋阴泻火止汗为治则,拟定了宁心止汗方,整方如下:

生黄芪45g	麦冬15g	五味子3g	川芎15g
丹参20g	黄连12g	黄芩15g	黄柏15g
知母12g	浮小麦30g	生牡蛎30g	木香9g
生甘草6g			

水煎400ml,早晚分2次温服,日1剂

方中以生黄芪、麦冬、黄连为君药;以丹参、川芎、黄芩、黄柏、知母为臣药;

以浮小麦、生牡蛎、五味子、木香为佐药;以生甘草为使药。

其中黄芪味甘,性微温,归脾、肺经,入气分,可升可降,具有补气升阳、固表止汗、行水消肿、托毒生肌之功,主治内伤劳倦、神疲乏力、脾虚泄泻、表虚自汗、盗汗、水肿、血痹、痈疽难溃或溃久不敛。《医学启源》曰:"治虚劳自汗,补肺气,实皮毛,泻肺中火,脉弦自汗。"《珍珠囊》曰:"益胃气,去肌热,止自汗,诸痛用之。"《汤液本草》曰:"补五脏诸虚不足,而泻阴火,去虚热,无汗则发之,有汗则止之。"取其生者,是因固表止汗之功更为显著。

麦冬味甘、微苦,性微寒,归肺、胃、心经,微香质润,清和平缓,功效滋阴润肺,益胃生津,清心除烦。《本草拾遗》谓其:"止烦热消渴。"《日华子》曰:"治五劳七伤,安魂定魄。"《用药心法》载其"补心气不足,及治血妄行"。汗出过多,则伤心阴,用麦冬以补之。

黄连味苦,性寒,归心、胃、肝、大肠经,质坚味厚,降而微升,功效清热泻火、燥湿、解毒。《日华子》载其:"治五劳七伤,益气,止心腹痛,惊悸烦躁。"《医学启源》谓其"泻心火"。《本草新编》曰:"安心,止梦遗,定狂躁。"

五味子味酸,性温,归肺、心、肾经,敛降,功效收敛固涩、益气生津、宁心安神。《本草通玄》谓其"固精,敛汗"。《药性切用》载其"敛肺滋肾,专收耗散之气,为喘嗽虚乏多汗之专药"。

川芎味辛,性温,归肝、胆、心经,气香升散,功效活血行气、祛风止痛。《日华子》谓其"治一切风,一切气,一切劳损,一切血,补五劳,壮筋骨,调众脉,破癥结宿血,养新血"。《本草汇言》载其"上行头目,下调经水,中开郁结,血中气药"。

丹参味苦、微辛,性微寒,归心、肝经,色赤入血,可升可降,具活血祛瘀、养血安神、凉血消肿之功效。《本经》谓其"主心腹邪气,肠鸣幽幽如走水,寒热积聚,破癥除瘕,止烦满,益气"。《吴普本草》载其"治心腹痛"。《滇南本草》曰:"补心生血,养心定志,安神宁心,健忘怔忡,惊悸不寐。"《品汇精要》曰:"主养阴血,除邪热。"川芎、丹参与生黄芪配伍,共成补气、行气、活血之功。

黄芩味苦,性寒,归肺、心、肝、胆、大肠经,体轻气清,可升可降。《本经》谓其"主诸热"。

黄柏味苦,性寒,归肾、膀胱、大肠经,味厚沉降。《日华子》载其"安心除劳"。《药性考》曰:"泻火,利湿,坚阴。"黄芩、黄柏和黄连,三黄配伍,泻火除烦,合苦以坚阴之意。

知母味苦、微甘,性寒,入肺、胃、肾经,质润气和,降而能升,功效清热泻火、滋阴润燥。《药性论》谓其"主治心烦躁闷"。《日华子》载其:"润心肺,补虚乏,安心,止惊悸。"王好古曰:"泻肺火,滋肾水。"

浮小麦味甘,性凉,归心经,体轻升浮,功效益气阴、除虚热、养心止汗。主治阴虚发热、自汗、盗汗、脏躁。《本草蒙筌》谓其"敛虚汗"。《本草纲目》曰:"益气除热,止自汗、盗汗。"本品甘能益气阴,凉可除虚热,善入心经而养心止汗,故常用于阴虚发热、自汗盗汗及脏躁。

生牡蛎味咸、涩,性微寒,归肝、心、肾经,质重镇降,可散可收,功效平肝潜阳、镇惊安神、收敛固涩。《别录》谓其"除留热在关节荣卫,虚热去来不定,烦满,止汗,心痛气结"。《海药本草》曰:"主男子遗精,虚劳乏损,补肾正气,止盗汗,去烦热。"

木香味辛、苦,性温,归脾、胃、肝、大肠经,芳香行散,可升可降。功效温中行气止痛、健脾消食导滞。《日华子》载其"治心腹一切气"。《本草纲目》曰:"木香乃三焦气分之药,能升降诸气。"本方用之可通调全身之气机,健脾消食,以资气血生化之源。

生甘草味甘,性平,归脾、胃、心、肺经,气和性缓,可升可降。《本草正》曰:"甘草,味至甘,得中和之性,有调补之功,故毒药得之解其毒,刚药得之和其性,表药得之助其外,下药得之缓其速。祛邪热,坚筋骨,健脾胃,长肌肉,随气药入气,随血药入血,无往不可,故称国老。"本方用之调和诸药。

总之,"心汗证"多由于气阴亏虚、血瘀火旺所致。心气亏虚,不能固摄卫表则汗出。而血之生化之源不足,则引起阴血内耗,导致心阴亏虚,心失所养又使病情加重。清代叶天士指出:"阳虚自汗治宜补气以卫外,阴虚盗汗治当补阴以营内。"心主血脉,其性主动,以气为用,只有心气充足,气血才能周流全身,故用生黄芪补气,气足则表固,表固则汗止;气以通为要,木香行气宽胸,川芎行气活血,补气药只有与行气药配伍,才能有帅血通脉之功,若否,所补之气即为"死气",反而出现壅滞胀满;血以活为贵,丹参补血又兼活血止痛作用。补气、行气、活血三法并用,相得益彰,气得补而能通,血得补而能活。麦冬补心阴,知母滋阴泻火,二者共补人身之阴液,补中有清,而除烦热,具有养阴清热之功。与生黄芪配伍合气阴双补之意,且制约生黄芪温燥之性。黄连、黄柏、黄芩,三黄清热除烦以坚阴,热清则火不内扰,阴坚则汗不外泄。浮小麦、生牡蛎、五味子收敛止汗,生甘草调和诸药。

本方标本兼治,相辅相成,共奏益气活血宁心、滋阴泻火止汗之功效,适用于"心汗证"(阴虚火旺型)患者,证见胸闷胸痛、心悸心烦、头晕头痛、气短懒言、潮热汗出、口干唇燥、失眠多梦、大便秘结等,舌红或暗红,苔少或薄黄,脉沉细、细数或沉细数。对于胸闷明显者,可加枳壳、桔梗;对于胸痛明显者,可加元胡、三七;对于心悸明显者,可加紫石英、珍珠母;对于心烦明显者,可加郁金、香附、玫瑰花;对于头痛明显者,可加白蒺藜、蔓荆子;对于头晕明显者,可加石菖蒲、远志;对于气短懒言明显者,可加人参、肉桂;对于汗出明显者,可加麻黄根;对于口干唇燥明显者,可加沙参、石斛;对于失眠多梦明显者,可加炒枣仁、琥珀粉;对于大便秘结明显者,可加瓜蒌、酒大黄;对于伴有食积者,可加焦三仙、鸡内金、莱菔子;对于伴有纳差者,可加白蔻仁、藿香、佩兰;对于伴有腹胀者,可加厚朴、槟榔;对于伴有血压偏高者,可加钩藤、夏枯草、泽泻;对于伴有血脂偏高者,可加制首乌、草决明;对于伴有血糖偏高者,可加葛根、玉米须、鬼箭羽。

阿帅高高的个头,瘦瘦的身板,很精干,硕士毕业后留在了我们医院,并且被派往国家中医药管理局助勤一年半的时间。回来后,他成熟了很多,关系落在了科教科,分管研究生教育工作。他跟我一样,也是一半行政,一半临床。他的专业也是心内科,因此我们之间有很多的共同语言。他的硕士课题就是关于宁心止汗方的,名称为《宁心止汗方治疗冠心病自汗、盗汗(阴虚火旺型)的临床研究》。他采用随机分组的方法,将60例符合纳入标准的患者分为试验组和对照组,每组30人。对照组采用西医常规治疗,试验组在西医常规治疗基础上加服宁心止汗方,治疗周期为2周。观察治疗前后患者主要临床症状改善情况、24小时动态心电图心率变异性时域指标变化情况、心率变化情况、生活质量改善情况。结果显示:试验组症状改善总有效率为93.3%,显效率为36.7%,与对照组相比有显著性差异($P < 0.01$);试验组心率变异性时域指标 SDNN、SDANN、RMSSD、PNN50、SDNNIndex 等参数均有改善,其中 SDNN、SDANN、PNN50、SDNNIndex 的改善较对照组有统计学差异($P < 0.05$);生活质量评分试验组各领域都有改善,在心理领域的改善程度优于对照组($P < 0.05$)。

京儿和我同姓,又是老乡。这小姑娘高挑的身材,说话快言快语,办事风风火火,一副蛮调皮、蛮可爱的样子。她接着这个课题做了下来,她的题目是《宁心止汗方不同剂型治疗高血压病自汗、盗汗(阴虚火旺型)的临床研究》。她也是采用随机分组的方法,将90例符合纳入标准的患者分为了对照组、汤剂组和膏方组,每组30人。对照组采用西医常规治疗,汤剂组在西医常规治疗基础上加服宁心止汗方汤剂,膏方组在西医常规治疗基础上加服宁心止汗膏方,治疗周期为10天。观察治疗前后患者主要临床症状改善情况,静息心率变化情况,平均动脉压(MAP)变化情况,生活质量改善情况。结果显示汤剂组症状改善总有效率为93.4%,显效率为36.7%,膏方组症状改善总有效率为96.6%,显效率为33.3%,两组之间无显著性差异($P > 0.05$),但与对照组相比均有显著性差异($P<0.01$);汤剂组和膏方组静息心率均有改善,两组之间无显著性差异($P>0.05$),较对照组有显著性差异($P<0.05$);三组 MAP 改善无差异($P>0.05$);生活质量评分方面,汤剂组和膏方组在心理领域的改善程度均优于对照组($P<0.05$),汤剂组和膏方组相比较,各项指标均无显著性差异($P>0.05$)。

第五章

李护士长给约的病人是我们科已退休的老护士长,今年72岁。我来医院的时候,她早就退休了,这是我们第一次见面。她两年前因下壁心肌梗塞植入支架1枚,近半年来经常感觉胸骨后烧灼样疼痛、胸闷,多于夜间发作,伴反酸、胁痛、胃脘部胀满,睡眠差,颈椎不适,大便偏干。我仔细进行了舌诊和脉诊,提示舌质暗红,苔黄厚腻,脉沉滑。我给予宁心消痞方加减,整方如下:

黄芪 30g	麦冬 15g	五味子 3g	川芎 15g
丹参 20g	半夏 9g	陈皮 15g	焦三仙 30g（各）
乌贼骨 30g	木香 15g	砂仁 6g	连翘 15g
生甘草 6g	黄连 15g	黄芩 15g	珍珠母 60g
紫石英 30g	炒枣仁 30g	酒大黄 9g	枳壳 15g
桔梗 15g	泽泻 20g	羌独活 15g（各）	桑枝 30g
生龙牡 30g（各）	元胡 20g	青皮 15g	

5剂,水煎400ml,早晚分2次温服,日1剂

二诊时胸骨后烧灼样疼痛、胸闷、反酸、胁痛、胃脘部胀满较前减轻,舌脉同前。在上方基础上生龙牡改45g,继续服用5剂。老护士长来时很高兴,硬是塞给我一个报纸包好的小包裹,说是给孩子的。我收下了,但感觉很不安。看完后恰好要去住院处给母亲办理出院手续,那里的工作人员问我:"报纸里面什么东西?"

我一愣,"我也不知道。"

"不会是钱吧?你可看好啦!"

我笑笑,"不会的。"

等拆开一看,原来里面是一些糖果,让人家误会了。

三诊时胸骨后烧灼样疼痛、胸闷、反酸、胁痛、胃脘部胀满明显减轻,颈椎不适、睡眠差较前改善,仍大便稍干,舌质、脉象同前,舌质转为薄黄。在上方基础上加瓜蒌30g,继续服用5剂,以巩固疗效。

在众多心血管病患者中,有相当一部分伴有胃脘部胀满不适、早饱、恶心等痞满证候,同时,一些痞满患者经常伴有胸闷、胸痛、气短、心悸、心烦、失眠等心血管病症状,我将其统称为"心痞证"。前者以心血管疾病为主,以痞满为次,属于"心痞证Ⅰ型";后者以痞满为主,以心血管病症状为次,属于"心痞证Ⅱ型"。

痞满是由表邪内陷、饮食不节、痰湿阻滞、情志失调、脾胃虚弱等因素导致脾胃功能失调、升降失司、胃气壅塞而出现的以胸脘痞塞满闷不舒、按之柔软、压之不痛、视之无胀大之形为主要临床特征的一种脾胃病证。

痞满在《内经》中称为"痞"、"痞塞"、"痞隔"等。《素问·异法方宜论篇》曰:"脏寒生满病。"《伤寒论》首次出现痞满病名,"满而不痛者,此为痞","心下痞,按之濡",指出该病病机是正虚邪陷、升降失调,并对本病证的理法方药进行了颇为详尽的论述,拟定了寒热并用、辛开苦降的治疗法。其所创诸泻心汤乃治痞满之祖方,一直为后世医家所应用。隋代巢元方《诸病源候论·诸痞候》提出"八痞"、"诸痞"之名,"痞者,塞也,言腑脏痞塞不宣通也","诸痞者,营卫不和,阴阳隔绝,脏腑痞塞而不宣,故谓之痞","其病之候,但腹内气结胀满,闭塞不通"。论其病因有风邪外入,忧恚气积,坠堕内损;论其病机有营卫不和,阴阳隔绝,血气壅塞,不得宣通。东垣所倡脾胃内伤之说,及其理法方药多为后世医家所借鉴,尤其是《兰室秘藏·卷二》之辛开苦降、消补兼施的消痞丸、枳实消痞丸更是后世治痞的名方。金元时代,朱震亨《丹溪心法·痞》将痞满与胀满作了区分:"胀满内胀而外亦有形,痞则内觉痞闷,而外无胀急之形",在治疗上丹溪特别反对一见痞满便滥用利药攻下,认为中气重伤,痞满更甚。至明清时期,张介宾在《景岳全书·痞满》对本病的辨证颇为明晰,指出"痞者,痞塞不开之谓;满者,胀满不行之谓……凡有邪有滞而痞者,实痞也;无物无滞而痞者,虚痞也。有胀有痛而满者,实满也;无胀无痛而满者,虚满也。实痞、实满者可散可消;虚痞、虚满者,非大加温补不可"。《类证治裁·痞满》将痞满分为伤寒之痞和杂病之痞,把杂病之痞又分作若干证型,分寒热虚实之不同而辨证论治,对临床很有指导意义。

对于心与脾胃的相关性问题,文献论述亦多见。从位置毗邻而言,《灵枢·经脉篇》言:"脾足太阴之脉……其支者,复从胃,别上膈,注心中。"鲁燕侠等人认为心胃同病,心居膈上,为君主之官,胃居膈下,为水谷之海,二者仅一膜之膈。从阴阳关系而言,《素问·金贵真言论》说:"背为阳,阳中之阳,心也;腹为阴,阴中之至阴,脾也。"二者阴阳相承,在对立统一中存在着动态的常域平衡。从五行生克而言,"火曰炎上"、"土爰稼穑",吴焕林等认为心属火,脾胃属土,心之于脾胃乃母子关系,联系密切,若子病及母及子盗母气,均可因脾胃失调而波及心脏。从藏象理论而言,心与脾的功能联系体现于血液的生成和运行两方面,心与脾气血互济,脾统血而心行血。《素问·阴阳应象大论篇》指出:"心生血,血生脾。"心为阳脏而主通明,脾为阴中之至阴,心气推动血液在脉中运行通畅,脾气统摄保证血行脉中。从情志相关而言,心主神明,为五脏六腑之大主,脾之志为思,但与心主神明有关,故曰:"思发于脾而成于心。"张介宾言:"思动于心则脾应。"解良才认为情绪波动易影响心,而思虑过度劳其神、伤其脾且碍其胃。因此,对于"胃痛"、"心口痛"之类的主诉,当同时考虑心胃,识其同、辨其异。

西医方面,有人对冠心病合并胃肠道病变进行了研究,对其常相伴而发的机理进行了探讨。早在 1994 年国外学者 Mendall 等就观察到 100 多名冠心病患者中血清幽门螺旋杆菌阳性率达 59%,从而首次提出幽门螺旋杆菌感染与冠心病的发生有关。有研究认为胃肠排空延迟、胃潴留及胃酸增多,均可刺激迷走神经。迷走神经广泛分布于食管、胃、十二指肠与心脏等内脏器官,当它受到刺激能引起冠脉痉挛,从而诱发心绞痛。另有研究认为冠心病导致消化功能受损的原因可能与冠心病病人心功能下降,导致胃肠道瘀血和供血不足,引起其内分泌和外分泌机能紊乱有关。

临床常提到的胃心综合征,也称 Roemheld 综合征,是指由于胃部疾病反射性引起心血管系统功能紊乱而出现的一组临床症候群。临床表现主要为左侧胸痛或绞榨感,可向左肩放射,偶尔有心绞痛样发作,一过性血压升高,心律不齐、心音减弱,心电图检查可有 ST 段下降、T 波低平或倒置。主要由胃部疾病如胃及十二指肠球部溃疡、慢性肥厚性胃炎、胃扩张、胃黏膜脱垂以及溃疡病胃后壁穿孔等引发,故称为胃心综合征。患者通常在 40 岁以下,尤以吸烟及溃疡病患者多见,其原理是消化系统疾病造成植物神经功能紊乱,通过机械作用及电解质的代谢紊乱等方面影响心脏。

此外,临床上常用的许多治疗心血管病的药物,存在消化道副作用。譬如非甾体抗炎药阿司匹林,为冠心病常用药物,但可直接损伤胃黏膜上皮层,并且可通过抑制环氧合酶 COX-1 而导致胃肠黏膜生理性前列腺素 E 合成不足,从而减轻后者对黏膜的防御和修复作用;冠心丹参滴丸、复方丹参滴丸、速效救心丸等中成药内含冰片,久服寒凉败胃。通心络胶囊含大量虫类药物,久服对脾胃亦有不良刺激。

痞满症状除给心血管病患者带来诸多不适外,还常影响主要疾病的治疗及预后,但尚未引起足够的重视。在治疗方面,对胸痹、心悸、失眠和痞满单独治疗的相关报道颇多,积累了丰富的临床经验,但将"心痞证"作为整体进行探讨者少见。

通过多例临床观察,我发现"心痞证"以气阴两虚、血瘀痞满者居多。病机属本虚标实,本虚为心脾气虚、心胃阴虚,标实为心血瘀阻、胃脘痞满。心气虚弱,鼓动无力,故见心悸、胸闷;脾气虚衰,中虚气滞,运化失职,输散精气无力,故见脘腹胀满,食欲不振;心脾气虚卫外不固,可见盗汗、自汗;脾虚气血生化乏源,不能濡养肢体、肌肉,可见肢体倦怠,乏力,少气懒言;心阴虚,阴液亏少,心失濡养,可见心悸;胃喜润恶燥,胃阴不足,虚热内扰,胃失和降,则胃脘痞胀不适,灼热嘈杂,干呕呃逆;阴虚不能制阳,阴津无以上乘,可见口燥咽干。气虚运血无力致瘀血内阻,阴亏血脉空虚致血行不畅,均可见胸闷胸痛、舌暗或紫暗、脉涩之征象。

为此,以益气养阴宁心、活血化瘀消痞为治则,我拟定了宁心消痞方,整方如下:

黄芪 30g	麦冬 15g	五味子 3g	川芎 15g
丹参 20g	半夏 9g	陈皮 15g	焦三仙 30g(各)
乌贼骨 30g	木香 15g	砂仁 6g	连翘 15g
生甘草 6g			

水煎 400ml,早晚分 2 次温服,日 1 剂

方中以黄芪、麦冬、半夏为君药;以川芎、丹参、焦三仙为臣药;以五味子、木香、砂仁、陈皮、连翘、乌贼骨为佐药;以生甘草为使药。本方适用于"心痞证"(气阴两虚、血瘀痞满型)患者,证见胸闷胸痛、心悸心烦、脘腹胀满,或伴神疲乏力、声息低微、少气懒言、纳差、干呕呃逆、口燥咽干等,舌暗或紫暗,苔薄白、薄黄或少苔,脉涩、沉涩、弱涩或细涩。

其中黄芪、麦冬、五味子、川芎、丹参、木香、生甘草前已叙及,在此略去。

半夏味辛,性温,归脾、胃、肺经,具降逆止呕、消痞散结之功。《名医别录》言:"消心腹胸膈痰热满结,咳嗽上气,心下急痛,坚痞,时气呕逆。"《医学启源》言:"治寒痰及形寒饮冷伤肺而咳,大和胃气,除胃寒,进饮食。"

陈皮味辛、苦,性温,归脾、肺经,功善理气健脾。《神农本草经》谓其:"主胸中瘕热,逆气,利水谷,久服去臭,下气。"《名医别录》载其:"下气,止呕咳。"

山楂味酸、甘,性微温,归脾、胃、肝经,有消食化积、行气散瘀之效。《日用本草》谓其:"化食积,行结气,健胃宽膈,消血痞气块。"《本草纲目》曰:"化饮食,消肉积,癥瘕,痰饮痞满吞酸,滞血胀痛。"神曲,味甘、辛,性温,归脾、胃经,

善消食健胃。《药性论》载其："化水谷宿食，癥结积滞，健脾暖胃。"《本草纲目》言："消食下气，除痰逆霍乱泄痢胀满诸气。"麦芽，味甘，性平，归脾、胃、肝经，长于消食健胃。《名医别录》载其："消食和中。"《本草纲目》曰："消化一切米面诸果食积。"上述三味合称三仙，取其焦者，因其具有较强的消食化积之功效。

连翘味苦，性微寒，归肺、心、小肠经，具清热散结之效。《珍珠囊》言其用有三："泻心经客热，一也；去上焦诸热，二也；为疮家圣药，三也。"

乌贼骨味咸、涩，性温，归肝、肾经，功效收敛制酸。

砂仁味辛，性温，归脾、胃、肾经，功效化湿行气、温中止泻。《药性论》谓其："主冷气腹痛，止休息气痢，劳损，消化水谷，温暖脾胃。"

前一阵子，七楼病房里住进一位病人游××，男，77岁，因"阵发性头晕2年余，加重2天"收入院。病人2年前无明显诱因开始出现阵发性头晕，伴双下肢乏力、行走不稳感，时有头痛、头胀、耳鸣，无晕厥、呕吐，有时与颈部和体位变动有关，无跌倒及肢体肌力下降。曾至门诊就医，测血压最高可达170/80mmHg，未服用药物治疗，2天前自感上述症状较前加重，白天及晚期活动时均有明显头晕、行走不稳，时伴有胸闷、气短、咳嗽、咳少许白黏痰，无胸痛。自发病以来体重下降约10公斤，精神体力差，睡眠欠佳，大便干燥，无黑便，夜尿3－4次。既往浅表性胃炎病史2年余，时有反酸、上腹不适等症状。心电图示窦性心律过缓，肢导、胸导低电压。心脏超声示二尖瓣返流（轻度），三尖瓣返流（轻度），肺动脉高压（轻度）。血常规示三系均降低，为大细胞性贫血。

不知听谁介绍，他找到了我。刻下症见：仍头晕，时有头痛、头胀、耳鸣，无晕厥、呕吐，有时伴胸闷、气短、咳嗽、咳少许白黏痰，口干，周身乏力，不能吃辛辣热食，睡眠欠佳，小便次数多，大便干，舌红少苔，中间有裂纹，脉细。综合脉症，四诊合参，本病为"眩晕兼痞证"，证属气阴不足型，以益气养阴为治则，佐以清热泻火、活血化瘀，予宁心消痞方加减，整方如下：

黄芪 30g	麦冬 15g	五味子 3g	川芎 15g
丹参 20g	半夏 9g	陈皮 15g	焦三仙 30g(各)
乌贼骨 30g	木香 15g	砂仁 6g	连翘 15g
生甘草 6g	黄连 15g	黄芩 15g	沙参 15g
石斛 20g	天花粉 30g	厚朴 12g	杜仲 15g
牛膝 15g	藿香 12g	酒大黄 15g	

7剂，水煎400ml，早晚分2次温服，日1剂

二诊时病人无头晕、头痛、头胀、耳鸣，无晕厥、呕吐，无咳嗽、咳痰，仍小便

次数多、大便干，有时胸闷、气短、口干、乏气、饮食及睡眠改善，舌红少苔，中间有裂纹，脉细。上方加白蔻仁 15g，后入，继服 7 剂。

三诊时病人无胸闷、气短，口干明显减轻，可以吃辛辣热食，仍小便次数多、大便偏干，舌红少苔，中间有裂纹，脉细。上方酒大黄改 20g，加生地 30g，杏仁 6g，继服 7 剂。

四诊时病人大便正常，仍小便次数多，舌红，舌苔较前增多、色黄，中间有裂纹，脉细。上方加佩兰 15g，继服 7 剂。次日患者出院回家。

五诊时睡眠差，小便次数减少，稍感乏力，舌红，苔黄，中间有裂纹，脉细。上方去沙参、石斛、天花粉、厚朴、牛膝、酒大黄，加珍珠母 60g，仙灵脾 12g，继服 7 剂。

六诊时未述明显不适，舌红，苔黄，中间有裂纹，脉细。上方黄芩改 20g，杜仲改 20g，加肉桂 6g，继服 7 剂。同时予以膏方长期服用，整方如下：

黄芪 300g	麦冬 150g	五味子 30g	川芎 150g
丹参 200g	半夏 90g	陈皮 150g	焦三仙 300g^(各)
乌贼骨 300g	木香 150g	砂仁 60g	连翘 150g
生甘草 60g	黄连 150g	黄芩 200g	珍珠母 600g
白蔻仁 150g^(后)	藿香 150g	佩兰 150g	杜仲 200g
仙灵脾 120g	肉桂 60g	阿胶 500g	

1 剂，熬制膏方，每日 2 次，每次 1 匙，开水调匀服用

化验室的孙老师打电话过来，说是老母亲卧病在床，能不能去家里看看，给开点膏方调理一下。我说没问题，时间定在第二天的下午。老人家赵××，已经 80 岁的高龄了，既往下颌骨癌化疗术后 2 年余，脊柱压缩性骨折 20 余天。刻下症见：食欲差，腹胀，口干口黏，大便干结，舌暗红，苔黄，脉沉弦有力。综合脉症，四诊合参，本病属"痞证"，予宁心消痞方加减，整方如下：

黄芪 300g	麦冬 150g	五味子 30g	川芎 150g
丹参 200g	半夏 90g	陈皮 150g	焦三仙 300g^(各)
乌贼骨 300g	木香 150g	砂仁 60g	连翘 150g
生甘草 60g	黄连 150g	黄芩 200g	酒大黄 200g
杏仁 60g	当归 450g	生地 300g	玄参 150g
石斛 200g	天花粉 300g	杜仲 120g	牛膝 120g
桑寄生 300g	续断 120g	元胡 150g	阿胶 500g

1 剂，熬制膏方，每日 2 次，每次 1 匙，开水调匀服用

后来碰到孙老师，说是老人家服用膏方后效果很好，食欲增加了，腹胀、口

干口黏减轻了,大便不干了,并表示感谢。

在治疗心血管病时,还有一种情况应予以重视,即病人未出现痞满症状,但宜"未病先防",顾护脾胃。清代医家沈金鳌曾言:"脾气充,四脏皆赖煦育,脾气绝,四脏安能不病。凡治四脏者,安可不养脾哉?"

若采用西药常规治疗,可加用奥美拉唑、泮托拉唑等 Na – K – ATP 酶抑制剂预防胃部不适;若采用中成药治疗,在急性期可选用复方丹参滴丸、速效救心丸、通心络胶囊等含冰片或虫类成分的药物以迅速改善症状,在缓解期可选用银杏叶滴丸、心可舒胶囊、养心氏胶囊等缓和无刺激的药物,在迁延期可将两类药物交替应用;若采用中药汤剂或膏方治疗,可在辨证论治的基础上,加用顾护脾胃之品,如焦三仙、乌贼骨、陈皮、藿香等。

我粗略统计了一下,在学生们收集的 766 份电子病历中,焦三仙用过 502次,乌贼骨用过 475 次,陈皮用过 168 次,藿香用过 130 次。

媛儿做了这方面的课题,名称是《"心痞证"文献整理及宁心消痞方不同剂型干预研究》。她总结了关于冠心病心绞痛兼痞满的文献,并采用随机分组的方法,将 90 例符合冠心病心绞痛兼痞满(气阴两虚、心血瘀阻型)纳入标准的患者分为汤剂组、膏方组和对照组,每组 30 人。对照组采用常规西药治疗,汤剂组在常规西药治疗基础上加服宁心消痞方汤剂,膏方组在常规西药治疗基础上加服宁心消痞方膏剂,周期为 30 天。观察治疗前后患者主要临床症状改善情况、动态心电图心肌缺血总负荷变化及生活质量改善情况。结果显示:在临床症状总疗效方面,汤剂组显效率33.33%、有效率 56.67%、总有效率为 90.0%,膏方组显效率30.0%、有效率63.33%、总有效率为 93.33%;汤剂组和膏方组与对照组比较都有显著统计学差异($P < 0.01$),汤剂组与膏方组间无统计学差异($P > 0.05$);对膏方满意度调查显示,口感满意度为 90%,方便程度满意度为93.33%,疗效满意度为 93.33%;汤剂组及膏方组在心肌缺血总负荷方面较对照组无统计学差异($P > 0.05$);生活质量评分方面,汤剂组及膏方组在心理领域的改善程度优于对照组($P < 0.05$)。

媛儿不仅聪明能干,而且主动性、责任心很强。手里的活儿,她能尽快做完,从不拖拉,并能及时反馈。短短不到两年的时间里,她已熟悉了从选题、撰写标书、立项、填写任务合同书到结题、鉴定、报奖等各个科研环节。

这天中午,一直忙到快 1 点,凑合着只喝了一罐八宝粥。下午还有门诊,本想早点歇会儿,却又被两个电话打扰了。

第一个电话是哥从老家打来的,他要我主动给赵局长去个电话,问问服用膏方的情况。赵局长是老家教育局的,是我哥的领导,平常对我哥很是关照。他是半个月前来我这儿的。既往冠心病、胃炎病史半年余,右冠状动脉曾植入支架1枚。最近1个多月以来,经常感觉胸骨后疼痛,反酸,食欲不振,有时恶心、呃逆,睡眠差,头昏沉,腰酸,乏力,舌暗红,苔黄厚腻,脉沉涩。又是一个"心痞证",我依据宁心消痞方进行了加减,整方如下:

黄芪 300g	麦冬 150g	五味子 30g	川芎 150g
丹参 200g	半夏 90g	陈皮 150g	焦三仙 300g(各)
乌贼骨 300g	木香 150g	砂仁 60g	连翘 150g
生甘草 60g	黄连 150g	黄芩 150g	代赭石 300g
旋复花 150g(包煎)	珍珠母 600g	生龙牡 300g(各)	石菖蒲 150g
远志 120g	羌独活 200g(各)	桑枝 300g	桂枝 200g
杜仲 150g	牛膝 200g	桑寄生 300g	郁金 300g
阿胶 500g			

1剂,熬制膏方,每日2次,每次1匙,开水调匀服用

虽然有点困倦,有点不太情愿,我还是拨通了赵局长的电话,"喂!您好!赵局长,给您拜个早年!现在身体情况怎么样啊?"

"还行!"

"还行"两个字太笼统了,我得再问细点,"胸痛和反酸的情况怎么样了?"

"好多了,但是不能停明同(泮托拉唑),一停就不行。"

"那药暂时先别停。睡觉怎么样?"

"好些了。"

"感觉头清醒了吧?"

"这好多了,身上也有劲了。"

"嗯,好的,好的。过年可别累着,尽量少喝酒,少抽烟。"

赵局长连连答应着,并表示感谢。

一个星期过后,哥来电话,说赵局长的膏方快要吃完了,再给开上。我很快跟赵局长联系上了,他仍感到腰酸、乏力,睡眠尚可,头昏沉减轻,无胸骨后疼痛。我在上方基础上将川芎改300g,乌贼骨改450g,连翘改300g,黄连改200g,黄芩改200g,生龙牡改450g,杜仲改200g,加瓦楞子300g,酒大黄60g,继续制作膏方服用,并嘱他限烟限酒,注意休息。

哥比我大2岁,从小到大,一直是我的保护神。哥相当出色,19岁中专毕业后,在一所中学教书,先后担任过语文教研组长、教导主任、副校长。26岁那年

被选聘到区教育局工作,历任初中语文教研员、教研室副主任、办公室副主任、团委书记、基础教育科科长。多次提供优质示范课,多次获奖,多次作典型经验介绍,多次参加中考语文命题工作。在《语文教学通讯》、《中学语文教学参考》、《现代语文》、《山东教育》、《阅读》、《中学生读写》等刊物上发表论文多篇,主编或参编教师或学生用书10余种。先后荣获"全国中语会优秀语文教师"、"省优秀教师"、"省教学能手"、"省单元达标教学优秀实验教师"、"市教育教学先进个人"、"市教学能手"和"区学术技术带头人"等称号。

哥是语文教师出身,文笔极好,工作之余经常写点人生感悟,并且申请了博客。他在我博士后出站之际,专门写了一篇博客,经年往事娓娓道来,兄弟深情溢于言表。

我很欣赏弟弟,欣赏他的勤奋、执着与智慧。

今年是弟弟的本命年,36岁了,风华正茂的年龄。他是学习医学的,都读到博士后了,是我们这个家族中学历最高的一个,他靠的是勤奋、执着与智慧。

他是勤奋的。学龄前,我是他的绝对领导,他天天缠着我,哥哥长哥哥短,跟在我的屁股后面,怕我把他丢了似的。我们的村子其实小得很,即使丢了,他也能找到回家的路,弟弟是胆子太小了。我们弟兄两个都是6岁上学,上学后的弟弟让我刮目相看,他以他的勤奋好学使我汗颜。我是个不认真听讲、不专心写作业的学生,考试成绩一塌糊涂,以致于小学五年级年前考试数学得了0分。弟弟则不然,他的记忆力令老师们叹为观止。语文老师站在讲台上口中念念有词地给学生提写生字,老师还没有念完,弟弟早已不再动笔。老师问:"你怎么不写?"原来,弟弟清楚地记得全册语文书上的生字表,老师提写生字完全是读的生字表。弟弟高超的记忆力靠的是勤奋。

他是执着的。弟弟小时候口吃,他不懂事的时候无所谓。后来长大了,因口吃而不悦。高中毕业考大学,他填报的志愿全部是医学院,并且所报专业以口腔系最多。他决心研究口吃,彻底治愈口吃病,让患有口吃病的孩子再不因口吃而自卑。他真的考取了医学院,真的走进了口腔系(其实哥记错了,我当时报考的是临床专业,被调剂到了口腔专业)。后来因为姑姑和外婆均因为癌症去世,他的研究方向发生了转移,他靠他的勤奋与执着走进了北京,开始了对病理的学习。十年前他告别了北京,他本来是可以留在母校的,因为他的导师喜欢这个勤奋的学生。弟弟决定回来,是为了他深爱着的家庭。弟弟在北京读书期间,弟媳在济南独立支持,除了要完成繁重的教学工作,还要照顾好幼小的女儿,弟弟觉得对不起她。他回来,他们三个人才是一个完整的家。

他是智慧的。弟弟在企业干了4年,他的勤奋与智慧赢得了领导和员工的一致好评,很快就做到医药公司的副总经理。但是他的理想不是当老板挣大钱,他喜欢医学,愿意做医生。实现个人理想是人生最大的智慧。工作之余,他又开始向医学进军了。有志者事竟成,破釜沉舟,百二秦关终属楚;苦心人天不负,卧薪尝胆,三千越甲可吞吴。弟弟考取了博士研究生,之后进入博士后流动站,踏上了新的征程。

弟弟快要出站了,将要走向新的工作岗位。我帮他回忆我所记忆的关于他的一些生活碎片,意在启发他谋事在人、成事在天,乘物以游心,把未来的路走得更稳健、更美好。

一位叫做"品茶观雨"的博友评论说:"有如此勤奋执着爱学的弟弟真好,读来真是羡慕,从字里行间流淌出来的那份情感如同鲜活的血液,这份手足情值得珍惜!"

哥经常介绍病人过来。有一次,他介绍一位同事的母亲来到我们医院。老人家刘××,63岁,家里经营着很大面积的苗圃,日夜操劳,近2年来几乎整夜不能入眠,同时伴有耳鸣、口干、饭后胃胀,双下肢轻度浮肿,大便不成形。我问明了情况,仔细进行了舌诊和脉诊,又检查了一下眼颤征。舌暗红,苔黄、黏腻,脉沉、略数,眼颤征强阳性。

眼颤征是丁老师提出来的。具体检查方法是让病人轻轻闭眼,若上眼睑颤动,即为眼颤征阳性,提示病人睡眠时间不足或睡眠质量不佳;若上眼睑颤动剧烈,即为眼颤征强阳性,提示病人睡眠时间严重不足或睡眠质量明显不佳。

我以宁心安眠方加减给病人开具了处方,整方如下:

黄芪30g	麦冬15g	五味子3g	川芎15g
丹参20g	栀子20g	柴胡9g	炒枣仁30g
茯神30g	石菖蒲15g	远志15g	紫石英30g
木香9g	生甘草6g	珍珠母60g	钩藤30g[后]
焦三仙20g[各]	连翘20g	黄连15g	黄芩15g
葛根30g	乌贼骨30g	泽泻30g	

7剂,水煎400ml,早晚分2次温服,日1剂

二诊时电话告知,仍睡眠差、饭后胃胀,大便不成形、口干、耳鸣减轻。上方紫石英改45g,连翘改30g,黄芩改20g,加琥珀粉3g冲服,继用7剂。并嘱琥珀粉不易溶解,可卷入烧饼或馒头中吞服。

三诊时电话告知,可间断入眠,每天睡眠2个小时左右,偶有耳鸣,口干明显减轻,大便正常。上方紫石英改60g,钩藤改45g,黄连改20g,加郁金30g,肉桂6g,继用7剂。

第六章

第二个打电话来的是刘姨,告诉我她亲戚王×冠状动脉造影的结果,"陈大夫啊,说是有一支血管全堵了,要等西安的专家来。"

"嗯,我知道了,那就等等吧!告诉家里人别着急。"

这是意料之中的事情。前天下午我在社区门诊,刘姨给领来一个病人。这病人是她的亲戚,姓王,男,54岁,阵发性胸闷、胸痛2年余。2年前剧烈活动后出现胸闷、胸痛,为右侧闷痛,每次3-5分钟,继续活动症状可消失,于上午多见,发作时不伴有反酸、嗳气,多次行胸片、心电图检查无异常。无头晕、头痛,无发热,偶有咳嗽、咳痰,无视物模糊、旋转,无晕厥,无意识模糊及肢体活动障碍。

问诊完毕,我仔细翻阅着病人近期做的几张心电图,确实没发现什么蛛丝马迹,但对于症状的描述引起了我的警觉。"剧烈活动后出现胸闷、胸痛,继续活动症状可消失",会不会是"第一洞心绞痛"啊?

"第一洞"是一个很形象的比喻,是指在打高尔夫过程中,打"第一洞"出现心绞痛的症状,以后则消失,因此又称为"初次用力心绞痛"。1966年 MacAlpin 等人用"走过性心绞痛"报道了这一少见且特殊的心绞痛类型。事实上早在1897年便有人在病人身上发现并描述了这一现象,1932年时曾有1位病人在给医生的信中也描述了自己心绞痛发作的如上特点。

目前该病的发生机制尚不十分清楚,众多研究提示与缺血预适应和侧支循环的形成及开放有关。在 MacAlpin 等人的研究中,通过冠状动脉造影,发现了两种情况:一是有较大血管闭塞但其周围侧支循环非常丰富;二是无明确血管闭塞,但在重要的大主支部位有狭窄且无造影可见的侧支循环。

我劝病人,"住住院,做个冠脉造影吧!"

病人摇摇头,"不用吧。"

我把这病的情况给他大致介绍了一下,他最后同意了,去办了住院手续。

第二天上午去病房,我见到了他的冠状动脉造影记录,符合前面提到的第一种情况。

结果示:左主干狭窄20%,可见钙化;中间支近段狭窄30%–40%;前降支自开口完全闭塞,可见来自右冠远端的逆行显影;回旋支无狭窄病变;右冠中段见30%狭窄。考虑该病人属CTO(慢性完全性闭塞)病变,暂不行介入干预,择期请西安吕教授会诊。

后来,我们请来了吕教授,为他再次行冠状动脉造影检查,并向家属再次交代病情,同意介入治疗。

Pilot200导丝通过闭塞处送至LAD远端,Maverick1.5 * 15mm球囊12 – 16atm扩张后复查造影,提示弥漫长病变,第一对角支近中段狭窄90%,再送另一Pilot200导丝至对角支远端,然后用Maverick2.5 * 20/1.5 * 15mm球囊12 – 16atm由中段至开口扩张LAD主干/对角支病变,于对角支置入Xience – V2.5 * 23mm支架1枚,14atm * 15秒扩张后释放,LAD主干由中段至开口串联置入Xience – V2.75 * 28mm、3.0 * 28mm支架2枚,分别16/16atm * 10/15秒扩张后释放,Re – wire至D1,网眼处分别用Maverick1.25 * 15/1.5 * 20mm球囊16atm * 15秒扩张,Re – wire至中间支,网眼处用Maverick2.5 * 20mm球囊16atm * 15秒扩张,冠脉内推注替罗非班5ml,复查造影,无残余狭窄,血流TIMI3级,结束手术,桡动脉压迫器加压包扎,安返病房。术中患者无特殊不适,监护为窦性心律,心率55 – 70次/分,血压130 – 140/65 – 70mmHg,应用造影剂180ml,肝素8000u。

吕教授在心血管病尤其CTO的介入治疗方面具有很高的造诣,对于其他专家建议行冠状动脉搭桥手术的许多病人,他从不轻言放弃,几乎都能顺利完成,堪称中国CTO介入治疗第一人。有位病人的赠言恰如其分,"不为良相为良医,相国相人两相宜。却步死神寻常事,天雨繁花遍寰宇"。

我为自己的正确判断感到庆幸,也为病人躲过一劫着实捏了一把汗。如今从中央到地方,各级卫生行政管理部门都大力提倡中西医结合,这是一件多么英明的事情啊!

对西医而言,学好中医,一来可以为一些诊断明确但疗效欠佳的疾病或疑难病症提供更多的治疗手段,二来可以为自己及指导他人养生保健提供更为丰富的方法。

2011 年 10 月份,齐老师去九楼病房找到我,要我去给她的公公看一下。因为老人家不愿服用汤药,要求配制蜜丸。老人家姓赵,87 岁,既往身体状况一般,高血压病史、腔隙性脑梗塞病史、颈椎病病史 10 余年,血压最高 170/100mmHg,间断口服"氨氯地平"治疗,近 2 月一直服用"科素亚"每日半片、"速尿"每日 1 片、"金络"每日 1/4 片治疗。阵发性房颤病史 5 年,近 1 年发作 2 次,近 2 月一直服用"可达龙",目前 2 日 1 片治疗,近 2 月未发作。乙状结肠癌病史半年,曾于我院手术治疗,术后愈合好。2 月前因为胸闷憋气及双下肢浮肿,在本科诊断为"冠心病、心力衰竭",经过治疗后症状缓解,双下肢浮肿消退,不能从事剧烈活动。1 月前因为房颤发作在本科接受治疗时出现右侧胸痛及咳血,伴发热,肺部 CT 检查提示左侧肺部结节,建议强化肺部 CT 检查,患者家属拒绝,经过"达力丁"、"达力能"抗感染治疗及"胸腺五肽"增强免疫力治疗后,症状缓解出院。住院期间补充诊断"慢性肾功能不全",服用"尿毒清颗粒"及"开同"治疗,出院时复查肌酐降至正常,出院后一直服用上述药物未停。1 周前无明显诱因又出现右侧胸痛,为隐痛,与体位及呼吸无关,患者休息时较明显,能够耐受,不影响日常活动,并出现咳嗽、咳白痰,痰中带血丝,在体位变化时咳嗽易发生。近 2 日痰中带血增加,有时为整口血痰,伴乏力、食欲减退,无发热,无恶心、呕吐,无腹痛、腹泻,无晕厥、黑便,未自服药物。住院后经治疗,右侧胸痛消失,无咳嗽、咳痰,痰中无血丝。刻下症见:食欲差,周身乏力,舌暗红,苔黄厚腻,脉沉涩。予宁心消痞方加减,整方如下:

黄芪 300g	麦冬 150g	五味子 30g	川芎 150g
丹参 200g	半夏 90g	陈皮 150g	焦三仙 300g(各)
乌贼骨 300g	木香 150g	砂仁 60g	连翘 150g
生甘草 60g	黄连 150g	苍术 200g	白蔻仁 200g(后入)
厚朴 150g	藿香 150g	佩兰 150g	莱菔子 150g
杜仲 150g	怀牛膝 120g	桑寄生 150g	阿胶 500g

1 剂,配制小蜜丸,每日 2 次,每次 1 匙

二诊时病人食欲明显增加,乏力亦明显改善,舌暗红,苔黄厚腻,脉沉涩。上方连翘改 30g,黄连改 20g,苍术改 30g,加黄芩 20g,继续配制小蜜丸,每日 2 次,每次 1 匙。

大约 1 个月以后,齐老师又来电话找我,问我什么时候有时间,去××医院给她亲戚会诊,开点膏方。××医院是知名西医院,去年 8 月份她亲戚焦××在那里查出来多发性骨髓瘤,专家说也就半年时间了,经齐老师推荐,病人想吃点膏方试试。

多发性骨髓瘤是浆细胞异常增生的恶性肿瘤,其特征为骨髓中有异常浆细胞(或称骨髓瘤细胞)恶性增殖和一株完整性的单克隆免疫球蛋白(IgG,IgA,IgD 或 IgE)或 Bence Jones 蛋白质(游离的单克隆性 κ 或 γ 轻链)过度增生。该病常伴有多发性溶骨性损害,高钙血症,贫血,肾脏损害,而且对细菌性感染的易感性增高,正常免疫球蛋白的生成受到抑制。发病率约为 2 – 3/10 万,男女比例为 1.6 : 1,大多患者年龄 >40 岁。

我赶到病房时,他还在接受化疗,面色苍白,精神萎靡,显得苍老许多,不像 64 岁的年纪。刻下症见:纳差,口臭,全身乏力,大便干结,舌质暗红,苔黄厚略腻,脉沉滑。先从调理脾胃入手吧,病人有了食欲,能吃上饭,抗病力增强了,肯定会提高生活质量,延长生存期。我依据"宁心消痞方"进行加减开具了膏方,并嘱病人尽量加大活动量,整方如下:

黄芪 300g	麦冬 150g	五味子 30g	川芎 150g
丹参 200g	半夏 90g	陈皮 150g	焦三仙 300g^(各)
乌贼骨 300g	木香 150g	砂仁 60g	连翘 150g
生甘草 60g	瓜蒌 300g	生地 150g	白蔻仁 200g^(后入)
藿香 150g	佩兰 150g	杏仁 90g	桔梗 200g
前胡 150g	阿胶 500g		

1 剂,熬制膏方,每日 2 次,每次 1 匙,开水调匀服用

说心里话,这病看归看,膏方开归开,我没抱多大希望。人家西医院大牌专家都没有把握,甚至劝家属放弃的恶性肿瘤,我这么一个小人物参与进去能有多大指望啊?况且我并非肿瘤专业,在这方面也没有什么经验可言!

日子一天天过去,该查房查房,该门诊门诊,该下班下班,我把这事渐渐淡忘了。一天下午,齐老师带着焦××夫妻俩突然来到我办公室。他看上去精神和气色都好多了,并且连声道谢,说是吃饭好些了,口臭轻些了,大便不干了,身上有力气了,只是最近添了两个小毛病,一是头上有时出汗,二是夜间双腿麻木不适。他语速较快,显然是有些激动。看得出,他对治疗效果是很满意的。舌质和脉象变化不大,舌苔已转为薄黄。我还是依据"宁心消痞方"进行加减开具了膏方,整方如下:

黄芪 300g	麦冬 150g	五味子 30g	川芎 150g
丹参 200g	半夏 90g	陈皮 150g	焦三仙 300g^(各)
乌贼骨 300g	木香 150g	砂仁 60g	连翘 150g
生甘草 60g	黄连 200g	黄芩 200g	黄柏 200g
知母 200g	浮小麦 300g	生牡蛎 300g	麻黄根 450g

独活 200g　　　　　泽泻 300g　　　　　阿胶 500g

　　　　1 剂,熬制膏方,每日 2 次,每次 1 匙,开水调匀服用

　　临走时,我嘱咐他要好好吃饭,好好锻炼,并且保持愉快的心情。能治疗到这种程度不容易,一定要再接再厉,巩固战果。他们高高兴兴地回去了,留下了感激和信任,留在了我心底。我也在心底默默祝福他早一天战胜病魔。

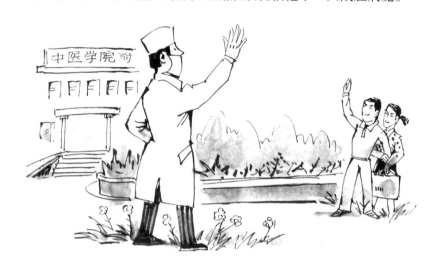

　　一周后,焦××的夫人介绍一个熟人过来看病,我见到了焦××出院病历的复印件。他于去年 4 月份因"左胸痛 7 个月"去××医院胸外科门诊就诊,当时左胸外侧壁疼痛明显,无咳嗽、咳痰,无胸闷,无盗汗、乏力,无恶心、呕吐,无腹痛、腹胀、腹泻。行胸片检查示左肋骨占位病变。行胸部 CT 检查示左侧胸壁占位病变,考虑肋骨肿瘤。门诊以"胸壁占位"收入院。住院期间查 ECT 示多发性骨质损害转入血液科,查骨髓细胞学示多发性骨髓瘤,血免疫球蛋白 L 轻链 4.97g/L,免疫固定电泳 L 阳性、IgD 阳性。多发性骨髓瘤诊断明确,予 VTD(长春新碱、吡喃阿霉素和地塞米松)方案治疗,化疗期间行走时出现左股骨骨折,化疗结束后转入骨科行"左侧人工全髋关节置换术",病情稳定后再次转入血液科继续治疗。

　　除治疗作用外,其实中医在养生保健方面也有突出的优势。在《黄帝内经》第一篇中,"其知道者,法于阴阳,和于术数,食饮有节,起居有常,不妄作劳,故能形与神俱,而尽终其天年,度百岁乃去",教给人们的就是养生保健之道。在其后数千年的汗牛充栋的医学名著中,涉及养生保健的静心、调气、动形、固精、食养、药饵、起居等内容俯拾皆是。

"古今名医多长寿",《中国医学人名志》一书中显示有年龄项的149位名医的资料证实,古代名医们的平均年龄超过80岁,90岁以上的就有37人。《长寿有道》一书提供的资料证实,书中收录的170位全国当代知名中医药学家的平均年龄同样超过了80岁,百岁以上者也不乏其人。中医大家们长寿的谜底,是他们身体力行中医理论和实践的结果。

去年10月份去广州参加第七届南方心血管病学术研讨会暨国医大师邓铁涛心血管学术研讨会,我有幸聆听了邓老的演讲。他满头银发,面色红润,精神矍铄,气度不凡。这位中医界的神奇人物,虽然九十有五,但目光炯炯、思维敏捷、思路清晰、谈吐幽默。一上台就戏称自己是"90后",本来给他准备了10分钟的时间,他却一口气讲了半个多小时。他就中医的使命与前途、心血管病的前沿进展及治未病等问题做了一场非常精彩的报告,可谓高屋建瓴、震耳发聩。在他报告结束时,全场起立,掌声雷鸣般响起,经久不息。

我从网上查到了邓老有关养生保健的很多文章。

邓老强调养生首先要保养心神,要重视七情的调节。所谓七情,就是喜、怒、忧、思、悲、恐、惊。作为致病因素的七情,是指这些情志过于强烈,引致脏腑气血逆乱而发病。人的欲望是无穷的,纵欲无度则有损健康,甚至化生百病。凡事要看得开,不要患得患失,要有"退一步海阔天空"的良好心态,颐养浩然之正气。而积极、正确的欲望对养生同样是必不可少的。特别是为人类事业发展而生的欲望,乃为欲望之大者,为浩然正气,对养生有莫大的好处。

养生还要运动,他认为,对健康而言,体力运动和脑力运动一样,不可或缺,既包括诸如体操、跑步、拳术之类的外功,又包括诸如五禽戏、太极拳、八段锦之类的内功。功浅身不健,功到自然成。他特别向老年人推荐了闲庭信步式的"医疗步行",即每天散步两次,每次30~40分钟,悠哉行进之间,乐乎步履之中。每天午饭前他都会围绕所住的楼房悠闲地散步10圈。同时,每天他都坚持做八段锦,不但运动了筋骨,而且起到了调理脏腑功能的作用。

他也很注意饮食,认为饮食清淡、适时适量是养生的重要因素。他一周有两餐吃粥、馒头,一餐吃南瓜、番薯,既清淡又润肠,可谓一举两得。他偶尔会炖服中药,如人参10克、陈皮10克,补益而不腻,是岭南地区很好的保健品,还可加田七片5~10克,起到活血通脉之功。他还喜喝茶,养成了清晨在家喝茶的习惯。他患有高血压,因此常用少量活血行气的玫瑰花或菊花搭配平肝凉肝的龙井茶或用能助消化的普洱茶作为早茶,每天起床后饮上数杯。喝茶可以添寿,他解释说,"茶"是什么意思呢?"茶"字拆分开来是二十加八十八,就是108,喝茶可以使人寿命超过"茶"数。

中医理论较为抽象,辨证分型较为笼统。譬如对于胸痹,《中医内科学》大致分为心血瘀阻、气滞心胸、痰浊闭阻、寒凝心脉、气阴两虚、心肾阴虚、心肾阳虚等证型。但心血究竟瘀在哪里,阻在何处,不知道;到底气滞在心,还是气滞在胸,不确切;气虚、阴虚、阳虚,虚到什么程度,如何量化,没有标准。而在这一点上,西医就体现出了明显的优势。从前面提到的王×的冠状动脉造影结果,"左主干狭窄20%,可见钙化……",其描述相当精确,让人一目了然。

再如心悸,观察脉象变化是辨证论治中的主要内容,一般包括脉率快速型、脉率过缓型和脉律不整型三种。对于后者,脉象可见数时一止、止无定数之促脉,缓时一止、止无定数之结脉,脉来更代、几至一止、止有定数之代脉,脉来乍疏乍数、忽强忽弱之雀啄脉,只有四种。

有个小发现需要提一下,上述分类中没有数时一止、止有定数的脉象。不过这种脉象在临床上并不少见,见于平均心率较快、频发房性或室性期前收缩同时出现二联律或三联律的情况,本来就心率较快了,还要止有定数,显得有点"着急",因此,我把这种脉象称为"急脉",算作一个补充吧。

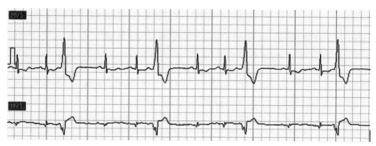

王××,男,41岁,远程监护心电图提示:频发室性期前收缩呈三联律。

接着对比一下西医对于心律失常的分类。按其发生原理,心律失常分为冲动形成异常和冲动传导异常两大类。

一、冲动形成异常

(一)窦性心律失常:1.窦性心动过速;2.窦性心动过缓;3.窦性心律不齐;4.窦性停搏。

(二)异位心律

1.被动性异位心律:①逸搏(房性、房室交界区性、室性);②逸搏心律(房性、房室交界区性、室性)。

2.主动性异位心律:①期前收缩(房性、房室交界区性、室性);②阵发性心动过速(房性、房室交界区性、房室折返性、室性);③心房扑动、心房颤动;④心室扑动、心室颤动。

二、冲动传导异常

(一)生理性干扰及房室分离。

(二)病理性:1. 窦房传导阻滞;2. 房内传导阻滞;3. 房室传导阻滞(Ⅰ度、Ⅱ度Ⅰ型、Ⅱ度Ⅱ型、Ⅲ度);4. 束支或分支阻滞(左、右束支及左束支分支传导阻滞)或室内阻滞。

(三)房室间传导途径异常预激综合征。

不比较,就看不到差距;看不到差距,就没有学习的动力。因此,对中医而言,尤其是青年中医,理应痛下决心,学好西医。这里存在两个问题。

其一,中国古老的大地上,经过几千年的临床实践,证实了无论是在治病上、在防病上,还是在养生上,中医都是确凿有效可行的。在西医未传入中国之前,祖祖辈辈都是靠中医来治疗疾病,挽救过无数人的生命,因此一定要坚信中医、发扬中医。

其二,中医本身就是兼收并蓄的,是在我国古代哲学思想的指导下,综合了天文地理、气象物候以至于生物学、物理学、化学、心理学等古代百科知识的最高成就,以及经过历代医学家反复临床验证和不断整理提高而形成的一门学科,时至今日,为什么要囿于"纯中医",而将西医排斥在外呢?

在熟练掌握中医的基础上,尽可能多地学习西医,一方面可以扩展诊断手段,避免误诊、漏诊,譬如 CT、B 超、MRI、心电图可以看作是望诊的扩展,听诊器可以看作是闻诊的扩展,还可以指导辨证分型,加以细化,以指导治疗。另一方面,可以将靶点明确的西药,如降压、降糖药物,作为"援药"使用,以进一步提高疗效。

"援药"是王新陆校长提出的新概念。王校长在多年的临床实践中发现,随着中药药理研究的深入发展,许多中药对人体某些靶点有十分确切的作用,可以配伍到方中,能明显提高临床疗效,改善实验室检查指标,但又不属传统君臣佐使的范畴,亦不能用传统的中医理论或中药功效来解释,于是提出了"援药"的新概念。他认为"援药"是通过现代中药药理研究证实,作用于确切靶器官,对主病、主因、主症有明确治疗作用,配伍到方中能缓解症状或改善实验室检查指标的药物,与君、臣、佐、使并列成为方剂的重要组成部分。在此,我将王校长的"援药"内涵加以延伸,对人体某些靶点有确切作用的西药也列入其中。只要能提高疗效,改善实验室指标,病人满意,何乐而不为呢?

王校长系全国政协委员、省政协副主席、全国著名中医内科专家,主要从事中医疑难病症的研究。20 世纪 70 年代习医于山东中医学院,1978 年师从于全国伤寒名家徐国仟教授,为首批硕士研究生之一,先后出版《脑血辨证》、《徐国仟学术经验专家辑要》等著作。他医德高尚,医术精湛,并且博古通今,思维缜密,是一位演讲天才。2008年6月2日,中央电视台10套的《百家讲坛》栏目,连续5集的《解读中医》讲座开讲,他成为走上《百家讲坛》栏目的中医界第一人。王校长每天在医院、政协等多个单位之间忙碌,如何休息,成了很多人好奇的一个话题。他最简单的休息方式,就是回到家,每天晚上,喜欢半躺在床上,把看书当成最好的放松。

王校长高度重视中西医结合事业的发展。有一次,吕教授来我们医院开展介入手术,他专门赶来观摩。他们在手术的间隙里进行了热烈讨论,一致认为,介入治疗只是恢复了冠状动脉的结构,而心脏功能的恢复则需要从长计议,介入后的中医药干预有望在这方面发挥重要作用。听着他们的谈话,我灵光一闪,考虑了一个课题,题目叫做《干细胞移植联合宁心解毒膏方促进支架植入术后心脏功能恢复的蛋白质组学研究》。

急性心血管病发病急骤、凶险极大,随着生活水平的日渐提高,心血管病已呈现出越来越年轻化的趋势。心血管病介入治疗在紧急情况下能迅速完成血管重建,疏通闭塞血管,实现冠状动脉结构的恢复,有效抑制血管弹性回缩和负性重塑。但由于血管壁损伤、血栓形成以及炎性反应刺激各种生长因子和细胞因子产生,血管平滑肌受体使平滑肌细胞分裂,导致内皮过度增生,使冠状动脉内皮功能的恢复相对不良。目前,寻找一种有效促进心肌组织再生和修复的机制已经成为研究的热点。

干细胞是一类未分化的细胞或原始细胞,是具有自我复制能力的多潜能细胞。在一定的条件下,干细胞可以定向分化成机体内的功能细胞,形成任何类型的组织和器官,以实现机体内部构建和自我康复能力,学界称为"万用细胞"。尽管目前医疗技术突飞猛进,许多新的治疗方法被应用于治疗缺血性心血管病,可明显改善因缺血性心血管病所造成的伤害,但该病仍是工业化国家中一个主要的死亡原因。特别是许多患者若未能及时接受心肌灌注治疗并恢复缺氧组织的血液循环,日后可能出现严重的心力衰竭。而干细胞移植疗法可促进心肌梗死局部血管新生,保护受损心肌而改善心肌梗死后心脏功能,是具有相当潜力的一种治疗方式。

宁心解毒方是我的经验方之一,具有益气活血、宁心解毒之功效。选用膏方是因其具有口感好、免煎煮的优势,便于患者长期服用。药物组成为:

黄芪300g	麦冬150g	五味子30g	川芎150g
丹参200g	生地150g	元胡150g	黄连120g
半枝莲150g	连翘150g	木香90g	生甘草60g

阿胶 500g

　　　　　　1 剂,熬制膏方,每日 2 次,每次 1 匙,开水调匀服用

　　蛋白质组学研究以蛋白质组为研究对象,从整体上对生命载体进行研究。虽然我国蛋白质组学研究启动不久,我国科学家已经在某些重大疾病,如维甲酸诱导白血病细胞凋亡启动模型、维甲酸定向诱导胚胎干细胞向神经系统分化模型的比较蛋白质组学研究等方面取得了重要成就。目前,该技术已被有效地应用于各种心力衰竭研究,并发现多种蛋白表达水平变化与心力衰竭的发生、发展有着密切联系。我国的蛋白质组学技术平台已能支撑一定规模的研究,为我国在该研究领域争得了一席之地,也为未来的发展奠定了良好的基础。目前,国内已有若干蛋白质组学研究中心或重点实验室相继成立,统一协调有关国内研究的中国人类蛋白质组组织和蛋白质组专业委员会等也在筹备中。蛋白质组学将成为寻找疾病分子标记和药物靶标最有效的方法之一,在对人类许多重大疾病的临床诊断和治疗方面也具有十分诱人的前景。

　　我把这想法告诉了聪儿。在经过一番讨论之后,我们确定了研究方法:以中西医结合理论为指导,以冠脉支架植入术、干细胞移植为技术支持,以宁心解毒膏方为基本方,以蛋白组学研究为重点,分为单纯支架植入治疗组、支架植入治疗 + 干细胞移植组、支架植入治疗 + 宁心解毒膏方组和支架植入治疗 + 干细胞移植 + 宁心解毒膏方组,辅以心脏彩超、无创心功能测试、BNP 检测、6 分钟步行试验等检查进行横向对比和纵向对比,为支架植入术后患者的心脏功能恢复制定最佳治疗方案,以期带来更多临床获益。

　　别看聪儿目前还是本科生,但她很善于学习和思考,领悟能力极强。不出 1 个月,她就拿出了 1 份像模像样的标书,我很满意。

　　说聪儿是"编外人员"之一,这是玩笑话,这是加了引号的,其实享受同样的"待遇"。她在本科实习期间跟着我,是我带过的最好的本科生。前面还提到过另外两个"编外人员",是阿帅和飞儿,他们先后在研究生实习期间跟着我,也都很棒。有一次开玩笑,我对他们说:"阿帅是我带过的最好的男研究生,飞儿是我带过的最好的女研究生。"

第七章

　　大年初七,第一天上班,交班时我听到了王××的名字,她是我们科里的老病号了。王老太太 87 岁高龄了,平素身体状况差,肾功能不全病史 10 余年,坚持服用"大黄苏打片、爱西特、百令胶囊"等治疗。明确的高血压病史 10 年余,血压最高 200/100mmHg,服用"代文"等治疗,血压控制在 140/90mmhg 左右。10 余年前起无明显诱因出现活动后胸痛、胸闷、憋气,有时心悸,经心电图、心脏彩超等检查确诊为"冠心病 急性前壁心肌梗死",经住院治疗好转后出院。3 年前因胸闷、憋气、心悸加重,在外院行心电图检查确诊"阵发性房颤"。20 天前因再次感上述症状加重,伴咳嗽入我院心内科。诊断为:1. 冠心病 急性冠脉综合征 陈旧性前壁心肌梗死 房颤 完全性左束支传导阻滞 心功能Ⅳ级,2. 高血压病 3 级,3. 肺部感染,4. 慢性肾功能不全。经积极治疗后于大年二十八好转出院,在住院期间还喊我去开了中药。当时睡眠较差,咳嗽,痰黄、质黏、难咳,未述其他明显不适,舌暗红,苔薄黄,脉沉。我以"喘证 2 号方"进行了加减,整方如下:

双花 20g	连翘 20g	黄芩 15g	桑皮 15g
杏仁 9g	桔梗 15g	枳壳 12g	瓜蒌 20g
川贝 9g	木香 9g	生甘草 12g	紫石英 30g
炒枣仁 30g	珍珠母 60g	乌贼骨 30g	生龙牡 30g^(各)
焦三仙 15g^(各)	泽泻 30g	白蔻仁 15g^(后入)	藿香 15g
佩兰 15g			

　　　　　　　　　　　5 剂,水煎 400ml,早晚分 2 次温服,日 1 剂

　　我跟王老太太的家里人也都很熟,先后给她的儿媳、孙女和孙子看过病。

　　儿媳吴××,48 岁。闭经 3 月余,时感潮热、汗出,伴眼胀、口干、左手麻木不适、左肘部疼痛,舌暗红,苔薄黄,脉沉。我给予宁心止汗方加减,整方如下:

生黄芪 45g	麦冬 15g	五味子 3g	川芎 15g
丹参 20g	黄连 12g	黄芩 15g	黄柏 15g
知母 12g	浮小麦 30g	生牡蛎 30g	木香 9g
生甘草 6g	钩藤 30g^(后入)	郁金 30g	香附 15g
玫瑰花 12g	元胡 20g	桑枝 15g	独活 15g

5 剂,水煎 400ml,早晚分 2 次温服,日 1 剂

二诊时潮热、汗出减轻,仍眼胀、口干、左手麻木不适、左肘部疼痛,舌暗红,苔薄黄,脉沉。上方桑枝改 30g,独活改 20g,加石斛 20g,天花粉 30g,石菖蒲 15g,远志 12g,继服 7 剂。

孙女叶××,24 岁。面部痤疮半年余,伴四肢发凉,眼睛干涩,月经大致正常,稍有血块,二便调,纳眠可,舌暗红,苔薄黄,脉弦涩。我以增液汤合黄连解毒汤加减开具了处方,整方如下:

生地 30g	玄参 15g	麦冬 15g	石斛 20g
天花粉 30g	黄连 15g	黄芩 15g	黄柏 15g
知母 20g	栀子 15g	枇杷叶 30g	柴胡 12g
枳壳 12g	白芍 15g	川芎 20g	生甘草 12g

5 剂,水煎 400ml,早晚分 2 次温服,日 1 剂

孙子叶××,19 岁。便血半月,未述其他不适,舌尖红,苔薄黄,脉沉。我以增液汤合槐花散加减开具了处方,整方如下:

生地 30g	玄参 15g	麦冬 20g	石斛 12g
瓜蒌 30g	白芨 12g	侧柏叶 15g	槐花 15g
地榆 15g	防风 12g	枳壳 15g	酒大黄 12g
白蔻仁 12g^(后入)	连翘 20g	生甘草 12g	

5 剂,水煎 400ml,早晚分 2 次温服,日 1 剂

有一次,我们俩从 QQ 上聊了起来。

他问我:"在吗? 请教点事。"

"请讲。"

"这些天,咳嗽不停。有痰,咳不出、咳不完,持续一周左右。"

"痰是黄色还是白色?"

"白色。咳的时候,经常会带着反胃,早晨刷牙,有时会呕出胃液,食欲很差。"

"有时间过来看看吗?"

"那我明天去的话,您什么时候有空? 我们约个时间吧!"

"上午8点,来我办公室吧!"

"好的,谢谢啦!呵呵!"他还发过来一个笑脸。

"不用客气,咱们老朋友了!"

"呵呵!好嘞!"

第二天,他一早就来到了办公室等我。刻下症见:晨起咳嗽,痰黏、色白、难咳,恶心,食欲差,舌尖红,苔薄黄,脉沉弦。我以增液汤合二陈汤加减开具了处方,整方如下:

生地20g	玄参20g	麦冬30g	石斛20g
半夏9g	陈皮12g	木香12g	连翘20g
白蔻仁18g	藿香20	生甘草12g	

7剂,免煎颗粒,开水冲服,日1剂

孩子很懂事,临走时叮嘱我也要多注意身体,因为他听出我感冒了。他转身走了,望着他远去的背影,我好一阵子感动。

没想到王老太太出院回家刚1天,晚餐时少量饮食后突然出现恶心并呕吐1次。呕吐物为胃内容物,随即大汗淋漓,面色蜡黄,眼球上翻,四肢发冷,伴短暂意识丧失。半小时内反复发作数次,掐人中后可缓解,每次持续0.5-1分钟。此后出现憋喘、咳嗽、咳粉红色泡沫痰,家属测脉率约100次/分,给予速效救心丸10粒含化,随后拨打120,给予两片硝酸甘油含化后上述症状较前缓解。急诊心电图示窦性心律、完全性左束支传导阻滞、ST-T改变,为进一步诊治再次收入院。查体情况:T 36.0℃,P 86次/分,R 22次/分,BP 168/73mmHg,老年女性,神志清,精神差,营养一般,推入病房,查体合作。口唇紫绀,咽稍充血,颈软,颈静脉无怒张。双肺叩过清音,听诊双肺呼吸音粗,满肺干湿性啰音,心界左下扩大,心率86次/分,心律规整,心音弱,A2>P2,各瓣膜听诊区未闻及病理性杂音。腹平坦、软、无压痛,肝脾肋下未及。双下肢无水肿。考虑此次发病为急性左心衰,完善各项辅助检查,如血常规、尿常规、血生化、血糖血脂、心梗五项等,并给予吸氧、消炎、平喘、利尿、营养心肌、改善循环等治疗。

第二天憋气症状好转,无心悸、胸痛,夜间小便650ml,大便1次,睡眠好,晨起血压123/60mmHg,双肺呼吸音粗,双侧中下肺闻及湿性啰音,心率74次/分,心音弱,律不齐。复查心电图示频发房性期前收缩、短阵房性心动过速。入院后急查血象明显升高,肺部湿啰音明显,心梗五项CK-MB、TNI正常,BNP560PG/ML,UN14.7mmol/L,CRE286umol/L,排除急性心肌梗死,提示心衰较重,合并肾功能不全。经吸氧、利尿、抗菌、平喘、扩冠等对症处理,病情好转,肺部湿啰音仍较多,干啰音明显减少,暂不应用倍他乐克缓释片。既往曾有阵发性房颤的病史,且应用可达龙后出现结性心律、室性逸搏,目前频发房性期前收缩、短阵房性心动过速,需密切观察病情变化,必要时心电监护。

第三天阵发性胸闷、憋气减轻,无胸痛,尿量1260ml/日,睡眠好。血压155/80mmHg,神志清,精神差,口唇紫绀,咽稍充血,颈静脉无怒张。听诊双肺呼吸音粗,双肺可闻及干湿性啰音,心界左下扩大,心率87次/分,房颤律,各瓣膜听诊区未闻及病理性杂音。腹平软,无压痛,肝脾未触及。双下肢无水肿。复查心电图示心房颤动,予小量西地兰静注以降低心室率、改善心功能,同时给予补钾治疗。

第五天早晨醒来出现言语困难,神志恍惚,精神差,口唇紫绀,血压134/60mmHg,听诊双肺呼吸音粗,双肺可闻及干湿性啰音,心界左下扩大,心率90次/分,房颤律。腹平软,无压痛,肝脾未触及。双下肢无水肿。复查心电图示房颤、ST－T改变,复查心肌酶、血生化、肾功、血糖等,急查脑CT,病情较重,已向家属交代病情,表示理解。

第六天神志清晰,仍不能言语,大小便失禁,吞咽困难,四肢乏力明显,血压160/80mmHg,双肺底少量湿性啰音。脑CT示双侧脑梗塞,符合皮质下动脉硬化性脑病CT表现。急请神经内科会诊,根据病史、临床表现及CT表现,诊断为多发性脑梗塞,建议给予欧兰同静滴,予低分子肝素皮下注射,停疏血通以避免肾损害。病人目前心衰明显好转,但神经功能缺失逐渐进展,吞咽困难,进食、服药有困难,必要时给予鼻饲。

第九天神志欠清晰,仍不能言语,稍烦躁不安,双下肢及头颈部活动较多,但双上肢仍少动或不动,肌张力降低,双肺呼吸音粗,双肺底闻及少量湿啰音。心电监护示血压150/80mmHg,房颤律,安静状态下心率80次/分左右,活动后心率最高可达130次/分,导尿管引流通畅,因吞咽困难已给予鼻饲,因包醛氧淀粉堵塞胃管,重新插入。复查血生化示Na^+142.5mmol/L,K^+4.1mmol/L,BUN16.95mmol/L,SCr327ummol/L。请肾内科会诊,诊断为慢性肾脏病4期、肾小动脉硬化症,建议给予优质低蛋白饮食,服用尿毒清或肾衰宁、开同等降氮排毒。同时请血液透析科会诊,建议行血液净化治疗,以排毒降氮利水。病人目前心衰、肾衰、脑梗塞、肺部感染,属多器官病变,且高龄,消瘦体型,一般情况欠佳,病情较重,向家属交代病情,家属表示理解,同意行血液净化治疗,暂停高渗盐输入及速尿静推。家属要求加用中药治疗,刻下症见:神志不清、失语、烦躁、双腿不宁,夜间尤甚,上肢萎软,大小便失禁,不伸舌,无法辨别舌苔,脉浮滑数,处以涤痰汤加减以豁痰开窍,考虑患者为鼻饲,故予免煎颗粒,温水冲泡后,少量多次鼻饲,整方如下:

胆南星9g	枳实6g	竹茹10g	漏芦10g
半夏9g	陈皮12g	龟甲10g	紫石英20g
牛膝10g	生甘草6g		

1剂,温水冲泡,少量多次鼻饲

第十天经血液透析治疗,精神稍好转,仍失语,周身烦躁、双腿不宁减轻,夜间躁动减轻,左上肢可自主抬起。听诊双肺呼吸音粗,双肺底闻及少量湿啰音。可伸舌,口角处常有黏液,苔白厚腻,脉浮滑数。上方加天竺黄6g,黄连3g,继续予免煎颗粒鼻饲。

第十一天仍不能言语,烦躁减轻,双腿及头颈部活动减少,双上肢仍少动或不动,左颊部出现血肿。听诊双肺呼吸音粗,双肺底闻及少量湿啰音。心电监护示血压125/65mmHg,房颤律,安静状态下心率90次/分－150次/分左右,导尿管引流通畅。复查血生化示:BUN10.44mmol/L,SCr287.4ummol/L,Na$^+$133.6mmol/L,K$^+$4.1mmol/L。凝血系列结果回示:PT46.8秒,PTR3.9,INR3.95,APTT与TT反复测定均无凝集。呕吐物潜血(＋＋＋)。下午复查凝血系列,结果回示:PT33.7秒,PTR2.81,INR2.84,APTT与TT反复测定均无凝集。考虑APTT与TT反复测定均无凝集为血液净化治疗中使用肝素所致。为防止胃酸返流,加用韦迪抑酸,同时加用参麦注射液以益气养阴。嘱家属注意下肢活动,防止形成静脉血栓。继续给予抗感染、补液治疗,血液净化改为隔日一次,注意营养支持。中药上方不变,继续鼻饲。行床边胸片,复查肝肾功能、血生化、血常规,密切观察病情变化。查房过后全科医师及研究生进行了病例讨论,形成如下意见:密切观察病情,并及时与家属沟通;积极控制感染,以防出现呼吸衰竭;注意利尿剂可能引起的电解质紊乱情况,及时补充电解质;营养支持,对症处理。

第十二天精神状态好转,仍不能言语,情绪较稳定,肢体活动减少,双上肢少动,左颊部血肿。听诊双肺呼吸音粗,双肺底湿啰音减少。心电监护示血压116/80mmHg,房颤律,安静状态下心率80次/分－130次/分左右,导尿管引流通畅。床边胸片结果回示:符合肺炎X线表现。患者尿量较少,下午及晚上予速尿共180mg利尿,排尿共计310ml。急查血生化,结果回示:BUN18.9mmol/L,CRE487umol/L,P1.91mmol/L,WBC10.54＊10^9/L,APTT36.6,TT29.4。考虑患者鼻饲,为防止胃酸返流,继续予胃复安注射。因左颊部血肿,请口腔科及血液透析科会诊,并嘱家属注意患者饮食营养。口腔科建议予红霉素眼药膏敷患处。血液透析科建议行血液净化治疗,并与患者家属沟通,家属坚持继续观察病情,暂拒绝。中医治疗方面,上方加桔梗10g,枇杷叶30g,泽泻20g,煅龙牡各

20g,继续鼻饲。

第十三天神志模糊,精神差,左颊部血肿。听诊双肺呼吸音粗,双肺底湿啰音。心电监护示血压 141/70mmHg,房颤律,安静状态下心率 80 次/分 - 140 次/分左右,导尿管引流通畅。尿量较少,下午及晚上予速尿 200mg、泽通 400mg,排尿共计 210ml。急查血生化、血常规,结果回示:BUN25.23mmol/L,CRE610.6umol/L,UA 429umol/L,WBC13.05 * 10^9/L。再次请血液透析科会诊,意见如下:患者高龄,病情危重,呈昏迷状态,呼之不应,全身浮肿,无尿,全身皮下多处瘀血,喉中痰鸣,血压不稳定;血肌酐、尿素氮较前明显升高;由于病情危重,行血液净化治疗危险极大,家属不同意接受该治疗;建议继续静点泽通利尿治疗,鼻饲尿毒清,以保护肾功能。中医治疗方面,上方加黄芪 20g,继续鼻饲。

第十四天呈昏迷状态,呼之不应,颜面无水肿,口唇轻微紫绀,左颊部血肿。尿量约为400ml,血压波动于 110 - 150/65 - 80mmHg,心率波动于 110 - 140 次/分,SPO_2 波动于在 70% - 95% 之间。听诊左肺呼吸音粗,右肺呼吸音低,心率 119 次/分,房颤律。予小苏打 50ml、托拉塞米 100mg 依次静脉泵入,查房时 SPO_2 降至 70%,急查血气分析示:PH7.26,PCO_2 28mmHg,PO_2 48mmHg。加大氧气流量,拍背吸痰,SPO_2 回升至 90% - 95%。补充诊断:Ⅰ型呼吸衰竭。病情危重,继续观察病情变化,同时下病危通知书。查房过后全科医师及研究生进行了病例讨论,形成如下意见:患者心力衰竭,目前合并急性肾功能衰竭,今日复查 BUN 32.6mmol/L、CRE 770.7ummol/L,呈持续上升趋势,同时合并有水、电解质紊乱和酸碱平衡紊乱;患者长期卧床,合并有房颤,心房形成血栓的机会极大,需要抗凝治疗。但患者高龄,已出现皮肤瘀斑出血情况,复查 INR 1.19,口腔可见散在陈旧出血点,今晚稀便 1 次,量约 5ml,颜色古铜色,不排除有消化道出血的情况存在;目前合并有脑水肿,考虑心房栓子脱落造成新发脑梗塞的机会极大;反复应用大剂量利尿剂效果极差,目前患者病危,血液透析科会诊,考虑风险较大,家属也不同意行血液净化治疗;患者存在低蛋白血症,可以考虑输注白蛋白,改善渗透压,以期改善机体的水潴留情况;血气分析示:PH 7.26、pCO_2 28mmHg、pO_2 48mmHg、存在Ⅰ型呼吸衰竭;及时复查肾功能、血常规、血生化、血气分析等,及时纠正酸碱平衡及电解质紊乱;密切观察病情变化,及时请相关科室会诊,调整治疗方案;及时与患者家属沟通,交代病情。

第十五天仍呈昏迷状态,呼之不应,左颊部血肿。听诊左肺呼吸音粗,右肺呼吸音低。心电监护示血压 140/70mmHg,房颤律,安静状态下心率 85 次/分 - 140 次/分左右,导尿管引流通畅。排尿约 400ml,予速尿 200mg、泽通 300mg 利尿。当前出现多脏器功能不全,但主要矛盾仍为肾功能太差,毒素不能及时排出,在体内蓄积,影响其他脏器功能,最有效的方式应是进行血液透析。请肾内科、血液透析科急会诊,商议能否进行血液透析。中医治疗方面,上方加酒大黄12g,继续鼻饲。

第十六天仍呈昏迷状态,呼之不应,左颊部血肿。听诊左肺呼吸音粗,右肺呼吸音低。心电监护示血压150/77mmHg,房颤律,安静状态下心率80次/分-100次/分左右,导尿管引流通畅。排尿约120ml,大便约850ml,予速尿200mg、泽通200mg利尿。肾内科会诊意见如下:加强抗感染,可以用青霉素类,或者抗生素升级;加强营养支持;复查血常规、尿常规、肝功、肾功、血脂、血生化。血液透析科会诊意见如下:目前患者病情危重,给予血液净化治疗风险较大,已向家属交代。均遵会诊意见执行,抗生素升级,改为倍能。家属不同意进行血液透析。中医治疗方面,上方枇杷叶改30g,胆南星改12g,继续鼻饲。夜班接班后查看病人,神志不清,中度昏迷,全身出汗,口吐少许泡沫,持续鼻导管吸氧,鼻饲管通畅,白天鼻饲流质食物约450ml,右上肢肿胀,双下肢轻度水肿,持续速尿300mg静脉泵入,白班持续引流尿量总计约140ml。体温37.5℃,心电监护示房颤律,心率在100-120次/分,血压维持在130-160/60-85mmHg,血氧饱和度在95%-98%,双侧瞳孔等大等圆约3mm,对光反射迟钝,球结膜水肿。听诊双肺呼吸音粗,可闻及少许大水泡音及散在哮鸣音,考虑患者少尿,泽通属禁忌,停用。凌晨2点病人出现肢体抽搐,呼吸急促,监护示房颤律,心率178次/分,血氧饱和度92%,血压145/95mHg,对光反射消失,听诊双肺显著的痰鸣音及大水泡音。急予吸痰,20分钟后稍有好转,心率回落至110-130次/分,血氧饱和度上升至98%。病情危重,随时有猝死的危险,向家属再次交代病情,表示理解,配合治疗。

第十七天仍昏迷,尿量220ml,持续心电监护提示房颤律,心率90~160次/分,血压130-155/60-80mmhg,血氧饱和度在80%~98%,呼吸困难,间断吸痰,吸出白色黏液痰较多,双肺可闻及大量痰鸣音,球结膜水肿明显。于凌晨2:30及6:20左右先后抽搐1次,初次抽搐持续约5分钟,第二次抽搐持续约3分钟。伴大便失禁,口吐白沫,四肢肌张力增高,心率增快至140-160次/分,血氧饱和度降至80%,按压人中不能终止,给予静脉推注安定10mg终止。以上提示癫痫发作,考虑与脑水肿有关,继续观察病情变化,请神经内科会诊。清晨病人体温39.2℃,心电监护示血压145/75mmHg,房颤律,安静状态下心率85次/分-100次/分左右,导尿管引流通畅,排尿约240ml,大便约50ml。予速尿200mg、泽通200mg利尿,同时予消炎痛栓0.1g肛塞。肾内科、神经内科急会诊。神经内科会诊意见:可试用左乙拉西坦 250mg po bid 预防癫痫发作。肾内科会诊意见如下:积极治疗肺部感染,减轻肾脏损害;纠正酸中毒,予小苏打 150ml ivdrip ST;可给予中药灌肠:生大黄 18g,蒲公英 30g,生牡蛎 60g,黄芪 30g,金银花 20g,薏苡仁 45g。已遵会诊意见执行。中医治疗方面,上方加石膏 20g,紫苑 20g,款冬花 20g,继续鼻饲。

第十八天仍昏迷,呼之不应,双肺可闻及痰鸣音,体温 38.4℃,心电监护示血压 119/66mmHg,房颤律,安静状态下心率 85 次/分 - 110 次/分左右,导尿管引流通畅。排尿约 200ml,大便约 1000ml,予速尿 300mg 利尿,同时予消炎痛栓 0.1g 肛塞。病人嘴角时有抽搐,中医治疗方面,上方加天麻 10g,全蝎 6g,继续鼻饲。

第十九天仍昏迷,呼之不应,双肺痰鸣音较前减少,体温降至 37.5℃,心电监护示血压 96/51mmHg,房颤律,安静状态下心率 90 次/分 - 120 次/分左右,导尿管引流通畅。排尿约 64ml,大便约 110ml,予速尿 300mg 利尿。急查肝功、肾功、血生化,结果回示:CRE 984.2umol/L,BUN 40.83mmol/L,白蛋白 22.6mmol/L,通过校正公式计算,内生肌酐清除率为 1.96ml/分。急请肾内科、血透中心会诊。肾内科会诊意见:继续加强抗感染治疗;目前情况需血液滤过治疗。血液透析科会诊意见:积极治疗原发病,控制感染,维持水、电解质及酸碱平衡;可行床边血液滤过治疗,但存在较大风险;监测肾功能、血生化、血气分析等。以上情况告知患者家属,患者家属暂拒绝血液滤过治疗。中医治疗方面,上方加地龙 20g,茯苓 20g,继续鼻饲。11:30 心电监护示血压 76/41mmHg,房颤律,安静状态下心率 95 次/分 - 125 次/分左右,立即泵入多巴胺,速度为 6mg/h。16:15 心电监护示血压 88/35mmHg,血氧饱和度 88%,房颤律,双侧瞳孔等大等圆,对光反射消失,瞳孔大小约 3mm,听诊双肺呼吸音粗,满布哮鸣音,予拍背吸痰 3 次,多巴胺静脉泵入速度调至 16mg/h。心电监护示血压、血氧饱和度持续下降,呼吸心跳骤停,立即予胸外按压,气管插管接呼吸机辅助呼吸,多巴胺逐渐加量至 60mg/h,小苏打 250ml 静点,肾上腺素 1mg 静推,可拉明 0.375mg 静推,效果差。再次予肾上腺素 1mg 静推,可拉明 0.75mg 静推,急查 MYO、TNI、CK - MB、BNP、DDIM、肾功、血生化、血糖、血型及血气分析。血氧饱和度逐渐上升至 99%,心率逐渐恢复至 98 次/分,多巴胺 200mg + 阿拉明 20mg 加入 0.9% NS 共 50ml,以 10ml/h 的速度持续静脉泵入。16:45 心电图提示房颤律,心率在 95 - 135次/分,抢救成功。再次向病人家属详细交代病情。

第二十天仍昏迷,呼之不应,无自主呼吸,心电监护示血压 124/75mmHg,房颤律,安静状态下心率 95 次/分 - 125 次/分左右,现仍泵入多巴胺,速度为

16mg/h。急查心梗五项,结果回示:CK－MB 5.0ng/ml,MYO＞500ng/ml,BNP 619pg/ml,DDIM 1650ng/ml。请神经内科、呼吸内科急会诊。神经内科会诊意见:日前患者肾功能衰竭,拒绝血液透析治疗,甘露醇等脱水药物无法应用;继续应用呼吸机维持呼吸;继续控制感染及纠正电解质紊乱。呼吸科会诊意见:1.痰培养＋药敏,择期复查床边胸片;倍能可加强为1g ivdrip q8h;防止霉菌感染。已遵会诊意见执行,密切观察病情变化。

第二十一天仍昏迷,呼之不应,无自主呼吸,心电监护示血压90－124/58－74mmHg,房颤律,安静状态下心率95次/分－126次/分左右,双侧瞳孔不等大,右侧约3mm,左侧约2.5mm,对光反射迟钝,听诊双肺呼吸音粗,继续泵入多巴胺,速度约为24mg/h。请血液透析科会诊,拔除血滤穿刺管。12:30突然出现心率逐渐下降至20－32次/分,房颤率,血压逐渐下降至40－50/20－30mmHg,立即予肾上腺素1mg静滴,逐渐加快多巴胺静脉泵入速度,同时气管插管接呼吸机辅助呼吸。随后患者心电监护显示无脉性电活动、室速、室颤,继予肾上腺素4mg依次静注,可达龙150mg静注,胸外心脏按压,家属拒绝电击除颤治疗,抢救无效,于13:40心跳、呼吸停止,瞳孔散大固定,临床死亡。抢救时家属在场,无异议。

王老太太走了,没有遗言没有痛苦地走了。当时我不在场,但听说了以后心里充满无限的悲伤和遗憾。她这次来住院,因为过年期间病床较空,家里人专门挑选了我主管的9床。感谢一家人对我的信任,感谢一家人对我们医护人员的理解……她躺在病床上的模样还经常在我脑海里闪现,久久不能抹去。一个人,无论事业大小、官位高低、财富多少、寿命长短,总要离开这个世界,离开亲人,这是生命的归宿,这是自然的规律,亘古以来,谁也无法抗拒。人世间的终点便也是天堂里的起点,天堂里不会再有病痛的折磨了,不会再有世俗的喧嚣了,愿王老太太一路走好。

我不由想起了我的一位堂哥。再过一个多月,就是他两周年的忌日了。

三年前,堂哥早晨起来下楼倒垃圾时突然倒在了地上,邻居发现后迅速送往医院。在急诊科心肺复苏成功后,转入重症监护室。一个生龙活虎的人说倒下就倒下了,真是"天有不测风云,人有旦夕祸福"啊!堂哥那年52岁,出现心绞痛已经3个多月了,多于夜间发作,但每次到医院做心电图都无异常,做了几次动态心电图也没赶上症状发作。后来他去老家的县医院做了冠状动脉造影检查,那里的大夫说没事,排除了冠心病。堂哥还去找了神婆婆,她问明了情况,绘声绘色地说:"你看你这皮肤上不红不肿,没啥事,挺过七七四十九天,就全好了。"堂哥一高兴,谢过神婆婆,留下两百元钱,从此再也不看病了,但仍有心绞痛发作,他都硬挺着。

这次他没挺住,我接到侄女的电话,喊着我们科的王主任、董主任和史主任火速赶回了老家的中心医院。堂嫂面无表情,侄女、侄子神情紧张,哥也在,满脸的焦虑。堂哥的病情确实十分严重,他躺在重症监护室的病床上,身上插满了管子,靠呼吸机辅助呼吸。据那里的大夫讲,因为路上耽误了时间,送来时已经没有了呼吸和心跳,当时电除颤了总共 8 次。

他们三位都是介入方面的专家,一眼就看出县医院的诊断有误。明明在右冠状动脉开口处有 1 处约 50% 的狭窄,属于临界病变,这个部位的狭窄极易诱发斑块破裂和心室颤动,县医院给漏诊了。

堂哥的脸型、体型、睿智及口才很像姜昆。我童年的生活,在他的欢声笑语里度过,他给过我许多鼓励与期望。他要我好好学习,将来考取名牌大学。他当年上学时,升学靠推荐,家庭成分是推荐依据中的重要一项。尽管他学习成绩十分突出,但终因我们这个家族成分偏高而失去了深造的机会。他对这种推荐深恶痛绝,经常流露出不满的情绪。但这种不满激发了他干事创业的勇气和信心,促使他无论做什么事情都能够全身心地投入,并且做到最好。中学毕业后,堂哥先是在生产队干农活,然后是在离家很远的一个公社铁矿上当矿工,后来是在一家拖拉机厂里当工人。这家拖拉机厂倒闭后,人过中年的堂哥成了下岗职工。但他没有气馁,干起了个体,整日操心费力,生意做得红红火火。我们经常凑在一起,举杯畅饮、高谈阔论……

在我们这个家族里,同一个曾祖父的弟兄共有 12 人,堂哥排行第六。他尤其喜欢我们兄弟两个,我们和他感情很深。仿佛一切都在昨天,还能看到他微笑的模样,还能听到他亲切的声音……望着昏迷中的堂哥,我们哥俩都无法抑制眼中的泪水。

经过精心治疗和护理,堂哥的病情逐渐好转,终于可以脱离呼吸机了,并且有了意识,但仍然不能言语,后来转入普通病房。又过了一段时间,病情比较稳定,经主管大夫同意,出院回家。

堂嫂真是不简单,精心照料着堂哥,没白没黑,日复一日。堂嫂的含辛茹苦和孩子们的一声声呼唤,最终没能创造奇迹。堂哥在昏迷了一年多之后永远离开了我们。

哥帮着去购买墓地,操办丧事。我也赶了回去,一起送堂哥入土为安。后来我为堂哥写了一首诗,以寄托哀思。

清明节刚过

堂哥走了

没有痛苦、没有遗言

悄无声息地走了

这本是意料之中的噩耗

当我值完夜班

忙完上午的查房

拖着疲惫的身躯回到办公室

关掉手机

就一个人

望着窗外摇曳的嫩枝

任由泪水肆虐地流下

……

墓地选在了依山傍水、草木葱茏的地方

今天

我们都来了

太阳公公和清风婆婆也来了

来送您最后一程

天堂的路不知好不好走

天堂里不知是冷是热

愿无尽的哀思和漫山遍野的菊花

陪伴您的灵魂安息

第八章

前面提到的刘姨是我一位师姐的表姨,师姐博士后出站后留在北京工作。一有关于看病的事儿,刘姨总会首先想到我,要么打电话咨询,要么直接过来找我。有时是自己看病,有时是领熟人过来。

前年12月份,因为胸闷、憋气,她过来了。刻下症见:胸闷,气短,心悸,口苦,五心烦热,心情不畅,易着急,双下肢乏力、酸重,睡眠质量较差,多梦易醒。饮食后上腹部胀感,大便排出困难,小便正常。舌暗红,苔少、色黄,脉沉。我以柴胡舒肝散加减开具了处方,整方如下:

柴胡 12g	栀子 15g	丹皮 20g	川芎 15g
香附 15g	枳壳 12g	玫瑰花 12g	龙胆草 20g
夏枯草 15g	茵陈 20g	生大黄 9g(后入)	厚朴 15g
焦三仙 30g(各)	炒枣仁 20g	生地 20g	玄参 15g
麦冬 15g	紫石英 30g	生甘草 12g	

7剂,水煎400ml,早晚分2次温服,日1剂

二诊时胸闷、气短、心悸、口苦均减轻,情绪好转,睡眠稍改善,仍双下肢乏力、腹胀、大便困难,舌脉同前。上方栀子改20g,生大黄改15g,生地改30g,加槟榔12g,黄连12g,继服7剂。

去年3月份,她又来了,这次是因为近1周来心悸明显。刻下症见:心悸,睡眠差,纳差,舌暗红,苔黄,脉沉。我以心悸1号方加减开具了处方,并嘱她转移注意力,保持心态平和,别整天想些自己驾驭不了的事情。整方如下:

黄芪 30g	麦冬 15g	五味子 3g	川芎 15g
丹参 20g	琥珀粉 2g(冲服)	炒枣仁 30g	紫石英 30g
木香 9g	生甘草 6g	珍珠母 60g	白蔻仁 15g(后入)

藿香12g	佩兰12g	焦三仙20g(各)	连翘20g

7剂,水煎400ml,早晚分2次温服,日1剂

二诊时心悸减轻,纳可,睡眠仍差,梦多,颜面略浮肿,舌脉同前。上方加黄连12g,泽泻30g,继服7剂。

三诊时心悸明显减轻,睡眠较前改善,仍梦多,双下肢乏力,舌脉同前。上方加黄芩15g,杜仲12g,牛膝15g,继服7剂。

四诊时偶有心前区不适,多在活动量较大时出现,舌脉同前。上方加元胡20g,继服7剂。

去年6月份她再次过来的时候,面带焦急、痛苦之色。一问才知,原来她多年的扁平苔癣又犯了。口唇部烧灼感明显,有时头晕,舌质暗红,边有齿痕,苔薄黄、黏腻,脉沉涩。我依据增液汤合黄连解毒汤加减开具了处方,并嘱她不要着急,多喝些水。整方如下:

生地30g	玄参15g	麦冬20g	石斛15g
天花粉30g	黄连15g	黄芩15g	黄柏15g
知母20g	枇杷叶50g	栀子12g	川芎20g
元胡20g	肉桂6g	乌贼骨30g	焦三仙20g(各)
连翘15g	生甘草12g		

7剂,水煎400ml,早晚分2次温服,日1剂

二诊时口唇部烧灼感减轻,偶头晕,颜面、双下肢略浮肿,舌脉同前。上方生地改45g,石斛改20g,加泽泻30g,茯苓20g,继进7剂。

三诊时口唇部烧灼感明显减轻,无头晕,无浮肿,诉大便黏腻,小腹胀满,苔黏腻消失。上方栀子改20g,川芎改15g,连翘改20g,加厚朴15g,生石膏45g,继进7剂。

扁平苔癣,中医病名为"紫癜风",临床并不少见,好发于青年及成人,且近年来发病率有增高趋势。由于其皮损表现千变万化,常常被误诊。祖国医学认为本病是因素体阴血不足,脾失健运,蕴化不足,复感风邪,风湿客于肌肤腠理,凝滞于血分;或因肝肾不足,阴虚内热,虚火上炎于口而致病。刘姨这种情况大体属后者,但又兼有三焦热盛,故用增液汤合黄连解毒汤加减而收效。

增液汤出自《温病条辨》,由玄参、麦冬、生地三味药组成。方中重用玄参,苦咸而凉,滋阴润燥,壮水制火,启肾水以滋肠燥,为君药。生地甘苦而寒,清热养阴,壮水生津,以增玄参滋阴润燥之力;肺与大肠相表里,故用甘寒之麦冬,滋养肺胃阴津以润肠燥,共为臣药。三药合用,养阴增液,以补药之体为泻药之用,使肠燥得润、大便得下,故名之曰"增液汤"。本方既是治疗津亏肠燥所致大

便秘结的常用方,又是治疗多种内伤阴虚液亏病证的基础方。临床应用以便秘、口渴、舌干红、脉细数或沉而无力为辨证要点,常用于温热病津亏肠燥便秘,以及习惯性便秘、慢性咽喉炎、复发性口腔溃疡、糖尿病、皮肤干燥综合征、肛裂、慢性牙周炎等证属阴津不足者。

黄连解毒汤出自《外台秘要》引崔氏方,由黄连、黄芩、黄柏、栀子四味药组成。方中以大苦大寒之黄连清泻心火为君,兼泻中焦之火;臣以黄芩清上焦之火;佐以黄柏泻下焦之火;栀子清泻三焦之火,导热下行,引邪热从小便而出。四药合用,苦寒直折,三焦之火邪去而热毒解。主治一切实热火毒、三焦热盛之证,临床应用以大热烦躁,口燥咽干,舌红苔黄,脉数有力为辨证要点。常用于败血症、脓毒血症、痢疾、肺炎、泌尿系感染、流行性脑脊髓膜炎、乙型脑炎以及感染性炎症等属热毒为患者。

有一天,阿冲问我,"老师,你为什么用枇杷叶啊?"

"有人说它能降逆气,除热痰,治疗很多怪病。我试了几例,还不错。"

关于枇杷叶的用法,我是在一本书上看到的,书名叫《一个传统中医的成长历程》。书中介绍一个人患了慢性前列腺炎,久治不愈,碰到一位道士,给开张处方,只有三味药,枇杷叶、艾叶和苦参,喝了 18 服,病好了。这位道士毫不隐瞒地这样解释,"枇杷叶是一味君药,不要把它当臣药或佐药使用,这药好比一位英勇善战的将军,却不显山不露水,常人都不知道它的妙处。此物能降十二经脉之逆气,能化十二经脉之热痰,逆气降,热痰除,很多怪病不治自愈"。看到这里,我查阅了相关资料。枇杷叶,苦,微寒,归肺、胃经,清肺止咳,降逆止呕。主治肺热咳嗽,气逆喘急,胃热呕吐,哕逆。《别录》:"主卒哕不止,下气。"《食疗本草》:"煮汁饮,主渴疾,治肺气热嗽及肺风疮,胸、面上疮。"《滇南本草》:"止咳嗽,消痰定喘,能断痰丝,化顽痰,散吼喘,止气促。"《纲目》:"和胃降气,清热解暑毒,疗脚气。"《本草再新》:"清肺气,降肺火,止咳化痰,止吐血呛血,治痈痿热毒。"《安徽药材》:"煎汁洗脓疮、溃疡、痔疮。"

我还以增液汤合黄连解毒汤加减治疗了几例口腔溃疡的病人。口腔溃疡,又称为复发性阿弗他性口炎,是发生在口腔黏膜上的浅表性溃疡。大小可从米粒至黄豆大小,成圆形或卵圆形,溃疡面为凹面,周围充血,具有周期性、复发性及自限性等特点,好发于唇、颊、舌缘等,病因及致病机制仍不明确。诱因可能是局部创伤、精神紧张、食物、药物、激素水平改变及维生素或微量元素缺乏等。祖国医学称之为"口疮",有以下几种病因:一是外感六淫,二是饮食不节,三是情志过极,四是素体阴亏,五是劳倦内伤,六是先天禀赋不足。总之,外感六淫燥火、内伤脏腑热盛是致病主因,主病之脏在于心和脾胃。

其中有 1 例是住院病人,徐××,当时因高血压病、冠心病入院,经治疗头晕、胸闷、憋气好转。住院期间口腔溃疡复发,疼痛难忍,伴颈部淋巴结疼痛不适,口干口苦,大便干结,舌红,边有齿痕,苔黄厚腻,脉弦。整方如下:

生地 30g	玄参 15g	麦冬 15g	石斛 15g
天花粉 30g	黄连 15g	黄芩 15g	黄柏 15g
知母 15g	枇杷叶 30g	防风 6g	苍术 15g
元胡 20g	肉桂 3g	酒大黄 6g	生甘草 12g

7 剂,水煎 400ml,早晚分 2 次温服,日 1 剂

二诊时口腔溃疡接近愈合,口干口苦减轻,大便正常,仍感颈部淋巴结疼痛不适,有时乏力,舌红,边有齿痕,苔薄黄,脉弦。上方肉桂改 12g,继进 7 剂。

一个月后因饮用白酒过量,口腔溃疡再次复发。上方黄连改 20g,黄芩改 20g,继进 7 剂。同时嘱减少白酒用量,尤其高度白酒。酒为水谷发酵熏蒸而成,为熟谷之液,性热而质湿,为湿热蕴结之品。长期过量饮酒,酿成湿热,"湿热"内蕴太久,会形成"湿热体质",诱发口腔溃疡、痤疮等疾病。

从大学到博士后,换了很多专业,走了很多弯路,回想起来总感觉很是滑稽,有时也感到后悔。但只要是学过了,就会在大脑里留下印记,只是或清晰或模糊而已。前面提到的两个病例,其实就属于大学阶段学过的口腔黏膜病的范畴。

口腔黏膜病是指除肿瘤以外,发生在口腔黏膜和软组织的疾病。口腔黏膜病种类繁多,可以组合成复杂多样的损害。在发病因素方面,除了少数与口腔条件直接相关外,绝大多数与全身或系统因素的关系密切。随着免疫学研究的不断发展,发现与自身免疫有关的口腔黏膜病在临床上已屡见不鲜。这些疾病可单独发生在口腔黏膜上,也可同时发生在其他部位的黏膜或皮肤上。一些全身性疾病的早期症状也常表现在口腔黏膜上,因此,在诊治过程中要有整体观念。

口腔黏膜病主要包括复发性口腔溃疡、白塞氏病、扁平苔癣和口腔疱疹等。我去年还曾治疗过 1 例口腔疱疹的病人。王××,女,55 岁,既往高血压病史10 余年。自述口中常有疱疹,且易溃破,形体消瘦,面色晦暗,焦虑貌,心中躁扰不宁。严重时心慌、乏力,身热夜甚,时有汗出,手背瘀青,口干喜饮,食欲差。胃中有异物堵塞感,无呃逆、反酸,大便偏干,难解,小便短黄,有时可见血尿。查体可见上颚有一血泡,舌绛,苔少,黄燥,脉浮滑数。证属阴虚火旺、血热伤津型,治以滋阴泻火,凉血生津,予当归六黄汤加减,整方如下:

黄芪 20g	生地 20g	玄参 15g	黄连 9g

黄芩 15g	黄柏 12g	麦冬 15g	石斛 20g
五味子 3g	知母 15g	赤芍 20g	丹皮 15g
连翘 20g	栀子 5g	大小蓟 12g^(各)	藕节 12g
白及 12g	焦三仙 15g^(各)	乌贼骨 30g	生甘草 6g

7 剂,水煎 400ml,早晚分 2 次温服,日 1 剂

患者服用三剂后,胃中异物感消失,夜汗减少,遂出院。后来电话随访,口腔疱疹未再复发。

方中黄芪、生地、玄参气阴双补,为君药,其中黄芪补中益气、固表敛汗,生地、玄参滋补肝肾阴血、兼清里热;黄连清心火,合黄芩、黄柏泻火除烦,苦以坚阴,合知母、石斛、麦冬甘寒质润,助以养阴生津降火,以上共为臣药。五味子益气生津、宁心安神;赤芍、丹皮辛苦寒凉,泄血中伏火;连翘、栀子清热解毒,治火毒疮疡;白及、藕节、大小蓟凉血止血,治尿中带血;焦三仙、乌贼骨健胃消食、制酸止痛,共为佐药。生甘草调和诸药,为使药。全方共奏滋阴泻火、凉血生津之功。

那天,我们科的王护士找到我,让我给她母亲看看。老人家既往干燥综合征多年,刻下症见:口干,夜眠差,双下肢浮肿、乏力,饮食可,二便调,舌暗红,苔黄,脉弱涩。我以宁心安眠方进行加减开具了处方,整方如下:

黄芪 30g	麦冬 15g	五味子 3g	川芎 15g
丹参 20g	栀子 20g	柴胡 9g	炒枣仁 30g
茯神 30g	石菖蒲 15g	远志 15g	紫石英 30g
木香 9g	生甘草 6g	黄连 15g	黄芩 15g
连翘 20g	石斛 20g	天花粉 30g	生地 30g
玄参 15g	牛膝 15g	泽泻 30g	杜仲 20g

7 剂,水煎 400ml,早晚分 2 次温服,日 1 剂

二诊时睡眠可,口干减轻,双下肢无水肿,仍感乏力,舌脉同前。上方黄连改 20g,黄芩改 20g,连翘改 30g,石斛改 30g,牛膝改 20g,加肉桂 3g,继服 7 剂。

干燥综合征(Sjogren's Syndrome,SS)是一种主要累及外分泌腺体的慢性炎症性自身免疫病。由于其免疫性炎症反应主要表现在外分泌腺体的上皮细胞,故又名自身免疫性外分泌腺体上皮细胞炎或自身免疫性外分泌病。临床除有唾液腺和泪腺受损功能下降而出现口干、眼干外,尚有其他外分泌腺及腺体外其他器官受累而出现多系统损害的症状,其血清中存在多种自身抗体和高免疫球蛋白。

该病属全球性疾病,在我国人群的患病率用不同的诊断标准为 0.29% ~

0.77%,在老年人群中患病率为 3% ~ 4%。本病女性多见,男女比为 1∶9 ~ 1∶20。发病年龄多在 40 岁 ~ 50 岁,亦可见于儿童。

该病起病多隐匿,大多患者很难说出明确的起病时间,其临床表现多样,病情轻重差异较大,多数会有局部表现。在口腔方面,表现为口干燥症。因唾液腺病变,使唾液黏蛋白缺少而引起下述常见症状:①有 70% ~ 80% 患者诉有口干,但未必都是首症或主诉,严重者因口腔黏膜、牙齿和舌发黏以致在讲话时需频频饮水,进固体食物时必需伴水或流食送下,有时夜间需起床饮水;②猖獗性龋齿是本病的特征之一,约 50% 的患者出现多个难以控制发展的龋齿,表现为牙齿逐渐变黑,继而小片脱落,最终只留残根;③腮腺炎,50% 患者表现有间歇性交替性腮腺肿痛,累及单侧或双侧,大部分在 10 天左右可以自行消退,但有时持续性肿大,少数有颌下腺肿大,舌下腺肿大较少,有的伴有发热,对部分有腮腺持续性肿大者应警惕有恶性淋巴瘤的可能;④舌部表现为舌痛,舌面干、裂,舌乳头萎缩而光滑;⑤口腔黏膜出现溃疡或继发感染。

该病属中医"燥证"范畴。中医认为本病的发生是由于素体肝肾亏虚,阴血损伤,或感受温热之邪,郁久化燥伤血,或过食辛辣油腻,脾胃蕴热,化燥伤阴,阴津枯耗而成。根据临床表现一般可分为风热肺燥、湿热中阻、阴虚内热、气阴两虚、阴虚血瘀等证型。前面提到的病例属阴虚内热,兼有血瘀。

走弯路也许不是坏事,有时会"弯"出许多美丽的风景,有时会"弯"出许多人生的感悟,有时会"弯"出许多知心的朋友……前面提到的张师兄和张主任都是我"弯"出来的知心朋友。

我们三个曾是一家医药公司的同事,并且在一间办公室里处过半年,相互之间很是投缘、默契,经常聚上一聚,打打扑克,三家人之间也都很熟。

张师兄大我 15 岁,属于"老领导加老大哥"牌的,关心着我,呵护着我,教导着我,激励着我,我几次重大的人生转折都与他息息相关。是他,领我第一次迈进了丁老师的家门。因为他岳母跟丁老师既是同事,又是邻居,他们认识已经十多年了。当时忐忑不安的心情真是难以形容,面对丁老师这样德高望重的大专家,我有些不知所措。他替我解了围,先是全面介绍了我的优点,接着又重点强调了我要跟丁老师学医的决心和信心。"苍天不负有心人",我终于如愿以偿地成了丁老师的学生。

他是学中药出身的,干过中药店的学徒工,拉过药匣子,对中药的鉴别和炮制特别在行,后来自修了专科和本科。见我学得如饥似渴、津津有味,不知不觉中,他也起了学习中医的念头。45 岁那年,人到中年了,他却毅然辞去了医药公司总经理的职务,报名攻读在职硕士学位,导师也是丁老师。我们成了实际意义上的师兄弟,在一起讨论的话题更多了。在他生日那一天,我专门写了一首诗,以资鼓励。

> 日中自奋蹄,志在追黄帝。

> 浮名随云散,喧嚣远别离。

> 不言苦与累,无惧风和雨。

> 酷暑晨起早,寒冬夜行疾。

> 诚心泣鬼神,仁举感天地。

> 经年凌绝顶,虚怀贯中西。

跟师学习的日子里,我们相互切磋,不断提高,并且认真总结了丁老师的临证思维经验,发表在了《湖北中医杂志》上。

其一,衷中医参西医。中医非常重视人体本身的统一性、完整性及其与自然界的相互联系,以整体的、动态的、辩证的观点把握疾病。但在诊断方面,中医病名尚不能准确地反应某些疾病的发病机制和临床特征,西医病名则具有较为明确的内涵;在治疗方面,中药复方多组分、多靶点、多途径地对机体进行综合调节,治疗疾病,这与西医用药讲究简单、清晰、明了大相径庭。丁老师认为,中医工作者当以中医为主,以中医特有的思维和方法、按照中医自身的发展规律研究中医,不能模仿、盲从西医,更不能以西医取代中医,但可借鉴西医的某些长处。

其二,辨病辨证结合。丁老师在防治心血管疾病方面,采用辨病与辨证相结合的诊疗措施,取得显著疗效。他认为辨病即针对疾病的共性,洞悉其病因、病机及演变规律而遣方用药,具有针对性较强、用药精专力宏的特点;辨证则是侧重于疾病某阶段的病情状态,依据病人阴阳气血虚实寒热而制定治则,是对疾病不同证型的个性研究,具有因人因证施治的特异性与灵活性。辨病与辨证的有机结合,体现了共性与个性的统一,在临床上可发挥出巨大的优势。

其三,注重分期论治。丁老师在临床实践过程中,非常注重分期论治,因为疾病处于不同时期,其临床表现存在差异,辨证分型也各有侧重,分期论治可加强针对性,进一步提高疗效。譬如对高血压病,丁老师认为,肝阳上亢型多见于该病 I 期,阴阳两虚型多见于 III 期,而阴虚阳亢型各期均可见到,以 II 期为多。治疗该病应紧紧抓住阴虚与阳亢这对主要矛盾,并注意阴虚为本,阳亢是标。

其四,强调次症不次。每个病种均有主症,但丁老师认为,在诊疗过程中重视主症的同时,次症亦不容忽视。譬如对病毒性心肌炎患者,若见咽喉隐痛、局部充血、扁桃体肿大等症,说明有余邪稽留,是该病迁延不愈或反复发作的病因所在,常在辨证论治的基础上加用清热解毒、活血利咽之品以肃清余邪,如双花、连翘、丹皮、赤芍、桔梗、牛蒡子等。

其五,长以活血化瘀。多种心血管疾病如冠心病、高血压、心律失常、病毒性心肌炎等多伴有瘀血存在,瘀血既是各种病因所致的病理产物,又是导致疾病迁延不愈或加重病情的原因。丁老师在遣方用药时,擅长应用活血化瘀法,根据血瘀的寒热虚实和轻重先后,视其证候之不同,针对性地配以温、清、攻、补等法。

其六,善于调和营卫。《难经·十四难》曰:"损其心者,调其营卫",意指对于心脏疾病可采用调和营卫的方法加以治疗。丁老师在数十年的临床实践中,运用调和营卫法治疗胸痹、心悸、不寐、汗证等心系疾病,经验独到,不拘常法,取得了满意的疗效。如对胸痹患者,见背痛、背寒、汗出、易于感冒等营卫不和、阴阳失调症状,常选用白芍、当归滋阴养血以助营,桂枝、羌活辛温通阳以实卫。

其七,师古纳新并举。丁老师在临证过程中,一方面师古而不泥古,一方面不断吸纳最新科研成果,尤其是现代中药药理研究成果,在辨证论治的基础上灵活选用。譬如在治疗高血压病时,丁师常选用钩藤、黄连等药,取得明显的降压效果。其原因在于现代药理研究表明,钩藤碱可直接反射性抑制血管运动中枢,以及阻滞交感神经与神经节,使外周血管扩张、阻力降低;黄连素能直接扩张血管、增加乙酰胆碱的降压作用、阻断交感神经。

其八,治病辅以调神。患者或因对疾病认识不足,或因长期受疾病所累,心理状态欠稳定,常产生忧郁、悲观、恐惧、消极甚至失望等情绪,导致心主神志的功能失调,反过来加重病情,这虽在常理之中,然却不利于疾病的痊愈。因此丁老师在遣方用药时常配伍安神或解郁之品,并给予积极的心理疏导。心理疏导主要包括三个方面,一是在问诊或解释时和蔼、亲切,在脉诊或听诊时认真、仔细,让患者体会到温暖;二是通过多种方式指导患者树立战胜疾病的信心,振奋精神,与医者密切合作,坚持服药,为治愈疾病努力;三是鼓励和督促患者注意生活规律化,起居要有常,饮食要有节,活动要有度。

后来,张师兄与人合资开办了一家诊所,我也顺理成章地成了那里的骨干之一。除了我们俩,还有魏师兄、刘师弟、焦师妹等人。在大医院里实习,虽然见多识广,但很少有自己动手实践的机会。在诊所,就别有一番天地了,可以直接面对病人,望闻问切,开方调方。五六年下来,光药方就攒了一大摞。另外,针灸、推拿、拔罐、刮痧等,也都可以开展。

有时,我就想,作为一名医生,仅限于省疾问病、号脉开方是不够的,不但要用整体观念看待生病的人,还要用综合措施干预人生的病。

我很推崇经络学说,它补充了脏象学说的不足,是中药归经理论的基础,又是针灸及推拿的理论核心,主要研究人体经络的生理功能、病理变化及其与脏腑的相互关系等内容。该学说认为人体除了脏腑外,还有许多经络,其中主要有十二经络及奇经八脉。《灵枢·经别》曰:"十二经脉者,人之所以生,病之所以成,人之所以治,病之所以起,学之所以始,工之所止也。粗之所易,上之所难",并具有"决生死,处百病,调虚实,不可不通"的特点。《扁鹊心书》曰:"学医不知经络,开口动手便错。"经络遍布全身,内联五脏六腑,外布五官七窍、四肢百骸,沟通表里、上下、内外,将人体的各部分连接成有机的、与自然界阴阳属性密不可分的整体;并藉以运行气血,营养机体,使人体各部分的功能活动保持协调和相对平衡。

体外之邪可以循经络内传脏腑,脏腑病变亦可循经络反映到体表,不同经络的病变可引发不同的症状。在有些疾病的病理过程中,常可在经络循行通路上出现明显的压痛,或结节、条索等反应物,以及相应的部位皮肤色泽、形态、温度等变化。通过望色、循经触摸反应物和按压等,可推断疾病的病理状况。

针刺、艾灸、推拿、拔罐等治疗可通过刺激体表经络腧穴,以疏通经气,调节人体脏腑气血功能,从而治愈或缓解疾病。腧穴的选取需依靠经络学说的指导,《四总穴歌》所载"肚腹三里留,腰背委中求,头项寻列缺,面口合谷收"就是循经取穴的具体体现。由于经络、脏腑与皮部有密切联系,故经络、脏腑的疾患可以用皮肤针叩刺皮部或皮内埋针进行治疗;经络闭阻、气血瘀滞,可以刺其络脉出血进行治疗。

经络学说不仅指导着中医各科的临床实践,而且是人体保健、养生祛病的重要依据。按照中医经络和腧穴的功效主治,采取针、灸、推拿、按摩、导引等方式,可舒经理络、交通阴阳而驱邪治病,使机体恢复阴平阳密的和谐状态。

譬如,经常按压或灸关元穴、气海穴、足三里穴,可扶助正气、增强体质、减少心脑血管病的发生。足三里穴适合指针(用指尖代替针具)按压或艾条灸。采用艾条灸时,点燃艾条后靠近穴位,3~5分钟后以穴位皮肤感觉发热即可。若艾灸过程中皮肤发烫,可适当增加艾条与皮肤的距离。我把这办法告诉了很多病人,他们大多在坚持应用。

再如,经络养生对于慢性疲劳综合征也有突出的优势。随着现代人生活节奏的不断加快,竞争日趋激烈,人们所面对的生存压力也越来越大。许多人长期处于紧张状态,长时间的超负荷运转容易导致身体透支。此外,由于过于繁忙,常常忽略了自己的健康状况,加之没时间参加体育锻炼,业余爱好日益减少,因而不能有效地调节自己、放松身心,从而导致慢性疲劳综合征的发生。慢性疲劳综合征是美国疾病控制中心在 1988 年正式命名的一种疾病,以长期持续疲劳、休息后不能缓解为主要表现,常伴有低热、头痛、咽喉痛、颈部或腋下淋巴结肿痛、全身肌肉关节疼痛或僵硬、失眠以及多种神经精神症状,而各项体格检查及实验室检查却没有明显的异常。我有一段时间因为过度劳累就出现了这种情形,试着从网上搜到一种经络养生的办法,坚持用了半个多月,还挺管用。具体办法是取磁石 20 克,先煎煮 30 分钟,然后加入茯神 15 克、五味子 10克和刺五加 20 克,再煎 30 分钟,去渣取汁,将一块洁净的纱布浸泡于药汁中,趁热敷于太阳穴及前额,每晚 1 次,每次 20 分钟。

还有,在用脑劳累时,我经常通过按压百会穴、太阳穴、风池穴等穴位进行"自醒"。具体手法是用双手拇指或食指叠按于百会穴,缓缓用力,有酸胀感为宜,持续 30 秒,同时可做轻柔缓和的环形按揉,反复 5 次;接着用双手拇指或食指分别置于两侧太阳穴,轻柔缓和地环形转动,持续 30 秒;然后将两拇指分别置于两侧风池穴,头后仰,拇指环形转动按揉穴位 1 分钟,反复 5 次。

第九章

阿冲是七年制的本硕连读生,来自烟台农村,很勤奋,也很有思想。每次从老家回来,他总要带些梨或苹果。我想,他家肯定有大片大片的果园。试想一下,每天在果园劳作,享受着从树梢里透过的阳光和从树叶间穿过的微风,尤其是到了收获季节,亲手摘下一枚枚沉甸甸的果实,那该是一件多么惬意的事情啊! 有付出就有收获,付出是充实的,收获是开心的!

有一次,我们在QQ上聊天,他提到编书的事情。由于一些不尽如人意的因素,他感觉很烦,甚至不想继续编下去了。我提醒他看看乐羊子之妻的名言,"此织生自蚕茧,成于机杼。一丝而累,以至于寸,累寸不已,遂成丈匹。今若断斯织也,则捐失成功,稽废时日。夫子积学,当'日知其所亡',以就懿德;若中道而归,何异断斯织乎?"

凡事认真去做,可以把事情做好,这是一种境界;凡事开心去做,可以把事情做得更好,这是一种更高的境界。

一件事情,如果一开始就没兴趣去做,或是在做的过程中碰到这样那样的困难而半途放弃,结果呢? 什么也得不到,别说成绩了,连经验和教训也没有。前一阵子,关于申报课题的事情,他先是强调临床上太忙没有时间,后来又说对科研没有兴趣,总之一句话,就是不想干。

后来,经过劝说,他决定干了,但是干得不够开心,给人一种勉为其难的感觉。人活这辈子,总有某些事情你不想干,但碍于情面或迫于压力你不得不干。假若带着纠结、郁闷的情绪去做这件事情,会出现什么情形呢? 我从五个方面给他做了分析:其一,在做事的过程中,你很无奈也很痛苦;其二,在这种心情下做事,不利于潜能的发挥,可能正常的水平也发挥不出来,让人觉着能力不强;其三,与这事有关的人会认为你没有合作意识,没有团队精神;其四,带着压抑的心情工作,不利于身体健康;其五,恶性循环下去,越不开心越做不好,越做不好就越不开心,长此以往,一事无成。

关键在于心态,心态的调整特别重要。自己喜欢做的事,开开心心去做,这属正常;自己不喜欢而别人强加给自己的事情,通过调整心态,也开开心心去做,这就相当潇洒了。

我想起几年前我在博士后流动站的时候,有项科技部的国际合作项目需要结题、鉴定,撰写查新申请表、结题申请表、结题报告书、鉴定申请表、鉴定报告书、科技成果鉴定证书等一系列文件,办理各种有关结题、鉴定的手续,联系结题、鉴定专家,以及具体的会议安排等等重任,责无旁贷地落在了我和一位师弟的头上。一开始还没啥感觉,后来越干越烦,因为写了改,改了写,反反复复好多遍都不能顺利通过,今天看这领导的脸色挨顿批,明天又要看那领导的脸色挨顿批,强压心头怒火却又不敢发作,心里也清楚:干活越多,出错越多,挨批也就越多,却还要装出无比谦恭的样子,以至于快要崩溃了。当时一位老大哥语重心长地劝我说,能参与科技部国际合作项目这种大课题的结题和鉴定,是你莫大的荣幸,这对你是多大的锻炼啊!有多少人巴不得来干都没有机会啊!听了这位老大哥的话,我迅速调整了心态,由郁闷变为开心,由浮躁变为平和,由应付变为认真,以满腔的热情投入到了这项工作中去。对每一段文字,每一幅图形,每一张表格,我都反复推敲,仔细斟酌,再也不觉得累了。并且,我从中发现了很多不足,找到了更好的解决办法。后来,课题顺利通过结题,鉴定为国际领先水平,第二年又获得了省科技进步二等奖。在此基础上,一鼓作气,接连成功申报了卫生部、中央保健委员会、省信息产业厅的多项相关课题。

我给他写了一个公式:干活越多→出错越多→挨批越多→成绩越多。

反而言之,挨批多是因为出错多,出错多是因为干活多。不干活就不会出错,不出错就不会挨批,可是成绩哪里来呢? 只要有成绩、成绩多,挨批怕什么? 出错怕什么? 干活怕什么? 趁年轻,干活再多也不至于累垮了身体,况且也不用太顾及面子。

就在我们那次谈话以后,他及时调整了心态,开开心心地去查阅资料、撰写标书,并且反复修改。他的标书做得非常漂亮,第一步成功了。标书中标了,第二步也成功了。还有第三步、第四步……

这次阿冲撰写的标书题目是《吸烟致冠状动脉内皮损伤的中医药干预研究》。吸烟是全球范围内死亡的重要危险因素,预计目前全世界有 13 亿烟民,其中 82% 在发展中国家。中国,每年由于吸烟导致的经济负担为 3.5 亿美元。

吸烟导致的前3位死亡原因分别是心血管疾病、慢性阻塞性肺疾病和肺癌,心血管疾病是最常见的死亡原因,占吸烟所致总死亡的35%。吸烟影响动脉粥样硬化的各个不同阶段,包括从内皮功能异常到急性血栓事件,而且主动和被动吸烟均增加心血管事件。

烟草和烟雾中已知的成分至少有4000种,其中只有少数几种物质被分离。动物试验显示焦油中的多环芳香烃能明显加速动脉粥样硬化过程;烟草中的尼古丁会导致体内一氧化氮减少,不但使血管舒张功能下降,引起血管内皮功能障碍,而且一氧化氮还参与炎症、细胞黏附、血小板活化和血栓形成等多个病理生理过程;吸烟诱导产生的晚期糖基化终产物可对内皮细胞产生直接毒性作用。

吸烟引起动脉内皮损伤首先表现为内皮依赖性舒张反应受损,这种内皮功能障碍是动脉粥样硬化的前奏。乙酰胆碱的舒张作用依赖于内皮结构、功能的完整性,它促进内皮释放内皮舒张因子一氧化氮,一氧化氮作用于血管平滑肌的鸟苷酸环化酶,引起血管松弛反应。定量冠状动脉造影研究表明,不论粥样硬化病变存在与否,长期吸烟都能引起冠状动脉内皮依赖性舒张功能受损。乙酰胆碱使吸烟者的心外膜冠状动脉呈收缩状态,而正常人的冠状动脉近端1/3以及远端血管则呈舒张状态。一氧化氮合酶抑制剂N-单甲基-L-精氨酸使正常人的冠状动脉基础直径缩小,并能抑制乙酰胆碱引起的舒张反应,但对吸烟者的冠状动脉影响却很小,而且吸烟者与正常人相比,冠状动脉对硝酸甘油的舒张反应显著性增强。这表明,吸烟者静息时动脉内皮释放一氧化氮减少,并且乙酰胆碱刺激内皮释放一氧化氮也受到了抑制,这间接反映了内皮功能受损,从而使吸烟者对外源性一氧化氮供体硝酸甘油的舒张反应以及乙酰胆碱的收缩反应超敏。Stefanadis等人也发现,从吸烟者吸烟开始,主动脉弹性迅速下降,持续至少20min。

血管性血友病因子(vWF)是内皮特异性产物,是体内实验中最好的内皮细胞损伤指标。Blann等人的研究表明,吸烟者禁烟一晚,然后吸两支烟后立即取血,发现血清vWF水平比对照组明显增高,vWF抗原具有促进凝血和血栓形成的活性,可激活血小板,黏附聚集于内皮下,促进动脉粥样斑块的发展。吸烟后30min内皮细胞即可出现损伤,引起vWF的释放,但这种增加是短暂的,停止吸烟后,血清vWF迅速恢复。

Raitakari等人研究了20例目前被动吸烟者、20例既往被动吸烟者及对照组。血管超声测定肱动脉反应性充血以及舌下含化硝酸甘油时的血管反应性。在被动吸烟持续时间及强度相似的情况下,既往被动吸烟组比目前被动吸烟组内皮介导的舒张功能明显改善,在停止暴露两年后更明显,但与对照组相比,仅部分内皮依赖性舒张功能得以恢复。

荟萃分析强烈提示戒烟能够使总死亡率下降 36%,优于或至少不劣于冠心病的二级预防措施。虽然吸烟对健康的不利作用很多年才出现,但是戒烟的获益会很快出现,任何年龄的吸烟者均应该戒烟。那么,应用中医药对吸烟人群进行干预会发挥什么样的作用呢?

经过查询资料、反复讨论,我们确定吸烟每天超过 20 支、吸烟年限超过 10 年并且属于热毒血瘀型人群作为入选研究对象,随机分为三组,即中医药干预组、食疗组和空白组,干预周期为 3 个月。通过干预前后分别进行内皮素 – 1、一氧化氮、血管紧张素 II(AngII)、血栓素 A 等实验室检查,内皮细胞计数及形态学检查以及非侵入性血管超声检查,将所得数据进行统计分析,评价干预效果并给出结论,为改善吸烟者冠状动脉内皮功能提供中医药干预的新策略,以期降低冠心病的发病率与死亡率。

后来,我们一起总结了凡事开心去做的好处:其一,在整个过程中,一直保持着愉快的心情,这本身就很难能可贵;其二,愉快的心情有利于潜能的发挥,可以发挥出超正常的水平来,把事情做得更加完美;其三,与相关人员的关系处理得非常和谐,可以不断扩大人脉圈;其四,开心是第一要务,正处豆蔻年华,自然不用担心身体健康的问题;其五,良性循环下去,越开心做得越好、越多,成绩也就越大,开心着忙碌着并且丰收着。

截至目前,他已参与科研项目 3 项,申请发明专利 2 项,发表学术论文 4 篇,其中 EI 收录 1 篇。

去年 9 月份,我们一起治疗了 1 例心血管病介入术后发热的病人,效果不错。他整理后发表在了《山西中医》上。

病人汪××,男,56 岁,既往陈旧性心肌梗塞梗病史 3 年余,因重度心力衰竭入院,经常规药物控制不佳。为改善预后,决定行冠状动脉造影检查,结果示:左主干发育短,远端斑块,前降支全程弥漫性钙化病变,最重 80% 狭窄,中远段纤细,可见向右冠远端提供侧支循环,第一对角支近段弥漫性狭窄 80%,回旋支近段弥漫性狭窄,最重 90% 狭窄,钝缘支远端次全闭塞,右冠状动脉中段弥漫性长狭窄病变,近段次全闭塞,中段以远完全闭塞,提示三支病变。经患者本人及家属同意,自右冠状动脉远端植入支架 4 枚。

术后常规应用头孢类抗生素静脉滴注,第二天患者自诉胸闷较前减轻,但出现发热,最高 39.2℃,使用消炎痛栓肛塞,温度降至 37.5℃,下午体温再度反弹,达 39.4℃。全身乏力,后背胀痛不适,饮食睡眠尚可,小便正常,大便不畅,舌质紫暗,边有齿痕,苔黄厚,脉弦数。综合舌脉,四诊合参,当属祖国医学"胸痹"之范畴,证属湿热蕴结、血脉瘀阻、腑气不通型,治以清热利湿、活血通脉、降气通腑,予小陷胸汤合增液汤加减,整方如下:

半夏 9g	黄连 15g	瓜蒌 30g	黄芩 15g
白术 6g	茯苓 9g	生地 30g	当归 30g
玄参 15g	麦冬 12g	焦三仙 20g^(各)	连翘 20g
鸡内金 15g	乌贼骨 30g	生甘草 12g	

3 剂,水煎 400ml,早晚分 2 次温服,日 1 剂

患者服用 1 剂,热势即退,未再发热。2 剂尽,病人大便基本正常,全身乏力较著,后背稍感胀痛不适,舌暗红,苔薄黄,脉弦。在上方基础上,加黄芪 30g,肉桂 6g,鸡血藤 30g,苏木 15g,羌独活各 12g,水煎服,日一剂,服用 5 剂。1 月后随访,病人未述明显不适。

心血管病介入术包括冠状动脉造影术、支架植入术及射频消融术、起搏器植入术等,此类手术通过穿刺股动脉和/或股静脉完成,具有创伤小的特点。心血管病介入术后的发热,在临床上较为常见。西医在治疗上主要是应用解热镇痛药及抗生素,但对于有些患者,临床效果欠佳。从中医角度分析,其主要机理是术后气血阴精亏虚、脏腑功能失调,临床上多表现为低热、中热,但有时亦可出现高热。介入术后发热者大致可分为毒热未清、湿热蕴结、血脉瘀阻、中气不足、腑气不通五种证型。

该例病人既有痰热蕴结,又有血脉瘀阻,故处方用药时,既要清热化痰,如黄连、瓜蒌、黄芩;又需活血化瘀,如玄参、当归;同时兼顾脾胃,如茯苓、白术,健脾渗湿,焦三仙、鸡内金、乌贼骨消食化滞,连翘清胃火。诸药合用,切合患者发热病机,故服用 1 剂热势即退,但患者自述乏力明显,稍感后背胀痛不适。为巩固疗效,在原方基础上加黄芪、肉桂益气温阳,治其本;鸡血藤、苏木增强活血化瘀之力,羌活、独活加强胜湿止痛之效,治其标。标本兼治,继续服用 5 剂后,自觉症状基本消失。

在临床实践中,心血管病介入术后所导致的发热,其病机往往比较复杂,证型往往兼夹存在,当结合具体症状及舌苔脉象,四诊合参,辨证施治。

阿冲喜欢研读经典,经常可以看到他手里捧着《四圣心源》、《神农本草经》之类的著作。他也很热衷于临床实践,立志成为一方名医,属于同学圈里"出道"较早的一位。他经常主动给人看病,并且积累了一定的临床经验。他曾给我讲过一个他看病的故事。

我有个哥哥,是我二叔家的孩子,比我大 7 岁,从事餐饮行业。两个月前打

电话跟我说，最近经常腰痛、乏力，劳累后更明显，查体血脂偏高。我这个哥哥吧，平时喜欢看一些中医这方面的书籍，虽然对中医不是精通，但多少也会点，我就问他，你摸摸你自己的脉，是不是一搭手摸不大着，用力之后才能摸到？他自己试了试说，左手脉确实如同你说的那样，而且无名指下的脉象尤其摸不大着。接着我又让他对着镜子看看舌苔，他回答我说，舌质有点暗，舌尖比较红，红点点比较多。我说，好了，哥，对你的病情我心里大致有数啦，你的情况属于肾虚，主要是肾阴虚，有点阴虚火旺。你能喝汤药吗？我哥不想喝汤药，说是喝不来那味，想泡酒喝。我说，也可以。我又详细地问了一下其他的信息，他饮食不是很好，睡觉可以，二便正常。开方子的时候，我是左想右想，生怕用错了药。谁说中药没有副作用？我记得有一位老前辈曾讲过，在辨证准确的情况下，有毒的中药用上也无妨；相反，若不对证，即使是看似平常的药，也会导致致命的后果。再三思量之后，开了如下的方子：

熟地 100g	山药 150g	山萸肉 100g	黄芪 100g
白术 100g	黄芩 100g	山楂 100g	酒大黄 10g

1 剂，浸泡于 1000ml 白酒中，一周后服用，每天 50～100ml

一个月后，我的手机突然响起，一看来电显示，是我哥的。我心里想，这第一疗程的药酒应该是快喝完了，不知效果如何，希望是好消息，我心里在祈祷着，就接起电话。只听电话那头我哥笑嘻嘻地喊我的小名，我心里的石头也顿时放了下来，效果至少不会差。只听他那头说，腰疼的症状明显减轻，身上也不那么没劲了。我一听他说效果这么明显，心里那个成就感啊，甭提有多满足了！事后我自己琢磨了一下，之所以会有这么好的效果，与辨证准确是分不开的，因为只有辨证准确，才能处方用药准确。我让他再加砂仁 60g，继续泡白酒1000ml，再喝一个周期。后来，他向我反馈说，舌尖不红了，腰也不痛了，浑身也有劲了。

分析此病例，主诉腰痛、乏力，舌尖红，左尺沉；腰为肾之府，腰痛、乏力、左尺沉提示肾阴虚；舌尖红提示阴不制阳，上焦火旺；舌质偏暗，说明体内有血瘀存在。方选六味地黄汤加减。方中熟地填精益髓，滋补肾阴；山萸肉补养肝肾，并能涩精；山药脾肾双补，既养脾阴，又固肾精。熟地、山药、山萸肉三者相伍，共同起到滋补肾水的作用。白术以其苦温之性，健脾益气，助脾运化；黄芪健脾补中；山楂消食化积，活血散瘀，现代研究证实，山楂有降血脂的功效；黄芩味苦气寒，清热泻火解毒，还可以佐治白术、黄芪之甘温助火；酒大黄活血化瘀，《神农本草经》云："大黄，味苦，寒。主下瘀血；血闭；寒热；破癥瘕、积聚；留饮宿食，荡涤肠胃，推陈致新，通利水谷，调中化食，安和五脏。"二诊时，之所以加砂仁，一方面砂仁可醒脾和胃,以防熟地滋腻碍胃,另一方面可引五脏之气归肾。

这阿冲还真行,初战告捷,他内心的那份喜悦自然是无可比拟的。

上次我出差,正赶上我的门诊时间。当时他在,好像还有鑫儿和林儿,他们顶在那儿可以帮着抄抄方。也不知阿冲施展了什么魔力,他硬是给一位老太太看了病开了方。老太太复诊时,说是效果还不错。我灵机一动,让阿冲调方。

"效果不错,调方吧!"

"老师,还是您来吧!"阿冲有些犹豫。

我鼓励他,"你先来,我会给你把关的。"

他调完方,我看了看病历,又给病人进行了舌诊和脉诊,投以阿冲赞许的目光,"没问题,抄方吧!"

事后,对研究生的临床实践问题,我思考了很多。他们不应该只是跟着老师查查房,然后下下医嘱,开开化验单,应该培养他们的独立思考能力,并在临床上加以检验。称之为"试诊"吧,就是"试着看病",这种培养模式就称为"试诊模式"。

我很快拨通了阿冲的电话,把这想法和他进行了一番交流。最后商定,先拿出一个"试诊"模板来。第二天他就完成了,从 QQ 上发给我,我改动了几个小地方。

姓名:秦××   性别:女   年龄:76 岁

职业:退休   联系方式:×××××××××××

主诉:阵发性咳嗽、咳痰 5 天。

现病史:5 天前患者因受凉出现阵发性咳嗽、咳痰,晨起咳黄痰,稍后咳白痰,口渴较甚,眼睛干涩。无发热、头晕、头痛,无咯血,无恶心、呕吐,无黑朦、视物旋转,无意识及肢体活动失灵。

既往史:既往高胆固醇血症病史 4 年,2011 年 8 月 10 日测胆固醇最高6.7mmol/l;糖尿病病史 20 余年,曾查空腹血糖 10.3 mmol/L;慢性支气管炎病史 6 年,每年冬春咳嗽 3 月左右;高血压病病史 1 年余,平素最高血压 160/100mmHg。

望:精神良好,身体微胖。

闻:咳声低沉乏力。

问:小便正常,大便不畅。

舌:质红,苔少、色白。

脉:弦细。

理:气阴两虚。

法:益气养阴、化痰止咳。

方:沙参麦冬汤加味。

药:
沙参 15g	麦冬 12g	玉竹 12g	天花粉 15g
紫菀 15g	川贝母 12g	枇杷叶 20g	赤芍 12g
川芎 12g	当归 15g	黄精 15g	百合 9g
桔梗 12g	杏仁 9g	双花 15g	连翘 15g
乌贼骨 30g	黄芪 30g	路路通 9g	生甘草 6g

5 剂,水煎 400ml,早晚分 2 次温服,日 1 剂

二诊:咳嗽、咳痰、口渴、目涩均减轻,舌质红,苔薄黄,脉弦细,上方加黄芩 12g,继服 7 剂。

按语:患者阵发性咳嗽、咳痰,痰不易咳出,咳声低沉、乏力,口渴较甚,眼睛干涩,舌质红,苔少,脉弦细。综合脉证,四诊合参,本病当属祖国医学"咳嗽"范畴,证属"气阴两虚",以"益气养阴、化痰止咳"为治法,方选"沙参麦冬汤加味"。方中沙参、麦冬滋养肺胃,生津润燥;紫菀、川贝、枇杷叶润肺化痰止咳,另外枇杷叶可以清肃三焦;黄芪益气;赤芍、川芎、当归活血;肺金之脏,主宣发肃降,桔梗、杏仁,一升一降,顺应其性;黄精,益气养血;百合,益胃生津;既往慢性支气管炎病史 6 年,故加用双花、连翘,清热解毒;年龄较大,加乌贼骨制酸护胃;久病入络,故加用路路通以通络;生甘草调和诸药。以上诸药,共奏"益气养阴、化痰止咳"之效。二诊时诸症减轻,舌苔转为薄黄,故加用黄芩,意在加强清热解毒之功。

四个月后,秦老太太又来了,这次还是因为咳嗽。刻下症见:咳嗽,咳痰,色白质黏,口干,大便偏干,舌质红,苔薄黄,脉弦细。我以咳嗽 2 号方加减开具了处方,整方如下:

双花 20g	连翘 20g	桑叶 12g	菊花 12g
瓜蒌 30g	桔梗 15g	杏仁 9g	芦根 12g
薄荷 9g	生甘草 12g	川贝 12g	枇杷叶 45g
生地 30g	当归 45g	石斛 20g	麦冬 20g

7 剂,水煎 400ml,早晚分 2 次温服,日 1 剂

二诊时咳嗽、咳痰、口干减轻,大便正常,稍感乏力,舌脉同前。上方加杜仲 15g,牛膝 15g,继服 7 剂。

她来复诊还带来了女儿和外甥女,也是过来看病的。

女儿王×,41 岁。近半年来时感心慌、背痛,近 1 周来舌头发麻,口淡无味,周身乏力,舌暗红,苔厚白,脉弱。我以宁心通痹方加减开具了膏方,整方如下:

黄芪 300g	麦冬 200g	五味子 30g	川芎 300g
丹参 200g	生地 300g	元胡 200g	苏木 200g
鸡血藤 300g	桑枝 300g	桂枝 200g	羌独活 200g^(各)
葛根 300g	焦三仙 200g^(各)	连翘 200g	乌贼骨 300g
郁金 200g	香附 150g	玫瑰花 120g	珍珠母 300g
木香 150g	砂仁 60g	阿胶 500g	

1 剂,熬制膏方,每日 2 次,每次 1 匙,开水调匀服用

外甥女路×,9 岁。既往病毒性心肌炎病史 3 年,现易感冒,偏食,有时偏头痛,双侧扁桃体Ⅲ度肿大,便秘,舌红,苔薄黄,脉沉数。心电图及心脏超声检查未见异常。我以玉屏风散合增液汤加减开具了膏方,整方如下:

生黄芪 300g	麦冬 150g	五味子 30g	川芎 150g
丹参 150g	生地 300g	玄参 150g	石斛 200g
瓜蒌 300g	酒大黄 150g	焦三仙 200g^(各)	连翘 200g
丹皮 200g	栀子 200g	乌贼骨 300g	白蔻仁 150g^(后)
藿香 150g	佩兰 150g	白术 150g	防风 150g
白芷 150g	辛夷花 150g^(包)	阿胶 500g	

1 剂,熬制膏方,每日 2 次,每次 1 匙,开水调匀服用

前几天,秦老太太因为头痛过来,告诉我她女儿和外甥女都好多了。老人家近几天感冒了,现头痛,以枕部为甚,伴胸闷、憋喘、口干,偶咳嗽,咳少量白痰,睡眠差,夜梦多,纳食可,二便调,舌质红,苔黄,脉弦细。我以头痛 2 号方加减开具了处方,整方如下:

钩藤 20g^(后入)	川芎 30g	白芷 12g	生石膏 30g
菊花 12g	白蒺藜 15g	蔓荆子 15g	双花 20g
木香 9g	生甘草 6g	连翘 20g	焦三仙 15g^(各)
乌贼骨 30g	黄连 15g	黄芩 15g	桔梗 15g
珍珠母 60g	炒枣仁 30g	紫石英 30g	石斛 20g
天花粉 30g			

7 剂,水煎 400ml,早晚分 2 次温服,日 1 剂

她还带来另外一个好消息。3 个月前她给介绍了 1 个小病号,是她 1 个老姊妹的外甥女。孩子闫××,14 岁,初中生。间歇性发热 3 年多了,大约 1 个月发作 1 次,持续 1-2 周左右,体温最高接近 40℃,曾经辗转去很多家大医院看过,都没有诊断清楚。这次来时已经发热 3 天,体温最高 39.2℃。我仔细看了一下前几天的化验单及检查单,血常规示白细胞偏低,腹部 B 超示轻度脾肿大,

骨髓象未见异常。刻下症见:发热,纳差,畏寒,舌红,苔黄厚,脉沉。说心里话,这病我没把握,但还是大胆地辨证为气虚发热,以补中益气汤加减开具了处方,整方如下:

生黄芪 20g	党参 15g	白术 9g	茯苓 6g
柴胡 12g	升麻 6g	肉桂 12g	附子 15g(先煎)
半夏 6g	陈皮 15g	焦三仙 15g	乌贼骨 20g
白蔻仁 15g(后入)	藿香 12g	佩兰 12g	生甘草 12g

7剂,水煎400ml,早晚分2次温服,日1剂

二诊时纳差改善,未诉其他明显不适,舌红,苔黄、略厚,脉沉。服药第二天即退热,第三天又发热1次,体温最高38.5℃,第四天退热,之后未再发热,一家人很高兴。其实我除了高兴,还有点兴奋,甚至有点飘飘然,多次在学生们面前提起这个病例。我在上方基础上肉桂改15g,制附子改20g,加郁金30g,嘱继服7剂。但后来没了音信,我也没有打电话回访,就渐渐淡忘了。这次秦老太太带来的消息,让我振奋不已的同时,更坚定了我钻研中医、造福病人的信心和决心。

第十章

最近碰到几个小儿外感发热的病例,因为嫌汤药味苦,试着用了免煎颗粒,并嘱家长兑入适量蜂蜜,效果还蛮好的。

小儿外感发热,属常见病、多发病。其治法大体与成人相同,但由于小儿独有的生理病理特点,故其具体应用又与成人不尽一致。临床施治中需掌握小儿的生理病理特性,随证灵活变通。小儿"易寒易热",外感热病初期,往往寒热互见,或寒从热化,或寒为热束,临床上单纯风寒或风热较为少见;小儿"阳常有余",感外邪后易从热化火,传变迅速,往往表邪未罢,里热已炽;小儿"脾常不足",外感发热,复伤脾胃,邪热积滞,内外相合,热势缠绵难解,午后夜间尤甚,并见纳呆腹满、嗳腐吞酸等症。

对小儿外感发热,我主张分阶段论治。初期以解表退热为主;热退后继以宣肺化痰止咳;若病人平素脾胃虚弱,可在后期以调理脾胃为主,增强病人体质。

第一个病例是张××,女,7岁。发热3天,最高39.1℃,连续应用抗生素效果不佳,舌红,苔黄,脉沉数。未述明显不适,经询问,父母告知平素大便偏干。给予麻杏石甘汤加减,整方如下:

炙麻黄5g	杏仁10g	石膏30g	瓜蒌20g
麦冬20g	炒麦芽15g	生甘草6g	

4剂,免煎颗粒,开水冲服(可加蜂蜜适量),日1剂

当天晚上热退,未再发热。二诊时咳嗽,痰少,色黄,舌红,苔黄,脉沉。处方调整如下:

连翘20g	双花20g	桑叶20g	桔梗20g
川贝3g	枳壳12g	石膏15g	炒麦芽15g

白蔻仁 12g　　　　　生甘草 6g

7剂,免煎颗粒,开水冲服(可加蜂蜜适量),日1剂

第二个病例是褚××,女,8岁。发热2天,最高39.4℃,伴咳嗽,痰多色黄,应用抗生素及激素后体温可降至正常,但病情反复,外院诊断为"支原体感染"。来诊时面色潮红,精神差,舌红,苔黄,脉浮数。亦给予麻杏石甘汤加减,整方如下:

炙麻黄 10g	杏仁 10g	石膏 30g	板蓝根 15g
虎杖 15g	半夏 9g	陈皮 12g	白蔻仁 12g
海螵蛸 20g	桔梗 20g	生甘草 6g	

4剂,免煎颗粒,开水冲服(可加蜂蜜适量),日1剂

二诊时无发热,咳嗽、咳痰减轻,时有汗出,舌红,苔黄,脉浮。处方调整如下:

连翘 20g	双花 20g	板蓝根 15g	虎杖 15g
杏仁 10g	麦冬 20g	石斛 20g	半夏 9g
陈皮 12g	瓜蒌 10g	炒麦芽 15g	山楂 10g
白蔻仁 12g	生甘草 6g		

7剂,免煎颗粒,开水冲服(可加蜂蜜适量),日1剂

三诊时无发热,咳嗽、咳痰明显减轻,无汗出,有时夜间磨牙,舌红,苔黄,脉浮。上方加珍珠母20g,紫石英20g,继进7剂。

第三个病例是孟××,女,10岁。发热3天,经西医治疗已退热。刻下症见:咳嗽,少量白痰,食欲差,平素大便偏干,舌红,苔薄黄,脉滑。给予六君子汤加减,整方如下:

半夏 9g	陈皮 12g	白术 10g	茯苓 10g
木香 12g	白蔻仁 12g	连翘 20g	当归 20g
酒大黄 12g			

5剂,免煎颗粒,开水冲服(可加蜂蜜适量),日1剂

过了一个多月,家长打来电话,告知上次服药后已痊愈,最近几天孩子又感冒了,不过没有发烧,只是干咳,影响吃饭及睡眠。我当时正坐在电脑跟前,一手接着电话,一手迅速打开了电子病历,调出了孩子上次看病的资料。嘱上方加生地10g,玄参10g,麦冬15g,继服5剂。

免煎颗粒,又称为免煎中药饮片,是用符合炮制规范的传统中药饮片作为原料,经现代制药技术提取、浓缩、分离、干燥、制粒、包装精制而成的纯中药产品系列。该产品的有效成分、性味、归经、主治、功效与传统中药饮片完全一致,

因此,它既保持了原中药饮片的全部特征,能够满足医师进行辨证论治、随证加减,同时又具有不需要煎煮、直接冲服、服用量少、作用迅速、成分完全、疗效确切、安全卫生、携带保存方便、易于调剂和适合工业化生产等许多优点。免煎颗粒脱胎于传统中药饮片,又比传统饮片具有更大的优越性。推出该产品的目的旨在作为传统中药饮片的替代品供临床配方使用。

它的最大特点就是不必煎煮,与传统中药饮片汤剂相比较,可避免煎煮中药时所带来的麻烦、令人不悦的气味、煎煮过程的繁琐、各种难以精确把握的技巧,以及由此引发的疗效不稳定等不足。

喝中药也可以像冲咖啡一样了,把一包包小袋装免煎颗粒倒进杯子里,热水一冲,病人就可干净利落地感受中药的疗效,还可以加上蜂蜜或砂糖调整口味。有人称赞其方便,但也有人质疑药效,有人嫌价格昂贵,有人觉得不应该抛弃传统的中药煎煮。"事实胜于雄辩",前面提到的两个病例,用过以后疗效不错,相信这种新的中药剂型能把年轻一代和中医药的距离拉得更近。

还有几个成年人应用免煎颗粒的病例。

黄××,男,32 岁。胃脘部疼痛反复发作 1 年余,食油腻或硬质食物后更甚,舌质暗红,苔薄白,脉沉。因煎药不便,我以香砂六君子汤加减开具了免煎颗粒,整方如下:

黄芪 30g	陈皮 15g	半夏 9g	木香 10g
砂仁 6g	元胡 15g	白芍 30g	炙甘草 9g
乌贼骨 30g	山楂 15g		

7 剂,免煎颗粒,开水冲服,日 1 剂

二诊时胃脘部疼痛次数减少,服药期间因食硬质食物诱发胃痛 1 次,伴右胁部收缩痛,舌脉同前。上方加柴胡 12g,川楝子 10g,青皮 12g,黄连 6g,继服 7 剂。

三诊时因饮食不慎出现病情反复,伴呃逆,舌脉同前。上方乌贼骨改 45g,加旋复花 20g,继服 7 剂。

四诊时打嗝减轻,胃痛次数明显减少,舌脉同前。上方旋复花改 30g,青皮改 18g,加郁金 20g,继服 7 剂。

彭××,女,49 岁,阵发性心悸 1 年余,伴胸闷、憋气、汗出、夜梦多,颈部、后背、腰部酸痛不适,舌尖红,苔薄黄,脉沉、略数。我以宁心止汗方加减开具了免煎颗粒,整方如下:

| 生黄芪 50g | 麦冬 20g | 五味子 6g | 川芎 20g |
| 丹参 20g | 黄连 15g | 黄芩 20g | 黄柏 18g |

知母 20g	浮小麦 20g	生牡蛎 40g	木香 12g
生甘草 6g	麻黄根 40g	枳壳 12g	桔梗 20g
羌活 20g	独活 20g	桑枝 30g	桂枝 20g
珍珠母 60g	神曲 20g	麦芽 30g	山楂 20g

7 剂,免煎颗粒,开水冲服,日 1 剂

房××,女,31 岁。月经四月未至,面色略显苍白,畏寒,时感心烦,舌红,苔薄白,脉弱涩。我以金匮肾气丸加减开具了免煎颗粒,整方如下:

制附子 18g	肉桂 12g	山药 20g	山萸肉 10g
熟地 20g	泽泻 20g	丹皮 20g	栀子 20g
桃仁 20g	三棱 20g	莪术 10g	郁金 30g
川楝子 10g	玫瑰花 12g	益母草 30g	泽兰 10g
干姜 6g	小茴香 12g	生甘草 6g	乌贼骨 30g
香附 20g	元胡 20g		

7 剂,免煎颗粒,开水冲服,日 1 剂

二诊时告知,服药 3 剂后月经来潮,心烦好转,面白、畏寒减轻,舌脉同前。上方加川芎 12g,红花 10g,继服 7 剂。

三诊时稍口干,舌脉同前。上方加石斛 20g,继服 7 剂。

四诊时仍感口干,舌脉同前。上方石斛改 30g,继服 7 剂。服至第 6 剂时月经复来,遂停服。后来电话随访,月经正常。

房××这个病例挺有意思,以前我也治疗过一些闭经的病人,但疗效没有这么迅速。

闭经,是妇科疾病中常见的症状,是一种以女子年逾 18 周岁,月经尚未来潮,或已来潮、非怀孕而又中断 3 个月以上为主要表现的月经病,可以由各种不同的原因引起。通常将闭经分为原发性和继发性两种。凡年过 18 岁仍未行经者称为原发性闭经;在月经初潮以后,正常绝经以前的任何时间内(妊娠或哺乳期除外),月经闭止超过 3 个月者称为继发性闭经。房××属后者。

祖国医学将闭经分为虚、实两类。虚者多因先天不足或后天损伤,致经源匮乏,血海空虚;实者多因邪气阻隔、胞脉壅塞或冲任阻滞。临证通常分为肝肾不足、气血虚弱、阴虚血燥、气滞血瘀、痰湿阻滞五型。房××这个病例,我辨为阳虚血瘀,果断地以金匮肾气丸加减开具了处方。

阳虚是指阳气虚衰的病理现象。阳气有温暖肢体、脏腑的作用,如阳虚则机体功能减退,容易出现虚寒的征象,表现为畏寒肢冷、面色苍白、大便溏薄、小便清长、脉沉微无力等。阳虚大致可分为心阳虚、肝阳虚、脾阳虚、肺阳虚和肾阳虚。心阳虚可兼见心悸心慌、胸闷胸痛、失眠多梦、心神不宁等症;肝阳虚可兼见头晕目眩、两胁不舒、乳房胀痛、情绪抑郁等症;脾阳虚可兼见食欲不振、恶心呃逆、大便稀溏、嗳腐吞酸等症;肺阳虚可兼见咳嗽气短、呼吸无力、声低懒言、痰如白沫等症;肾阳虚可兼见腰膝酸软、小便频数或癃闭不通、阳痿早泄、性功能衰退等症。我还治疗过其他一些阳虚的病例。

于×,女,43岁。近1周夜眠差,全身乏力,畏寒,眼痒,鼻痒,舌质暗红,苔薄白,脉沉弦细。我以金匮肾气丸加减开具了处方,整方如下:

制附子 12g^(先入)	肉桂 9g	山药 15g	生地 15g
丹皮 12g	泽泻 20g	防风 12g	白术 6g
蝉蜕 12g	白鲜皮 30g	蛇床子 30g	白芷 15g
川芎 15g	枇杷叶 30g	生甘草 12g	

7剂,水煎400ml,早晚分2次温服,日1剂

二诊时夜眠可,眼痒、鼻痒减轻,乏力、畏寒改善,舌脉同前。上方蝉蜕改15g,枇杷叶改40g,继服7剂。

王×,女,36岁。分娩后5个月,自觉多汗,腰痛,乏力,舌质暗红,苔薄白,脉沉。我也以金匮肾气丸加减开具了处方,整方如下:

制附子 15g^(先入)	肉桂 12g	白芍 15g	山药 12g
山萸肉 12g	丹皮 15g	泽泻 12g	茯苓 12g
木香 9g	焦三仙 12g^(各)	连翘 12g	独活 15g
川芎 20g	元胡 12g	威灵仙 20g	生甘草 9g

7剂,水煎400ml,早晚分2次温服,日1剂

二诊时自觉症状均减轻,偶背痛,舌脉同前。上方加羌活15g,野葛根30g,继服7剂。

三诊时偶感腰部不适,舌脉同前。上方加杜仲15g,继服7剂。

四诊时偶感左胁部不适,舌脉同前。上方加青皮12g,继服7剂。

上面两个都是门诊病人,接下来还要介绍一个住院病人。冷××,男,71岁。因"阵发性胸闷、憋气15年余,加重伴双下肢水肿3天"收入院。15年前开始出现活动后胸闷、憋气,每次持续10分钟左右,尚能耐受,休息后可以缓解。曾多次在我科住院治疗,经心电图等检查确诊为"冠心病、完全性右束支传导阻滞",长期应用"硝酸酯类、阿司匹林"等药物治疗,病情时有反复。10年前上述症状加重,于我院经心电图等检查确诊为"急性下壁心肌梗死",予扩冠、抗凝等治疗后好转出院,后于北京某医院行冠状动脉搭桥术,出院后长期应用"阿司匹林、依姆多、倍他乐克"等药物治疗。此后多次因胸闷、憋气加重在我科住院治

疗。半年前于我科住院,因心功能不全行心脏再同步治疗(CRT)起搏器植入术。15天前劳累后感阵发性胸闷、憋气较前加重,伴腹胀、尿少,双下肢水肿住我科。

既往身体状况欠佳,有2型糖尿病病史20余年,空腹血糖最高达19mmol/L,平素注射"诺和锐"早晚各12u控制血糖。明确的高血压病史20余年,血压最高180/95mmHg,口服"洛汀新"曾出现干咳,不能耐受,后改服"科素亚"治疗。发现血脂异常10年余,服用"舒降之"控制不良,后改为"立普妥"调脂。慢性肾功不全2年,1月前BUN21.42mmol/L CRE168.4umol/L。

入院后经西医常规治疗,胸闷、憋气减轻,仍腹胀,饮食、睡眠可,口唇紫暗,小便量少,大便正常,双下肢轻度水肿,舌暗红,舌体胖大,苔白,脉沉。综合脉症,四诊合参,本病属"喘证"范畴,证属阳虚水泛型,以益气温阳、利水消肿为治则,予自拟方喘证2号方加减,整方如下:

黄芪45g	肉桂12g	川芎15g	丹参20g
茯苓30g	泽泻30g	冬瓜皮15g	车前子30g(包煎)
葶苈子30g(包煎)	黄连6g	木香9g	炙甘草6g
桔梗15g	枳壳12g	杏仁9g	炙麻黄3g
白蔻仁20g(后入)	藿香15g	佩兰15g	焦三仙15g(各)
乌贼骨30g	竹叶12g		

7剂,水煎400ml,早晚分2次温服,日1剂

二诊时腹胀、胸闷、憋气均减轻,饮食、睡眠可,小便量少,大便正常,双下肢轻度水肿,口唇紫暗,舌脉同前。上方加槟榔20g,三棱15g,莪术15g,继服7剂。

三诊时双下肢水肿减轻,腹胀减轻,仍小便量少、口唇紫暗,舌脉同前。上方加制附子20g先煎,继服7剂。

四诊时静息状态下无明显不适,小便量可,仍口唇紫暗,舌脉同前。上方制附子改24g,继服7剂。

后来病人出院回家,因停服速尿,再次出现胸闷、憋气,伴腹胀、小便量少、双下肢水肿等症状,再次入院。我去看了病人,舌脉同前,上方制附子改36g,继服7剂。

六诊时双下肢水肿减轻,腹胀减轻,小便量可,口唇紫暗,舌脉同前。上方制附子改45g,加煅龙牡各30g,继服7剂。

七诊时静息状态下无明显不适,仍口唇紫暗,舌脉同前。上方制附子改60g,继服7剂。

八诊时病情稳定,舌脉同前。上方制附子改 75g,继服 7 剂。

临出院前,病人家属又找到我,要求带中药回家,我看过病人后,嘱上方不变,继服 7 剂。

在这个病例中,我将制附子逐渐加量至 75g,是受"火神派"的影响。这一派风格独特,在理论上推崇阳气,在临床上强调温扶阳气,以善用附子、姜(生姜、干姜、炮姜)、桂(肉桂、桂枝)等辛热药物著称,尤以擅用附子为突出特点,屡起大证、重证、惊世骇俗,在全国独树一帜,乃至诸多"火神派"医家和传人被冠以"某火神"或"某附子"的雅号。

追溯其渊源,清末著名伤寒学家郑钦安先生是这一流派的开山之祖。郑钦安,名寿全,四川邛崃人,生于道光四年,卒于清宣统三年,享年 87 岁。其学术思想上溯《周易》、《内经》,中得《伤寒论》心法,下及历代医家著述而兼采众长,医理、医术造诣上乘。著有《医理传真》、《医法圆通》、《伤寒恒论》三书传世,成为后世追奉"火神派"的理论指导。

郑氏在著述中,善辨阴阳,同时在阴阳两纲之中,特别重视阳气,认为"有阳则生,无阳则死……夫人之所以奉生而不死者,惟赖此先天一点真气。真气在一日,人即活一日,真气即亡人也即亡,故曰人活一口气,气即阳也,火也,人非此火不生也……阳者阴之根也,阳气充足,则有所全消,百病不作"。因而其治病立法,首重扶阳,临证时首先考虑元气的虚实损伤情况,以扶阳救逆、抑制阴邪。

郑氏认证用方,专在"阴阳"上下功夫,对阴证证治,颇多发挥。张存悌先生综合了郑氏书中阴证的依据,大致有以下 13 点:

1. 少神或无神。

2. 喜卧懒言,四肢困乏无力,或蜷卧恶寒,两足常冷。

3. 不耐劳烦,小劳则汗出。

4. 咯痰清稀或呕吐清冷痰涎、清水或清涕自流。

5. 语声低弱。

6. 唇色青淡或青黑。

7. 痛喜揉按。

8. 满口津液,不思茶水,间有渴者,只喜热饮。

9. 女子白带清淡而冷,不臭不黏。

10. 饮食减少,喜食辛辣煎炒极热之品,冷物全然不受。

11. 小便清长,大便通利。

12. 面白舌淡,苔色黄也定多润滑。

13. 脉微或浮大而空。

为了更有条理起见,张先生以"神、色、形态、舌脉、口气、二便"为纲,将郑氏"阳虚辨诀"重新归纳如下:

神——目暝蜷卧,无神,声低息短,少气懒言。

色——面色唇口青白,爪甲青。

形态——身重畏寒,腹痛囊缩。

舌——舌青滑,或黑润青白色、浅黄润滑色,强调舌润滑不燥。

脉——脉浮空或细微无力。

口气——即口中感觉,阳虚者必口吐清水,饮食无味,满口津液,不思水饮,若饮亦喜热汤。

二便——阳虚者二便必自利。

这样便更清晰、更易于掌握了。张先生归纳出郑氏判断阴证的"真机"主要是:只要舌不红绛,苔不黄燥,口不渴,不思冷水,口气不粗不热,二便不黄赤秘结,"外现大热,身疼头痛,目肿,口疮,一切诸症,一概不究",统统按阴证看待,这就是郑氏强调的百发百中的"用药真机"。它突出舌象、口气以及二便这几点在辨认阴证(反过来就是阳证)时的重要意义。其中,舌红绛与否和口气反映的是机体是否有热,苔润与否反映的是津液是否耗损,这三者在辨认阴证时至为关键。

在临床实践中,遇到复杂疑似、阴阳难辨的证候,在上述"阳虚辨诀"中,郑氏更强调从神、口气等方面来辨认阳虚的"真面目"。其一,以神为重,凡"所现脉息、声音、面色、饮食、起居,一切无神"者,皆为阴证。其二,重视口气,凡"气有余(阳证):所现气粗,气出蒸手,出言厉壮之类。气不足(阴证):所现气微,气短,气冷,出言微细之类"。特别是要询问口渴与否,进一步还要探明是渴喜热饮还是渴喜凉饮,往往由此阴阳判决,郑氏所谓"饮冷饮滚(指滚烫热水)兮,阴阳之形踪已判"。此外,郑氏特别提出,据呼出之口气是"气出蒸手"还是"气冷",可以辨别阴阳。有时在错综复杂、阴阳难辨之际,凭此一点就可作出判断,这是他非常独特的辨证方法。

张先生还进一步总结了火神派的理论特点:

1. 学术上以《内经》为宗,"洞明阴阳之理……功夫全在阴阳上打算……病情变化非一端能尽,万变万化,不越阴阳两法"。

2. 临床上"用仲景之法",用药多为附子、干姜、肉桂等,附子常用至100g以上甚至300g,尊附子为"百药之长",用方则多为四逆汤、白通汤、麻黄附子细辛汤等。

3.用药上虽有执滞之嫌(其他医派如寒凉派、温补派亦有此特点),但该派持论还是公允的,并不专用姜附,其他药当用则用,并不偏颇,"予非专用姜附者也,只因病当服此"。

4.对附子的应用有一整套较为成熟的经验,包括其配伍和煎煮方法。

该流派诞生于清末同治、光绪年间,因此有学者称之为"传统国医中最年轻的一个流派"。一百多年来,传其学者代有其人,著名的有祝味菊、吴佩衡、范中林、唐步祺、卢铸之、卢崇汉等医家,他们均被称为"某火神"或"某附子"。

其中,祝味菊用药自成体系,自有特点,系火神派中的"另类"。祝先生(1884 – 1951),晚年自号傲霜轩主,浙江山阴(今绍兴)人。祝氏治学,极其推崇仲景、景岳诸家。他学贯中西,临证重视温热扶阳的治疗法则,曾广征博引历代医家有关扶助阳气的论述而概括说:"气足则抗能旺盛,阳和则抗力滋生。"他临证多用麻黄、桂枝、附子、干姜等一类药物,尤其擅用附子。张先生归纳了他用药的一些特点:

1.善用附子,十方而用八九,典型的火神派风格。他说:"附子通十二经,可升可降,为百药之长……我临床三十余年所遇阳热实证百无一二。"他对附子的用量不超过45g,不像上面提到的吴、范两位医家,用量动则100g以上。

2.善于配伍,他说:"我用附子可任我指使,要它走哪条经就走哪条经,要它归哪一脏即归哪一脏。奥秘就在于药物的配伍与监制,引经与佐使。"其常见配伍如附子加磁石,兴奋加镇静,具强壮之功,能抑制虚性兴奋,是其最常见配伍,十有七八,亦即以温阳潜镇为主;附子加枣仁,辛通加酸收,有缓和作用,能调节心血管系统植物神经之紊乱,治心动过速、期前收缩有效;附子加知母,辛热加甘寒,有温润作用,可治热性病心阳不振而兼口渴欲饮者;更奇者,他还常把石膏与附子同时使用,一以清热,一以扶阳,使其各行其道;对湿温伤寒症见高热、神昏,舌黑唇黑,也用附子,但与地黄配伍。

3.他似乎不以经方为主,既或用之,亦是师其意而不泥其方。

自从学习了"火神派"的学术思想,我感觉眼界大开、受益匪浅,同时信心倍增,底气更足,下决心要在临床上大胆实践。

突然想起一个网友。自从我把 QQ 名改成"四十来岁的老中医",经常有网友咨询。那天,有位叫"蓝天"的头像闪了起来。

"是中医吗?"

"是。"

"我该怎么看?"

"看什么呀?"

"怕冷,出汗,浑身没劲,爱感冒。"

"哦,经常吗?"

"两年了。"

"请告诉我你的年龄、性别和体重,我给你开个方调调吧!"

"40 岁,女,158 斤。"

"平常活动量大不大?"

"不大。"

"除了吃药,要多加锻炼。"

我试着以宁心止汗方加减给她开具了处方,整方如下:

生黄芪 45g	麦冬 15g	五味子 3g	川芎 15g
丹参 20g	黄连 12g	黄芩 15g	黄柏 15g
知母 12g	浮小麦 30g	生牡蛎 30g	木香 9g
生甘草 6g	麻黄根 45g	生地 30g	玄参 15g
乌贼骨 45g	藿香 12g	当归 15g	桃仁 12g
红花 9g	泽泻 30g		

水煎 400ml,早晚分 2 次温服,日 1 剂

她看到处方,又闪了起来,"主要是让我不再出汗?"

"是,这是我的经验方,根据你的情况,适当做了加减,应该效果不错的!"

这网友会不会是阳虚啊? 在没有望、闻、切的情况下,我就辨为阴虚火旺,以宁心止汗方加减开具了处方,是不是错了? 现在回想起来,我心中不免有些忐忑,也曾给"蓝天"发过几次信息,但她一直没有回音。

第十一章

这天下午接到一位大学同学的电话,问我这周日有没有时间去菏泽会诊。原来是他一个朋友的岳父病了,老人家腹胀、恶心、乏力,已卧床不起近半年。我答应了。

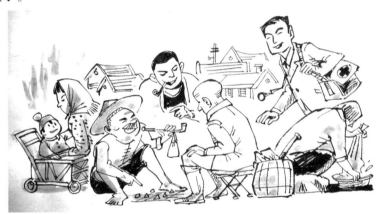

这位朋友周六晚上就赶了过来,周日一早过去接我的时候,才刚过 6 点。一出门,天在下雨,并且气温很低,我不禁打了几个寒战,但当时并未在意,没有回家再拿件衣服。一路颠簸了接近 4 个小时,终于到达了目的地,这个叫做冯庄的地方。这个村子不大,大约七八十户人家,大多是红砖垒成的平房。临近村口,大喇叭里传出豫剧《朝阳沟》选段,给人一种回家过年的感觉。突然间想起我的老家,自从父母搬到城里居住,我已经十多年没有回去,也不知道那四间大瓦房什么模样了。

病人杨××,62 岁,3 年前出现腹胀、恶心,在村卫生室经输液治疗后好转。以后反复发作,曾经到县医院做过多项化验检查,钡餐提示胃炎,其他未见器质性病变。大约半年前再次出现腹胀、恶心,经治疗虽然好转,但病人从此卧床不起,间断输液,病情时轻时重。我见到他时,他还在床上躺着,面色苍白,一脸疲惫,胡子邋遢,瘦骨嶙峋。经过问诊,他还是经常有腹胀、恶心的情况。我又仔细做了腹部查体,未见阳性体征,舌诊、脉诊提示舌暗红,苔薄黄,脉沉弦。考虑既有脾胃虚弱,又有肝气郁滞的情况,我以香砂六君子汤加减开具了处方,并嘱他保持心情愉快,尽早下床活动,整方如下:

半夏 9g	陈皮 12g	白术 6g	茯苓 12g
木香 12g	砂仁 6g	厚朴 15g	槟榔 6g
代赭石 30g	旋复花 12g(包煎)	连翘 20g	白蔻仁 15g(后入)
藿香 12g	佩兰 12g	乌贼骨 30g	酒大黄 9g
郁金 30g	香附 15g	柴胡 12g	生甘草 9g

15 剂,水煎 400ml,早晚分 2 次温服,日 1 剂

中午我们一起去县城吃了午饭,稍喝了一些白酒。走到半路,我脐周开始隐隐作痛,后来逐渐加重,但我强忍着没有吭声。到家时快要天黑了,我没吃晚饭,直接上床睡了,但辗转反侧,总也不能入睡,这期间呕吐了 1 次,始终没有腹泻。原以为挺一挺就过去了,但还是腹痛得厉害。8 点半左右,我实在挺不住了,给李护士长去了电话,让她过来接我回医院。我们两家住得很近,不一会儿,她们夫妻俩都过来了,孙哥亲自开车。后来科里的同事们开玩笑说,护士长单独过来,孙哥不放心。人家护士长说了,哪里的事?老孙怕老陈下不来楼,准备过来背他。说者无心,但让我好一阵子感动。

到医院后,静脉输上 Vc、VB6、胃复安、泮托拉唑等药,疼痛很快缓解了,10 点半左右回到家。但到了第二天凌晨 3 点半左右,我又疼醒了,很剧烈。我喊醒了妻子,走,送我去医院。女儿还在梦中,先不管她了。回到医院,我又挂上了吊瓶,疼痛慢慢缓解,另外加了 1 瓶左氧氟沙星,一直滴到 7 点多才滴完。也没吃早饭,我拖着疲惫、虚弱的身体,硬撑着查完房,又去参加了两个会。中午歇了会儿,下午仍是一大堆的事情。快下班了,脐周还是胀痛不适,我又去挂了吊瓶。直到第三天,我才彻底"还阳",恢复了以往的活力。

健康是一件多么重要的事情啊!拥有时,可能并不珍惜;失去了,才觉得弥足珍贵。好在只是偶然小恙,很快就云开天晴,阴霾散去。但当时痛苦不堪的滋味记忆犹新,心有余悸。真应了那句老话,"有啥别有病,没啥别没钱,添啥别添堵,缺啥别缺德"啊!我在想,这次做了病人,经历了痛苦,同事们的关怀让我感动,对于病人,尤其是对于慢性病人和危重病人而言,是不是更需要关怀,尤其是医护人员的关怀呢?答案应该是肯定的。在以后的日子里,我应该尽我最大的努力,在这方面做得更好。

我还有过几次院内会诊的经历。第一位薛×,女,66岁,她因为"颈部淋巴结结核"住在耳鼻喉科。既往十二指肠炎、胃炎多年,刻下证见:食欲差、恶心、反酸,大便偏干,舌暗红,苔黄厚腻,脉弱。我以宁心消痞方加减开具了处方,整方如下:

黄芪 30g	麦冬 15g	五味子 3g	川芎 15g
丹参 20g	半夏 9g	陈皮 15g	焦三仙 30g(各)
乌贼骨 30g	木香 15g	砂仁 6g	连翘 15g
生甘草 6g	黄连 15g	黄芩 15g	珍珠母 60g
白蔻仁 15g(后入)	藿香 15g	佩兰 15g	酒大黄 12g

7 剂,水煎 400ml,早晚分 2 次温服,日 1 剂

第二位孔×,女,39岁,她因为"乳腺癌术后"住在肿瘤科,要求服用膏方。刻下证见:胃胀、反酸、乏力,血常规示白细胞减少,舌暗红,苔白、略腻,脉沉。我也以宁心消痞方加减开具了处方,整方如下:

黄芪 300g	麦冬 150g	五味子 30g	川芎 150g
丹参 200g	半夏 90g	陈皮 150g	焦三仙 300g(各)
乌贼骨 300g	木香 150g	砂仁 60g	连翘 150g
生甘草 60g	黄连 200g	黄芩 200g	藿香 150g
佩兰 150g	皂刺 200g	浙贝 120g	蜂房 200g
白花蛇 300g	山慈菇 200g	乳香 150g	没药 150g
珍珠母 600g	生牡蛎 300g	天花粉 200g	白蔻仁 200g(后入)
阿胶 500g			

1 剂,熬制膏方,每日 2 次,每次 1 匙,开水调匀服用

第三位刘×,女,53岁,她因为"外阴溃疡"住在妇产科,也要求服用膏方。刻下证见:潮热,汗出,口干、黏,颈椎、腰椎不适,胃胀,舌暗红,苔黄,脉沉涩。我以宁心止汗方加减开具了处方,整方如下:

生黄芪 450g	麦冬 150g	五味子 30g	川芎 150g
丹参 200g	黄连 120g	黄芩 150g	黄柏 150g
知母 120g	浮小麦 300g	生牡蛎 300g	木香 90g
生甘草 60g	珍珠母 300g	乌贼骨 300g	连翘 300g
厚朴 150g	焦三仙 300g(各)	羌独活 200g(各)	桑枝 300g
桂枝 200g	苏木 200g	鸡血藤 300g	生地 300g
石斛 300g	天花粉 300g	阿胶 500g	

1 剂,熬制膏方,每日 2 次,每次 1 匙,开水调匀服用

有意思的是,在会诊之前,我先给这科里的张主任和邹主任分别开了处方。

张主任 50 岁出头,经常颈部、后背酸痛,舌暗红、苔薄黄,脉沉涩。我给她开了益气活血的泡酒方,整方如下:

黄芪 200g	苏木 100g	鸡血藤 100g	元胡 100g
羌活 100g	生甘草 50g		

1 剂,浸泡于 500ml 白酒中,一周后服用,每天 30ml

邹主任四十来岁,近 1 个月来出现面部过敏,偶有反酸、恶心,颈部酸痛,舌暗红,上有多个瘀点,苔黄、略腻,脉沉涩。我以宁心消痞方加减开具了处方,整方如下:

黄芪 30g	麦冬 15g	五味子 3g	川芎 15g
丹参 20g	半夏 9g	陈皮 15g	焦三仙 30g^(各)
乌贼骨 30g	木香 15g	砂仁 6g	连翘 15g
生甘草 6g	黄连 15g	黄芩 20g	羌独活 20g^(各)
桑枝 30g	桂枝 15g	银柴胡 15g	地骨皮 15g
乌梅 30g	防风 20g	蝉蜕 12g	

7 剂,水煎 400ml,早晚分 2 次温服,日 1 剂

这个处方中合用了过敏煎。过敏煎是祝谌予教授从杂志上看到的上海某医院介绍用于治疗过敏性疾病的验方,由银柴胡、乌梅、防风、五味子和生甘草组成。后经实验研究证实,该方具有较好的抗过敏作用。祝老用此方按西医辨病结合中医辨证,加味用药,治疗多种过敏性疾病,取得了很好的效果。我也试用了几例过敏病人,疗效确切,所以这次也给邹主任用上了。

方中防风辛温解表,疏风胜湿;银柴胡甘寒益阴,清热凉血;乌梅酸涩收敛,化阴生津;五味子酸甘而温,益气敛肺,补肾养阴;生甘草调和诸药,兼有清热解毒之功。该方药味虽平淡,但立方精巧,诸药组合,有敛有散,有补有泄,有升有降,阴阳并调。过敏性疾病,虽症情不同,但其机理则一,皆由过敏所致,皆可用本方治之,体现了异病同治之真谛。

第四位张××,女,79 岁,是化验室刘老师的母亲,她因为"胫骨骨折"住在骨外科。刘老师打电话来,让给开上膏方。刻下证见:纳食差,乏力,鼻塞,小便频数,大便 10 日未行,舌暗红,苔黄厚腻,脉浮数。我仍以宁心消痞方加减开具了处方,整方如下:

黄芪 300g	麦冬 150g	五味子 30g	川芎 150g
丹参 200g	半夏 90g	陈皮 150g	焦三仙 300g^(各)
乌贼骨 300g	木香 150g	砂仁 60g	连翘 150g

生甘草 60g	黄连 120g	黄芩 150g	厚朴 150g
酒大黄 150g	苍耳子 150g	白芷 150g	辛夷花 120g^(包煎)
竹叶 120g	马齿苋 30g	阿胶 500g	

1 剂, 熬制膏方, 每日 2 次, 每次 1 匙, 开水调匀服用

刘老师也是我的病人, 今年 56 岁, 我曾经给她开个两次膏方。第一次是在今年 2 月份, 半月来感心内空虚, 易疲劳, 口干, 食欲、睡眠可, 二便调, 舌暗红, 苔薄黄, 脉沉弦。肝胆 B 超提示胆囊壁粗糙, 甲功五项提示甲状腺抗体增高。我以胸痹 2 号方加减开具了处方, 整方如下:

黄芪 300g	麦冬 150g	五味子 30g	生地 150g
川芎 150g	丹参 300g	元胡 150g	木香 90g
生甘草 60g	黄连 150g	黄芩 200g	焦三仙 200g^(各)
连翘 300g	乌贼骨 300g	玄参 200g	石斛 200g
杜仲 150g	牛膝 150g	白蔻仁 150g^(后入)	阿胶 500g

1 剂, 熬制膏方, 每日 2 次, 每次 1 匙, 开水调匀服用

第二次是在今年 3 月份, 服药后心内空虚感基本消失, 乏力明显改善, 仍口干, 近日来因过于劳累感头晕、眼胀, 伴双膝关节疼痛, 饮食、睡眠可, 二便调, 舌暗红, 苔薄黄, 脉沉弦。我在上方基础上进行了调整, 黄芩改 300g, 连翘改 600g, 石斛改 450g, 加石菖蒲 200g, 远志 200g, 独活 300g, 白芷 200g, 继服膏方 1 剂。

前面已经 N 次提到膏方了。我在"百度"上搜到了有关膏方的"百科名片", 介绍十分详尽。

膏剂, 以其剂型为名, 属于中医里丸、散、膏、丹、酒、露、汤、锭八种剂型之一。

一、膏方的概念

膏的含义较广: 如指物, 以油脂为膏; 如指形态, 以凝而不固为膏; 如指口味, 以甘美滑腻为膏。膏剂有外敷和内服两种, 外敷膏剂是中医外治法中常用的药物剂型, 除用于皮肤、疮病等疾患以外, 还在内科和妇科等病症中使用。内服膏剂, 后来又称为膏方, 因其起到滋补作用, 也有人称其为滋补药, 广泛地使用于内、外、妇、儿、伤骨、眼耳口鼻等科疾患及大病后体虚者。膏方是在大型复方汤剂的基础上, 根据人的不同体质、不同临床表现而确立不同处方, 经浓煎后掺入某些辅料而制成的一种稠厚状半流质或冻状剂型。

二、膏方的起源与发展

膏方历史悠久, 起于汉唐, 在《黄帝内经》中就有关于膏剂的记载, 如马膏, 主要供外用, 东汉张仲景《金匮要略》记载的大乌头膏、猪膏发煎是内服膏剂的

最早记载。唐代《千金方》中个别"煎"已与现代膏方大体一致,如苏子煎,王焘《外台秘要》有"煎方六首"。

宋朝膏逐渐代替煎,基本沿袭唐代风格,用途日趋广泛,如南宋《洪氏集验方》收载的琼玉膏,沿用至今,同时膏方中含有动物类药的习惯也流传下来。如《圣济总录》栝蒌根膏,此时膏方兼有治病和滋养的作用。

明清膏方更趋完善和成熟,表现为膏方的命名正规、制作规范。膏专指滋补类方剂,煎指水煎剂;数量大大增加,临床运用更加广泛。

明朝膏方即广为各类方书记载,组成多简单,流传至今的膏方有洪基《摄生总要》"龟鹿二仙膏"、龚廷贤《寿世保元》"茯苓膏"以及张景岳的"两仪膏"等。

清代膏方不仅在民间流传,宫廷中亦广泛使用,如《慈禧光绪医方选议》有内服膏滋方近30首。晚清时膏方组成渐复杂,如张聿青《膏方》中膏方用药往往已达二三十味,甚至更多。收膏时常选加阿胶、鹿角胶等,并强调辨证而施,对后世医家影响较大。

近现代膏方在上海、江浙及广东广泛使用,尤以上海为甚。

三、膏方的组方原则

膏方一般由20味左右的中药组成,属大方、复方范畴,且服用时间较长,因此,制定膏方更应注重针对性。所谓针对性,是指应该针对患者的疾病性质和体质类型,经辨证后配方制膏,一人一方,量体用药,方能达到增强体质、祛病延年的目的。另外,膏方中多含补益气血阴阳的药物,其性黏腻难化,若不顾实际情况,一味纯补峻补,每每会妨碍气血,于健康无益,故配伍用药,至为重要。组方时尤应注意如下几个方面。

1. 重视脉案书写,辨证立法

膏方的脉案能充分体现中医擅长于疾病调养的传统特色。膏方不仅是滋补强壮的药品,更是治疗慢性疾病的最佳剂型,所以开具膏方,首当重视辨证论治。医家应从病者错综复杂的症状中,分析出病因病机病位,衡量正邪之盛衰进退,探求疾病之根源,从而确定固本清源的方药。中医的理、法、方、药特色,必须充分体现在膏方的脉案中,并且正确、科学地书写脉案,这样才能保证治疗的有序和准确。

2. 注重体质差异,量体用药

人体体质的减弱,是病邪得以侵袭、疾病得以产生的主要原因,而体质每因年龄、性别、生活境遇、先天禀赋、后天调养等不同而各有差异,故选方用药也因人而异。如老年人脏气衰退,气血运行迟缓,膏方中多佐行气活血之品;妇女以肝为先天,易于肝气郁滞,故宜辅以疏肝解郁之药;小儿为纯阳之体,不能过早服用补品,如果确实需要,多以甘淡之品调养,如四君子、六味地黄等;中年人负担堪重,又多七情劳逸所伤,治疗时多需补泻兼施。除此以外,又有诸多个体差异,均需详细分析,根据具体情况,制订不同的治疗计划。

3. 调畅气血阴阳,以平为期

利用药物的偏胜之性,来纠正人体阴阳气血的不平衡,以求"阴平阳秘,精神乃治",是中医养生和治病的基本思想,也是制订膏方的主要原则。临床所及,中老年人脏气渐衰,运化不及,常常呈现虚实夹杂的复杂病理状态,如果对此忽略不见,一味投补,补其有余,实其所实,往往会适得其反。所以膏方用药,既要考虑"形不足者,温之以气"、"精不足者,补之以味",又应根据病者的症状,针对瘀血等病理产物,适当加以行气、活血之品,疏其血气,令其条达,而致阴阳平衡。

4. 斡旋脾胃升降,以喜为补

清代著名医家叶天士曾谓"食物自适者即胃喜为补",为临床药物治疗及食物调养的重要法则,同样适合于膏方的制订。口服膏方后,胃中舒服,能消化吸收,方可达到补益的目的,故制定膏方,总宜佐以运脾健胃之品,或取檀香拌炒麦芽,以醒脾开胃;或用桔梗、枳壳,以升降相因;或配伍陈皮、楂曲以消食化积;尤其是苍术一味,气味辛香,为运脾要药,加入众多滋腻补品中,则能消除补药黏腻之性,以资脾运之功。

5. 着意通补相兼,动静结合

用膏方进补期间,既不能一味呆补,又不宜孟浪攻泄,而常取通补兼施、动静相合、并行不悖的方法。补品为"静药",必须配合辛香走窜之"动药",动静结合,才能补而不滞。临床可针对中老年人常见的心脑血管病,如高血压、高血脂、冠心病、脑梗死、糖尿病等,辨证选用"动药",例如取附子温寒解凝,振奋心阳;取大黄、决明子通腑排毒,降低血脂;取葛根、丹参活血化瘀,净化血液等,与补药相配,相使相成,而起到固本清源之效。

另外四时之气的升降沉浮对疾病会有不同程度的影响,古代医家据此提出"随时为病,当随病制方"的治疗思想。如金元医家李杲在《脾胃论·脾胃将理法》中提出:"春时有疾,于所用药内加清凉风药,夏月有疾加大寒之药,秋月有疾加温气之药,冬月有疾加大热药,是不绝生化之源也。"受这种思想的影响,结合各个季节的易发病证,则可以在不同的时令,根据病情及气候,采用相应的四时用药法,随证应变,亦可以用膏方的形式来治病及防病。故膏方不仅仅局限于冬令时节应用。

膏方之制定,遵循辨证论治法度,具备理、法、方、药之程序,不仅养生,更能治病。因膏方服用时间长，医者必须深思熟虑，立法力求平稳。偶有疏忽，与病情不合，不能竞剂而废，医生与病家皆遭损失。故开一般处方易，而膏方之制订难。膏方是一门学问，又属中华文化之遗泽，应当传承不息，发扬光大。

四、膏方的用途

1. 补虚扶弱

凡气血不足、五脏亏损、体质虚弱或因外科手术、产后以及大病、重病、慢性消耗性疾病恢复期出现各种虚弱症状，均应冬令进补膏方，能有效促使虚弱者恢复健康，增强体质，改善生活质量。

2. 抗衰延年

老年人气血衰退，精力不足，脏腑功能低下者，可以在冬令进补膏滋药，以抗衰延年。中年人，由于机体各脏器功能随着年龄增加而逐渐下降，出现头晕目眩、腰疼腿软、神疲乏力、心悸失眠、记忆减退等，进补膏方可以增强体质，防止早衰。

3. 纠正亚健康状态

膏方对调节阴阳平衡，纠正亚健康状态，使人体恢复到最佳状态的作用较为显著。在节奏快、压力大的环境中工作，不少年轻人因精力透支，出现头晕腰酸、疲倦乏力、头发早白等亚健康状态，膏方可使他们恢复常态。

4. 防病治病

针对患者不同病症开列的膏方确能防病治病，尤其对于康复期的癌症病人，易反复感冒的免疫力低下的患者，在冬令服食扶正膏滋药，不仅能提高免疫功能，而且能在体内贮存丰富的营养物质，有助于来年防复发，抗转移，防感冒，增强抵抗力。

五、膏方的组成

1. 按照药物的性质可分为饮片、胶类及糖类三部分

饮片是起主要治疗作用的中药，一般需辨证施治。

根据个人情况而不同，胶类一方面供制作过程中收膏用，另一方面具有滋补作用，如阿胶养血止血、滋阴润肺，鹿角胶可温肾助阳、生精补髓、活血散结等。

糖类主要为了改善口感，另外可补中缓急。

2. 按照药物的作用可分为滋补药、对症药、健脾药和辅料四部分

滋补药有益气、补血、养阴或温阳等功能，常用的有人参、黄芪、熟地、麦冬、虫草、胎盘等，同时配合使用理气化湿、清热、祛瘀等之剂，以增强滋补的效果。

对症药是针对患者当时主要病症的药物，兼顾祛病和滋补。

膏方内的滋补药多属黏腻呆滞之品，久服多影响脾胃运化，并易闭门留寇，故一般需加用陈皮、砂仁、焦山楂、炒麦芽、白术等健脾药，加强吸收，达到补而不滞的功效。

辅料主要包括调味的糖类以及收膏的胶类等。

六、膏方的分类

根据制作过程是否加入蜂蜜将膏方分为清膏和蜜膏。

中药煎煮浓缩后直接收膏者为清膏，收膏时加入蜂蜜称为蜜膏，后者尤其适合年老体弱、有慢性病者。

根据膏方中是否含有动物胶或胎盘、鹿鞭等动物药，可将其分为素膏和荤膏。素膏由中草药组成，不易发霉，四季均可服用；荤膏中则含有动物胶（药），多属温补之剂，且不易久存，一般冬季服用。

七、膏方的服用季节

1. 冬令进补

膏方，又有人习惯称其为冬令膏方，顾名思义是在冬令季节里服用。"春生、夏长、秋收、冬藏，此天地之大经也，弗顺则无以为纲纪。"适应冬季气候环境，宜于养藏，冬季是一年四季中进补的最好季节。在冬天，内服滋补膏方，强壮身体，到了来年春天，精神抖擞，步行矫捷，思维灵敏。

2. 实时调补

由于膏方既有滋补身体的作用，又有治疗预防的功效，因此，不在冬季，如处在慢性损耗性疾病的过程中或大病后、手术后，患者身体非常虚弱时，也可以采用膏方调治。

八、"开路药"的应用

服用膏方要取得好的效果，能充分消化吸收是关键。有些人脾胃运化功能较差，临床常见舌苔厚腻、没有食欲，同时感觉胸胁痞闷等，此时服用膏方，不但影响到对膏方的消化吸收，反而加重脾胃负担，出现各种不适症状。因此，在此类人群正式服用膏方前，医生一般会开出一些能运脾健胃、理气化湿的中药，以改善其脾胃功能，为膏方的消化吸收创造有利的条件。这些中药先膏方而行，因此被形象地称为"开路药"。

"开路药"的另一作用是通过试探性的调补，通过观察服药后的反应，能为医生开好最后调补对路的膏方做好准备。

对于脾胃功能正常的人，不强调必须服用"开路药"，可以直接服用膏方，做到及时进补。

"开路药"一般以医生根据症状开出的汤剂最有针对性，通常提前2-3周服用。除汤剂外,也可在医生的指导下服用一些中成药,如藿香正气片、香砂六君丸、参苓白术丸、健脾丸等作为"开路药"。

九、膏方的制作(略)

十、膏方的存放方法

为了使膏方能在服用期间保证质量而充分发挥药力,以达到调补的目的,其存放方法,至关重要。

首先在膏方制作后,让其充分冷却,才可加盖。

由于膏方用药时间较长,尽管时值冬季为多,但遇暖冬时要小心霉变。一般情况下,多放在阴凉处,若放在冰箱冷藏更佳。在每天服用膏方时,应该放一个固定的汤匙,以免把水分带进锅罐里而造成发霉变质。

十一、膏方的服用方法

临床上膏方的具体服法,一是根据病人的病情决定;二是考虑病人的体质、应时的季节、气候、地理条件等因素,做到因人、因时、因地制宜。

1. 服用方式

①冲服:取适量膏方,放在杯中,将白开水冲入搅匀,使之溶化,服下。

②噙化:亦称"含化",是将膏方含在口中,让药慢慢在口中溶化,发挥药效,如治疗慢性咽炎所用的青果膏等。

2. 服用时间

①空腹服:滋腻补益药,宜空腹服,如空腹时服用肠胃有不适感,可以改在半饥半饱时服用。

②饭前服:一般在饭前30~60分钟时服药。病在下焦,欲使药力迅速下达者,宜饭前服。

③饭后服:一般在饭后15~30分钟时服药。病在上焦,欲使药力停留上焦较久者,宜饭后服。

④睡前服:一般在睡前15~30分钟时服用。补心脾、安心神、镇静安眠的药物宜睡前服。

3. 服用剂量

服药剂量的多少,应根据膏方的性质、疾病的轻重以及病人体质强弱等情况而决定。一般每次服用膏方取常用汤匙1-2匙,每天2次。

药物分有毒无毒、峻烈缓和的不同。一般性质平和的膏方,用量可以稍大。凡有毒、峻烈的药物,用量宜小,并且应从小剂量开始,逐渐增加,以免中毒或耗伤正气。

轻病、慢性病,剂量不必过重;重病、急性病,用量可适当增加。

患者体质的强弱,性别的不同,在剂量上也应有差别。老年人的用药量应小于壮年;体质强的用量,可重于体质弱的病人;妇女用药量,一般应小于男子,而且妇女在经期、孕期及产后,又应小于平时。

十二、膏方的服用禁忌

在使用膏方时,为了注意安全,保证疗效,必须重视禁忌问题。用药禁忌,除了药物配伍中的"十八反"、"十九畏"等外,还有补膏禁忌、妊娠禁忌和忌口三个方面。

1. 补膏禁忌

老年病虚证为多,故补膏较为常用,在具体应用时,应注意以下几点:防止"闭门留寇",在外邪未尽的情况下,不要过早使用补膏,以免留邪为患;防止"虚不受补",对于一般慢性虚证患者,只能缓缓调养,不宜骤补,可于补益膏方中,酌加助运之品,以免滋腻呆胃之弊;防止"损阳耗津"。阳虚有寒忌清补,以免助阴损阳;阴津亏损忌用温补,以免助火伤阴。

2. 妊娠禁忌

妊娠期间,因为某些药物具有滑胎、堕胎的流弊,往往可以造成流产的后果,所以在临证时要注意药物的选用,注意妊娠禁忌。

3. 忌口

为了达到治疗目的,服药期间要求病人忌食某些食物,叫做"忌口"。如服人参膏时忌服萝卜,服首乌膏时,忌服猪、羊血及铁剂;服滋补性膏方时,不宜饮茶。一般服药期间,应忌食生冷、油腻、辛辣等不易消化及有特殊刺激性的食物等。针对患者的体质,在膏方服用时,忌口更为重要。

十三、膏方服用后不良反应的防治

有少数人服用膏方后,会出现这样几种不适:滋腻呆胃、纳食减少、腹部胀满;齿浮口苦、鼻衄、面部升火、大便秘结;第二年春夏时感到厌食、困倦,入夏怕热,也有出现低热、皮疹、齿浮、便秘等。

这些不良反应,可以在刚开始服用几天时出现,也可能在第二年春夏才出现。防治这些不良反应,首先在服用"开路药"时要注意,尽可能祛除湿浊,调整好胃肠功能。在服用几天后就出现不思饮食、腹胀时,应该暂停服用,改服 1~2 周理气、和胃、消导药后,再少量服用膏方,慢慢增加。如见齿浮口苦、鼻衄上火时,把清热泻火解毒通腑药煎好后放入膏方中,一起服用以纠偏差。

第十二章

对膏方,说心里话,我是情有独钟啊!不仅仅是因为它具有口感好、服用方便、作用持久、便于保存等特点,关键在于疗效确切,深入人心。我这里有一个一家人共同服用膏方的特殊例子。

黄××,女,65 岁。最近 2 年多来性情急躁,夜眠差,经常潮热、汗出,有时胸闷、乏力,舌暗红,苔薄黄,脉沉。我以宁心解郁方加减开具了处方,整方如下:

黄芪 300g	麦冬 150g	五味子 30g	川芎 150g
丹参 200g	郁金 240g	香附 150g	玫瑰花 90g
琥珀粉 20g	炒枣仁 300g	紫石英 300g	木香 90g
生甘草 60g	焦三仙 200g^(各)	连翘 200g	乌贼骨 300g
珍珠母 600g	黄连 150g	黄芩 200g	黄柏 200g
知母 200g	麻黄根 300g	浮小麦 300g	生龙牡 300g^(各)
羌活 200g	肉桂 90g	葛根 300g	元胡 300g
三七粉 60g	冰片 10g	杜仲 200g	牛膝 200g
桑寄生 300g	阿胶 500g		

1 剂,熬制膏方,每日 2 次,每次 1 匙,开水调匀服用

二诊时仍夜眠差,急躁好转,潮热、汗出、胸闷、乏力均减轻,舌暗红,苔薄黄,脉沉。她还告诉我脱发比以前减少了,上次并未提及。我在上方基础上将琥珀粉改为 60g,连翘改为 300g,黄连改为 200g,嘱继服膏方 1 剂。另外,她这次带来了老伴,并约好过几天也把女儿带来。她女儿很有出息,年纪轻轻就干到了某银行的行长,天天很忙,得抽女儿相对空闲的时间。

老伴汪××,66 岁。既往"大三阳"病史 20 年余,腔隙性脑梗塞病史 1 年

余,现颈椎、腰部不适,乏力,颜面略浮肿,舌暗红,苔黄,脉沉。我以宁心通痹方加减开具了处方,整方如下:

黄芪 300g	麦冬 150g	五味子 30g	川芎 150g
丹参 200g	鸡血藤 300g	苏木 200g	地龙 150g
杜仲 90g	牛膝 150g	桑寄生 300g	木香 60g
生甘草 60g	焦三仙 300g[各]	连翘 300g	乌贼骨 300g
茵陈 120g	栀子 200g	酒大黄 150g	夏枯草 300g
虎杖 150g	肉桂 120g	桑枝 300g	石菖蒲 150g
远志 120g	益智仁 150g	元胡 200g	泽泻 300g
阿胶 500g			

1 剂,熬制膏方,每日 2 次,每次 1 匙,开水调匀服用

没过几天,她果真把女儿领来了。女儿汪×,36 岁。最近半年来睡眠较差,口干,胃脘部胀满不适,颈椎、腰椎酸痛,舌暗红,苔黄,脉沉弦细。我以宁心消痞方加减开具了处方,整方如下:

黄芪 300g	麦冬 150g	五味子 30g	川芎 150g
丹参 200g	半夏 90g	陈皮 150g	焦三仙 300g[各]
乌贼骨 300g	木香 150g	砂仁 60g	连翘 150g
生甘草 60g	黄连 200g	黄芩 200g	生地 300g
玄参 200g	石斛 200g	天花粉 450g	珍珠母 600g
生龙牡 300g[各]	羌独活 200g[各]	桑枝 300g	桂枝 200g
柴胡 120g	栀子 200g	丹皮 200g	紫石英 450g
炒枣仁 300g	郁金 300g	阿胶 500g	

1 剂,熬制膏方,每日 2 次,每次 1 匙,开水调匀服用

刚号完脉,女儿说声抱歉便急匆匆地离开了,看来真够忙的,接下来的手续就由母亲代劳了。

膏方可滋补强身、抗衰延年、防病治病,涵盖了补虚和疗疾两个方面,特别对慢性病的调治具有相对优势。在临床实践过程中,我们多次应用膏方治疗冠心病、高血压病、心力衰竭等心血管疾病,取得了良好效果。鑫儿总结了我们应用喘证 2 号膏方治疗慢性心力衰竭的体会。

根据临床症状,慢性心力衰竭属于祖国医学中"喘症、痰饮、水肿、胸痹"等范畴。其病程迁延难愈,对其病因病机的认识各医家观点不一,但多为虚实夹杂、本虚标实。该病病程长,缠绵难愈,非短时用药而能调治,因此,膏方便成为最佳选择。膏方由中药反复煎熬、去渣存精而成,其作用持久,有效成分能够

充分利用,正如上海名医秦伯未言:"膏方者,盖煎熬药汁成脂溢而所以营养五脏六腑之枯燥虚弱者,故俗称膏滋药。"

慢性心力衰竭以胸痛、憋喘、水肿三种表现为多,胸痛患者多为气虚、血瘀;憋喘患者多为气虚、痰热;水肿患者多为阳虚、水饮。在治疗过程中根据患者的主要临床症状,拟定分别以喘证1号方、喘证2号方、喘证3号方进行治疗。

患者齐××,就是前面提到的齐老师,去年有一次过来,因劳累胸闷、憋气、气喘加重,恶寒,口唇略紫绀,皮肤瘙痒明显,腰背部、中下腹及双下肢皮肤可见散在红色丘疹,双下肢轻度水肿,纳食可,二便调,舌暗红,苔薄黄,脉沉。证属心气亏虚、阳虚水泛兼有内热,宜益气温阳、利水消肿,兼清热祛风止痒,予喘证2号方加减,整方如下:

黄芪 450g	肉桂 120g	川芎 150g	丹参 200g,
茯苓 300g	泽泻 300g	冬瓜皮 150g	车前子 300g^(包煎)
葶苈子 300g^(包煎)	黄连 60g	木香 90g	炙甘草 60g
大腹皮 300g	五加皮 120g	白鲜皮 300g	蛇床子 300g
苦参 300g	甘松 300g	五味子 150g	乌贼骨 300g
生龙骨 300g	生牡蛎 300g	阿胶 500g	

1剂,熬制膏方,每日2次,每次1匙,开水调匀服用

二诊时皮疹已消,无瘙痒症状,劳累后仍偶感胸闷、憋气,口唇略紫绀,舌暗红,苔薄黄,脉沉,双下肢轻度水肿。上方去大腹皮、五加皮、白鲜皮、蛇床子、苦参等祛风止痒之物,加枇杷叶300g,继服膏方1剂。

应用体会包括五个方面:①补泻兼顾。秦伯未云:"膏方非单纯补剂,乃包含救偏却病之义。"在应用膏方治疗慢性心力衰竭过程中不能一味蛮补,应根据"补其不足,损其有余"的原则补泻兼顾;如慢性心力衰竭患者因为外感风寒等诱发症状加重,或瘀血症状明显,在补益气血的同时,加用活血、散寒等药物以泻其标实之邪。②顾护脾胃。脾胃为后天之本,《齿类要》曰:"若脾胃充实,营气健旺,经隧流而邪自无所容,脾胃一虚,则诸症蜂起。"慢性心力衰竭患者多脾胃虚弱,而导致诸多症状,故在应用膏方治疗慢性心力衰竭时多加用健脾调胃之品,可增强患者后天之本,亦可促进膏方的吸收。③补益肾气。肾为"先天之本",主藏先天之精,亦主水液、主纳气,在应用膏方治疗慢性心力衰竭时多加用补益肾气之品,意在补益先天而滋后天。④寒热并用。慢性心力衰竭患者多阳气亏虚,应用温阳之品,但患者饮食日益丰富,油腻之品食用亦多,内热自生,所以在温阳的同时,酌加清热之品,寒热并用,调和阴阳平衡。⑤兼顾兼证。患者在基础疾病的同时多兼有痞证、汗证、郁证等证,且为困扰患者的主要症状,严

重影响患者生活,所以在开具膏方时,兼顾兼证,综合施治。

后来,媛儿总结了我们应用"四辨法"开具膏方治疗心血管病的一些体会。"四辨法",即辨证、辨病、辨体质及辨情志四者相结合的辨证方法。

心血管病病情复杂,一旦发病,往往后果严重,甚至导致死亡。早在2002年,胡大一教授即指出,应抓好疾病防治的上游,即一级预防,注重治"未病",主要措施是综合控制心血管疾病的多重危险因素。而膏方即为治"未病"的有效中医方法之一。首先,众多患者担心西药的毒副作用及对胃肠道的不良刺激,膏方有效避免了此类副作用;其次,膏方药力缓和、持久,携带及服用方便,口感佳,可增加患者的依从性。

心为十二官之主,五脏六腑之大主,其生理功能重要,病理变化复杂,中医临证当以辨证论治这一重要中医理论体系为原则,根据四诊之所见,综合分析,全面审度病势,阐释病机,根据虚实病机的不同变化处方施药,即因证立法、据法选方。辨证过程即是对机体所处内外环境的综合整理过程,包含了对病因、病性、病位、病机、病势、体质、情志、环境等的分析,是诊疗个体化的具体体现,也是与"生物—心理—社会"医学模式的完美契合。膏方的立法选药亦应遵循这一原则。

证候是疾病某一阶段的机体反应情况,不能反映疾病的全过程,且辨证存在规范化、客观化问题及治疗的局限性,这就需要辨证与辨病相结合。此病包括中医之病及西医之病,既要看到某一阶段的病理变化,又要掌握疾病的整个过程。心血管疾病病情变化迅速复杂,从西医来讲,许多合并疾病还是心血管疾病的危险因素,如高血压病、糖尿病、高脂血症等,因此更应与辨病相结合,注重远期疗效。兼有高血压病者,可辨病选用钩藤、黄连、黄芩、白蒺藜、泽泻等具有降压作用的药物;兼有糖尿病者,可辨病选用黄连、玉米须、葛根、鬼箭羽等具有降糖作用的药物;兼有高脂血症者,可辨病选用决明子、荷叶、泽泻、山楂、红花等具有降脂作用的药物。

中医讲究因人制宜,这其中就包含了在诊治疾病过程中要因个人体质差异而有相应不同。体质学说既是养生防病的理论支撑,又是个性化诊疗的理论基础。在膏方布药前,除辨证外,也要考量与评价患者体质类型,明确其对病邪的易感性及发病倾向性。患者平素如心情抑郁、情志不舒或郁怒伤肝者,易致肝失条达、气机郁结,形成气滞血瘀体质;嗜食肥甘厚味者易聚湿生痰,形成痰湿体质等;这些与心血管疾病的发生密切相关。如在膏方施药过程中,注意纠正体质偏性,会对疾病的防治大有裨益。金明兰根据体质不同而用药有所偏重,气虚质者用黄芪、生晒参等;阳虚质者用熟地、肉桂等;阴虚质者用枸杞子、白芍等;痰湿质者用白术、茯苓等;湿热质者用藿香、山栀等;瘀血质用桃仁、红花等;气郁质用柴胡、枳壳等;特禀质用黄芪、白术、防风等。

"心者,君主之官也,神明出焉",心有统帅全身脏腑、经络、形体、官窍的生理活动和主司精神、意识、思维、情志等心理活动的功能。心血管疾病与情志异常密切相关,相互影响,互为因果。情志异常既可以是脏腑气血功能障碍的病理产物,还可以成为新的情志疾病的致病因素,形成"情志—情志"发病学特征。现代研究也表明,心脏产生和分泌的各种血管活性物质,如心钠素、血管内皮素等,可作用于全身各器官,包括脑组织,可在一定程度上调控人的精神意识、思维活动。研究表明,情绪对心血管疾病中的高血压病、冠心病、心律失常以及血脂、血液流变学影响较大。心血管疾病的发生发展与社会心理因素相关,如焦虑、抑郁、紧张的工作生活节奏等,这些不良的情志因素多归属于中医七情中的怒、郁等,临证时若能将情志作为切入点之一,纠正五志过极,则可使阴阳平衡,气血和调,恢复脏腑功能。

郝××,女,54岁。既往有高血压病史6年,形体偏瘦,平素急躁易怒,手足心热。2周前生气后出现眩晕、耳鸣,口咽干燥,少寐多梦,舌红,苔少,脉弦细。运用"四辨法",由患者刻下症所见辨证为阴虚阳亢;辨病西医为高血压病,中医为眩晕;患者形体偏瘦,手足心热,辨体质为阴虚体质;平素急躁易怒,辨情志为怒。予羚角钩藤汤加减,整方如下:

钩藤450g(后入)	菊花200g	桑叶90g	黄连120g
黄芩150g	怀牛膝90g	桑寄生150g	枸杞300g
生龙牡300g(各)	生地200g	泽泻200g	茯苓150g
川芎300g	丹参300g	地龙200g	合欢皮200g
郁金200g	柴胡90g	炒枣仁300g	远志150g
生甘草60g	阿胶500g		

1剂,熬制膏方,每日2次,每次1匙,开水调匀服用

羚角钩藤汤出自《重订通俗伤寒论》第二章,主治肝经热盛动风证,以高热、手足抽搐、脉弦数为证治要点。妊娠子痫、流行性乙型脑炎以及高血压病引起的头痛、眩晕、抽搐等属肝经热盛者,亦可应用。因羚角价格偏高,我一般不用,相应加大钩藤的用量。

针对这个病人,我以该方进行了加减。方中钩藤、菊花、桑叶潜阳定眩,钩藤同时具降压之功;黄连、黄芩泻火降压;怀牛膝、桑寄生、枸杞培补下元;生龙牡、生地育阴潜阳;泽泻、茯苓利水泄浊;川芎、丹参、地龙活血通络;合欢皮、郁金、柴胡疏肝解郁;炒枣仁、远志养血安神;生甘草调和诸药。

服用 10 天后述诸证悉减,嘱继服余药以巩固疗效。

我院引进膏方,是在前年 10 月份,较南方城市晚了多年。跟我们合作的是博康公司,企业宗旨是"博中药精华,康万代民众",恰好取了每句话的第一个字作为公司名称,给人一种大气磅礴的感觉。

这家公司是一家中药饮片综合生产企业,生产基地占地面积 3 万平方米,建筑面积 6000 平方米,于 2004 年通过国家食品药品监督管理局 GMP 认证,是省内首家通过 GMP 认证的中药饮片生产企业。为确保中药饮片的生产规范化、质量标准化和检测手段现代化,公司配备了自动化洗药机、切药机、干燥机组等先进机械设备以及高效液相色谱仪等先进检验设备,并聘请有关专家对中药饮片的炮制工艺进行了深入的研究,以充分保证中药饮片的炮制质量。公司除加工膏方外,还有炮制中药饮片、精制中药饮片、协定处方代茶饮、单人单方代茶饮及参茸虫草包装礼盒等产品。

公司的曹董事长五十来岁的年龄,很敬业,也很豪爽。为了进一步推广膏方,我们多次碰头磋商,策划了膏方节,并且琢磨出了两条琅琅上口的广告语,分别是"中医膏方,维护健康"和"膏方调理,四季皆宜"。

一、活动时间

自××月××号开始启动膏方节的宣传工作,活动持续两天。

二、活动内容

1. 在医院门诊楼正门上悬挂横幅:"热烈祝贺中医膏方节启幕"。

2. 两侧路边悬挂宣传牌:"中医膏方,维护健康"和"膏方调理,四季皆宜"。

3. 在门诊大厅摆放膏方宣传展板、资料、样品及小礼品,并有工作人员发放宣传单,介绍膏方及膏方节的有关情况。

4. 在门诊大厅邀请膏方专家义诊。

5. 在专家门诊、治未病中心、查体中心摆放宣传展板及资料。

6. 在医院网站登载膏方节有关内容及膏方专家介绍。

7. 利用电视(电梯口、大厅)及其他荧屏循环介绍膏方有关知识。

8. 在病房楼内,按科室分布用展板和彩页分别介绍膏方在该科室的临床应用范围。

9. 邀请有关报纸连续刊登膏方有关知识。

10. 邀请有关电台报道膏方节启幕情况。

最初医生和病人对膏方不甚了解,应用相对较少。经过举办膏方节、义诊等一系列宣传活动,其应用日益广泛。为进一步了解膏方的应用情况和病人满意程度,我们设计了专门的调查表。

调查表主要包括患者基本情况和对膏方的评价两部分内容,基本情况包括姓名、性别、年龄、职业、学历、既往病史、月均收入、付费方式、服用时间及对膏方的了解途径;对膏方的评价包括膏方的口感、方便程度、疗效、价格、包装、意见及建议,还有对膏方、中药汤剂、免煎颗粒三者的比较。我们随机调查了 30 例患者。

患者基本情况调查结果表明:①性别:男性 11 例,女性 19 例;②年龄:60 岁以上患者 14 例,50－59 岁患者 9 例,40－49 岁患者 3 例,30－39 岁患者 2 例,20－29 岁患者 2 例;③职业:退休职工 21 例,工人 7 例,无职业者 2 例;④学历:小学及以下文化程度者 6 例,初中文化 6 例,高中及中专文化 12 例,大专文化 3 例,本科学历 2 例;⑤既往病史:既往病史主要包括冠心病、高血压、糖尿病、椎间盘突出、胃炎等;⑥月均收入:月均收入主要为 3000 元以下;⑦付费方式:多为医保病人,其中自费 4 例;⑧服用时间:17 例服用 1 个月,10 例服用 2 个月,2 例服用 3 个月,1 例服用 4 个月;⑨了解途径:9 例通过朋友介绍,21 例通过医生介绍。

对膏方的评价调查结果表明:①口感:18 例感到非常满意,10 例感觉满意,2 例感觉一般;②方便程度:24 例感觉膏方非常方便,6 例满意;③疗效:17 例患者对膏方的疗效感觉非常满意,10 例感觉满意,3 例感觉一般;④价格:1 例患者感觉膏方价格非常高,18 例感觉有点高,11 例感觉一般,可以接受;⑤包装形式:仅 6 例患者喜欢袋装形式,认为袋装形式方便、用量准确,24 例患者喜欢灌装形式,其认为灌装的膏方较黏稠;⑥对膏方、汤剂、免煎颗粒的比较:27 例应用过中药汤剂,13 例应用过免煎颗粒,其中有 23 例认为膏方较好,2 例认为免煎颗粒较好,5 例认为三者各有利弊,所有 30 例患者均会继续选择膏方治疗;⑦对膏方的意见和建议主要集中在两个方面:一是认为价格过高,希望能够调整价格;二是认为 1 料膏方的应用时间过长(一般为 1 个月),不利于调方,希望能够缩短 1 料膏方的应用时间。

通过对 30 例患者的膏方满意度调查可见,应用膏方的患者多为具有医保的中老年人,学历分布广泛,收入尚可,医生的宣传起到了满意的效果。而且调查显示,膏方在临床应用中取得了良好的效果,特别是在口感、方便程度、疗效等方面,但是多数患者认为价格偏高,服用时间偏长。

根据调查结果,我们认为,对于膏方的临床应用应继续推广,发扬其优势,改进其弊端,更好地为人类健康服务。

另外,我们发现,目前对于膏方治疗疾病的研究仅限于个案报道、经验总结或治疗前后多种数据的收集与分析,而在膏方治疗疾病的规范化方面没有相应的研究,尚属空缺。

为此,我和京儿进行了一番讨论,确定了课题思路,题目就叫做《中医膏方治疗心血管病的规范化研究》。具体思路是:拟定膏方的处方开具规范、生产制作规范、临床应用规范和效果评判规范,然后选取频发性室性期前收缩中医辨证属心悸(痰火扰心)、冠心病中医辨证属胸痹(气阴两虚)的患者作为研究对象,加以验证和修正,并进行推广。拟定的具体规范如下:

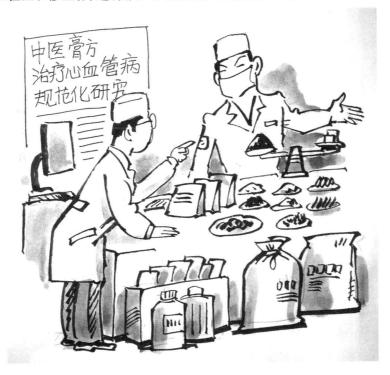

一、开具处方规范

1.根据患者临床症状,临床医生运用中医辨病辨证理论开具普通汤剂处方,处方一般20－40味,矿物类药及叶类、全草类植物药不宜过多,异味类药物尽量避免。处方上要标明患者的中医病名及证型。

2.膏剂处方为1剂汤剂处方用药剂量的10倍,另加阿胶500g,蜂蜜200g(糖尿病患者改用木糖醇),黄酒200g,此为10日剂量。中药总重量一般为3000g－5000g。

二、生产制作规范

1.配制前准备工作

1.1 将用于配制中药膏方的中药材与中药膏方申请单上的处方进行核对。

1.2 将容器用5%洁消精溶液浸泡2h后,用常水清洗2次,再用纯化水清洗2次,烘干或晾干,备用。

2. 辅料的处理

2.1 取处方量的胶类药、冰糖加规定量的黄酒浸渍,备用。

2.2 取处方量的洋参单独提取2次,合并提取液备用。

2.3 取处方量的蜂蜜(或木糖醇)加适量蔗糖熬制成炼蜜,备用。

3. 中药材提取

将中药材加10倍量冷水浸泡2h后,加热煮沸,保持微沸2h,滤出药液,药渣再加8倍量水加热提取,保持微沸1h,滤出药液,合并2次滤液;若有"先煎"、"后下"则按法进行。

4. 浓缩

将上述中药材提取液进行浓缩,浓缩至一定量时,加入用黄酒浸渍的胶类药和冰糖,不断搅拌至其溶化,待浓缩至约1500mL时,趁热滤出。

5. 收膏

将上述浓缩液移至恒温电加热容器中继续浓缩,适时加入参汤和炼蜜,待浓缩至药液起"鱼眼泡",用细棒挑起成片状,即可。

6. 包装

药液完成收膏,待稍冷无水蒸气后,方可装入处理好的容器,贴签。

三、临床应用规范

1. 服用方法

开水调匀服用,每日2-4次,每次1匙,于餐后半小时或睡前半小时服用。如膏滋稠黏,难以烊化,可以取出服用量隔水蒸化后服用。

2. 禁忌

膏方多以蜂蜜为辅料,故应忌葱;服膏方时一般不宜用茶叶水冲饮,因茶叶能解药性而影响疗效;忌咖啡、可乐;忌酗酒。

3. 贮存

密封,冷藏,严禁沾水。取膏时应用不带水的干净汤勺,取后密闭容器,冷藏。

四、效果评价规范

1. 相关症状变化:分别于治疗前、后按中医辨证标准对临床症状及舌、脉象进行观察,按单项症状记分、积分标准分别进行记分、积分,各单项症状记分之和为症状总积分。

2.心电图变化:分别于治疗前、后进行心电图监测,观察 ST - T 改善情况;动态心电图变化:分别于治疗前、后各进行一次动态心电图监测,观察相关指标的变化(具体化验、检查项目可根据具体病种制订)。

3.统计 1 年内的住院次数、住院总天数和平均治疗费用。

4.生活质量评分:应用《世界卫生组织生存质量测定量表简表》(WHOQOL - BREF),治疗前、后各进行 1 次。

我也给母亲开具了膏方。她老人家凭着坚强的意志,已经接受了 9 次化疗。刻下症见:口腔溃疡,口干,心悸,便秘,舌暗红,苔黄腻,脉沉。我以增液汤合黄连解毒汤加减开具了处方,整方如下:

生地 300g	玄参 200g	麦冬 200g	石斛 200g
瓜蒌 450g	黄连 150g	黄芩 150g	酒大黄 300g
薏苡仁 300g	泽泻 300g	浙贝 120g	生牡蛎 300g
半枝莲 200g	夏枯草 300g	蜂房 240g	莪术 200g
珍珠母 450g	山慈菇 240g	白花蛇舌草 300g	
阿胶 500g			

1 剂,熬制膏方,每日 2 次,每次 1 匙,开水调匀服用

二诊时口腔溃疡消失,口干减轻,便秘改善,有时感心悸,偶恶心,舌脉同前。上方生地改 450g,瓜蒌改 600g,酒大黄改 450g,加半夏 120g,乌贼骨 300g,继服膏方 1 剂。

三诊时口腔溃疡再次发作,仍口干,大便可,未述心悸、恶心等不适,舌脉同前。上方黄连改 200g,黄芩改 240g,加连翘 300g,继服膏方 1 剂。

第十三章

这天晚上,我去参加了女儿学校召开的家长会,她在这次模拟考试中,全级成绩排名提高了65名。和女儿坐同桌,这还是头一回,能看出来她很高兴。第一个上台的是教语文的姜老师,40出头的年龄,看起来很干练,讲话很有激情。她一会儿称这个同学为"家伙",一会儿称那个同学为"宝宝",对全班六十多个学生的优点、缺点都了如指掌、如数家珍。讲到女儿的时候,我认真做了记录:①字体漂亮,卷面整洁;②作文进步很快;③"默写"这一部分丢分了,不要灰心;④可以采取"蚕食"法,每天记忆一点点,每天进步一点点。下一个讲的是化学老师,听她提起孩子名字的时候,我才恍然大悟,原来姜老师前面提到的"华清"、"康达"等名字都把姓氏给省略掉了,忽然间感受到了老师们的爱心在缓缓涌动……

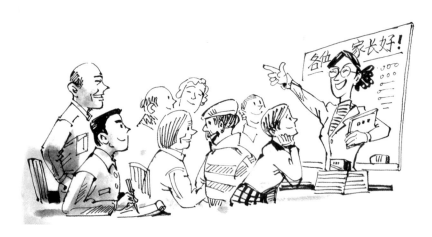

我也是老师,只带了十几个研究生,但感觉对他们的了解还远远不够,真是惭愧!最近一段日子,他们这批毕业生为了工作分配的事煞费脑筋,并且充满

了焦虑情绪。在一次研究生沙龙上,我给他们讲了六个方面的问题。

其一,找工作难是正常的。目前找工作有没有不难的?有!咱们科有一位退休的老大夫,他儿子在美国留学多年,发表了很多 SCI 收录的文章,不到 40 岁就成了某家省级医院的泰山学者。还有,咱们科一位副主任医师,他在介入方面有特长,前几天刚被另一家省级医院以年薪 30 万的待遇给挖走了。你们不行,还没有让社会充分认可的雄厚资本,但只是现在不行,并不是永远不行,你们是潜力股。像你们这样的潜力股目前太多了,被人买走的确很难,难是正常的,不用怕、不用愁。专科生、本科生比你们更难,博士生、博士后也比你们轻松不了多少。我浏览了你们 QQ 上的一些留言,有的说"找工作,找工作,愁啊",还有的说"累死了",负面情绪较多,这样不好,容易丧失斗志、削弱战斗力。

其二,对未来充满信心。你们都已经考过了执业医师资格,都将是中医或者中西医结合领域的佼佼者,对未来一定要充满信心。退一万步讲,即使不去正规医院工作,去诊所打工,养家糊口也是没问题的。咱们算笔账,目前在诊所看中医开处方,一般给大夫 20% ~ 30% 的提成,假如 1 天 10 个病人,平均每人 100 元,合计 1000 元,大夫会拿到 200 - 300 元,1 个月下来,收入是 6000 - 9000 元,不低了吧!叶天士、傅青主等古代名医都是靠诊所维持生计的,其中傅青主一生都处于颠沛流离之中,为了实现反清复明的壮志,一直坚持斗争,终生拒绝与清朝合作。他们不是硕士、博士,不是教授、主任,不是硕导、博导,更不是院士,反而名垂千古。

其三,眼光不能太低。你们从网站上浏览了许多医院的招聘信息,也去参加了一些招聘会,但真实的情况往往是,上了网站的,来到会上的,没有多少太理想的单位,包括很多县医院或区医院。以前我跟你们讲过,大舞台才有大作为啊!大舞台有诸多优势,可以为实现大作为提供坚实的基础。如果去了小地方、小舞台,人脉圈广、信息量大、机遇多等优势就会慢慢流失。有个"温水煮青蛙"的故事,科研人员将青蛙投入已经煮沸的开水中时,青蛙因受不了突如其来的高温刺激立即奋力从开水中跳出来得以成功逃生。当科研人员把青蛙先放入装着冷水的容器中,然后再加热,结果就不一样了。青蛙反倒因为开始时水温的舒适而在水中悠然自得。当青蛙发现无法忍受高温时,已经心有余而力不足了,不知不觉被煮死在热水中。这个故事告诉我们什么道理呢?年轻时一定不能眼光太低,失去冲劲,成为"温水中的青蛙"。即使是,也要成为"温水湾中的青蛙",而不是"温水杯中的青蛙"。

其四,盯紧一两个目标。不要这里试试,那里也试试,广撒网碰运气。一个人的精力有限,财力也有限,切忌四面出击,要盯紧一两个目标,最好是一个目标。只要盯紧了某一个目标,正式编制的不行,先办成同工同酬或是合同制的也可以,今年不行,可以等到明年或是后年。只要处理好了方方面面的关系,先受点委屈没什么,多等些时间也没关系。有本小说《妈妈该把你教育成什么样子》,作者是祁芸,其中第一篇的题目很好,《挖坑的最高境界是挖出水》。对你们而言,也是这样,挖多少坑没用,关键是挖出水。在挖坑前需要做哪些工作呢?首先是要做好调查,哪里会有水?水质好不好?水量多不多?需要挖多深?能不能挖得动?然后就是开工,挖,再挖,一直坚持下去。

其五,该出手时就出手。盯紧了目标,看准了时机,该出手的时候就要果断出手,千万不要犹豫。你们也都知道,现在的社会是关系社会,关系就是生产力。需要跟3个人处理好关系,分别是院长(或书记)、科主任、人事部门负责人。在接触之前也需要调查,最好有熟人引荐。调查哪些方面呢?这包括领导的年龄、性别、专业、喜好、朋友圈子等等。调查清楚了就要制定有针对性的接触策略,咱们中医不是讲究个体化诊疗方案嘛?这也需要个体化。接下来就是试探性地、循序渐进地接触。我们要实现的最理想的目标是让人家认同你、欣赏你、尽最大力量帮助你,而后成功。

其六,这是历练你们的时候。孟子说过,"天将降大任于斯人也,必先苦其心志,劳其筋骨,饿其体肤,空乏其身,行拂乱其所为,所以动心忍性,增益其所不能"。对你们来说,高考是个关口,考研是个关口,毕业分配又是一个关口,这是历练你们的时候,需要咬紧牙关,拿出百倍的勇气来。"拼搏一个月,幸福一辈子,与正在找工作的兄弟姐妹们共勉。上帝会保佑我们的,阿门!"阿冲说得好啊!四年前这个时候,我博士后出站之前,也和你们一样,一头雾水,心中茫然,捧着制作精美的简历,战战兢兢地迈进一家家医院人事部门的门槛,结果有的医院将简历束之高阁,有的直接把人拒之门外,现在不也挺过来了吗?你们都不用担心,困难是暂时的,历练才是长久的,"车到山前必有路","天生我材必有用"。我和你们一样,对未来都充满了信心。

研究生沙龙,在我的提议下,从学生们入学之初就开了起来。以他们轮流讲课为主,我点评为辅,讲课内容自定,可以是西医病例、中医病例,也可以是前沿进展、SCI文章的翻译。讲完之后,每个人都可以自由发言,主要锻炼他们的总结能力、演讲能力和思辨能力等,并可提供一定的临床思路和科研思路。我们一直坚持了下来,他们都感觉效果不错。飞儿专门写了一篇文章,题目叫做《陈老大的完美计划》。

题记——此乃吾师

泰山脚下,汶水之滨,陈姓者,吸山林之灵气,纳河川之浩瀚,得一身精华,积聚成形,上达巅顶,乃得大颅。其人自幼耿直,性格温和,善交益友,好为良师。身高七尺,肚量过人,精于学问,工于医术。谦谦君子貌,灼灼赤子心,待到七十古来稀,救死扶伤梦仍真——此乃吾师。

初识——这个大脑袋的老师不会发脾气

那是个春寒料峭的下午,我带着实习名单去找年轻的实习老师,不巧,老师不在。咦?那边的脑袋大大的忙着写病历的老师,是他吗?"老师……"一看胸牌,不是。正要道歉,那边抬起头回答我"有事儿吗?"于是,跟老大正式交锋。那个下午,他耐心地领我们实习代表办完了各种事情。后来,回到学校,翻出实习手册,上面赫然写着:科教科长,陈××。啊?他是科长!这个大脑袋的老师?这个好脾气的老师?额,与我想象的有点差距,他怎么不是那种高高在上的感觉呢?我困惑。

本着满足好奇心的目的,我第二天一早就去医院"调查"。结果是,我顺利地打入"敌人"内部——成为大脑袋老师的实习学生。事情就是这么巧合,我的好奇心帮我找到了一位难得的好老师。这是后话。

大脑袋是老师的标志,我们喜欢称他陈大脑袋老师,时间长了也就简称为"陈老大"了,我们为这个标志性的称呼得意了好一阵子:多完美的称呼,简约而不失派头。只是他老人家,一直不晓得而已。

陈老大有好多学生,让我不解的是,那么多学生,那么多琐事,居然没见他发过脾气,奇怪。这个老师,不会发脾气?

深交——这个大脑袋的老师要求完美

出于好奇,我们打着关心老师的旗号明目张胆地要来陈老大的出生年月日,本着"宁信其有,勿信其无"的原则,"百度"了他的星座——处女座。至此,一切谜底终于揭晓:为什么老大总是钟爱白衬衣?为什么老大做事总是一丝不苟、高标准严要求?为什么老大的办公室总是那么整齐?为什么老大总是那么好脾气?额,处女座呗。我们用最最天真的想法解释了这毫无关联的一切。貌似很合理。

关于完美,我还有话要说。

陈老大是一个要求完美的人,对自己甚过对别人:讲课,应该尽善尽美,声情并茂,不然,怎么对得起台下的学生?行医,应全心全意,鞠躬尽瘁,不然,怎么对得起信任你的病号?做学问,应脚踏实地,不然,怎么对得起辛苦培养你的老师?这是我们偷偷跑进老大的博客和QQ空间发现的"自我鞭策"。

一个完美的培养计划就这样在老大的心里诞生了,并且在我们还没反应过来如何"接招"的时候,所有的计划就已经启动了……

陈氏"四好学生"——品德好,临床好,科研好,人际好

"一个好的老师,要经得起学生的考验;而一个好的学生,在经得起老师考验的同时还要经得起社会的考验。"这是老大经常对我们唠叨的一句话,偶尔变换一下语序。怎样才能经得起考验呢? 首先要努力成为"四好学生":品德好,临床好,科研好,人际好。怎样才能成为"四好学生"呢? 先从完美计划开始。

于是,研究生沙龙开起来,自己做幻灯片,自己准备演讲材料,每周五晚上,雷打不动。刚开始我们是存着侥幸心理的:周末了,老大家里还能没点事儿嘛,那样我们就可以少讲一点了,因为对于学中医的我们,那些英文专业术语实在是拗口得很。但是,在忽略了老大的定力的前提下,我们错了。就这样,在磕磕绊绊之中,三个星期才能准备好一篇英文讲稿,偶尔在心里默默抱怨一下老大的这种氛围。直到有一天,在门诊偶遇老外向我竖起大拇指时,我才真正明白老大的良苦用心,以及那份坚持下带给我们的无尽感动。

科研是一个必不可少的环节,怎样才能做好科研呢? 老大有绝招。他说:手把手教给你们的东西,没有自己探索来的"刺激",我放手,你们享受。好吧,我们享受……我看到了一个个幽怨的眼神,包括我自己。那是一段异常艰苦的日子,写标书写到双手发软,查资料查到眼冒金星,坐在电脑跟前不小心就沉沉地睡倒,醒来喝口水,继续。老大说:我要的不是课题中标的结果,而是你们享受科研的过程。我没有体会到一丝享受的味道,直到三个月后我能独自熟练地完成一个科研项目全部的申报过程,那种成就感,终于前所未有地出现在我的面前。说来也奇怪,虽然偶有小抱怨,一路走来,无论遇到多大的难题,我却从未胆怯过,而是放开手,努力去干。那种自信,来自老大不停的鼓励和支持。

老大身材魁梧,却是一个很细心的医者,与患者交流,言谈举止间流露出"脉脉温情",再难缠的病号到老大这边都会和声细语。起初我们十分不解:老大有灵丹妙药不成? 后来经过不停的"蹲点"以及老大时不时的谆谆教诲,我们终于也明白了个中就里:"老吾老以及人之老,幼吾幼以及人之幼。"就是这么简单。老大做到了,并且要求我们也如此照做。他说,这是他培养计划里的一部分。

结语——期待计划升级

一路走来,一年多的时间,老大步入了不惑之年。他说的最多的一句话就是:我很庆幸,有你们这么一帮孩子。我想,庆幸的,应该是我们……

老大的培养计划还在继续着,最近他又开始翻阅英文杂志,大体原因是觉得自己的培养计划还不够完美,应该多向西方国家吸取经验。好吧,不完美的完美计划,期待它的升级。

飞儿是个很有灵性、活泼可爱的女孩子,执着于针灸推拿专业,在针灸、推拿、拔罐、耳穴压豆等方面真是一把好手。她曾写过两项标书,全都中了。

其中一项是《网络版中医"治未病"预防保健管理系统的开发与推广》。随着社会的进步,预防保健理念逐渐深入到人们的生活之中,但试点单位中存在的问题也日益凸显,表现在健康信息系统仍处于区域范围内运作、管理体系建设相对滞后、缺乏专业人才、健康管理市场缺乏规划管理等方面,这都成为中医"治未病"预防保健事业持续发展的"瓶颈"。如何更好地应用现代手段解决上述问题成为当前主要的研究目标。针对以上问题,本研究组拟在前期开发单机版中医"治未病"预防保健管理系统的基础上,将其升级为网络版,形成覆盖全国的"治未病"预防保健管理系统,而后进行推广。旨在解决中国现有预防保健医学区域性发展不均衡、名老专家数量不足、硬件水平差距较大、管理较困难等诸多问题;建立全国信息交流平台,实现各中心网点实时交流;建立名老中医数据库,大规模总结名老中医经验;创建家庭保健系统,充分发挥社区的医疗作用。

另一项是《基于"治未病"网络管理系统与一体化模式的心血管疾病干预研究》。随着生活节奏的加快,心血管病发病率逐年提高。前期研究表明,我国心血管疾病的主要危险因素有吸烟、高血压、高血糖、血脂紊乱等,不稳定的工作环境、较大的工作压力、作息时间紊乱及噪音是其影响因素。目前国内外尚没有较完善的针对心血管疾病致病因素制定的系统化干预方案,患者只有在发病后方到医院就诊,往往错过了最佳防治时间,耗费了大量的人力物力。针对以上问题,本研究拟在前期研究基础上,应用网络版中医"治未病"预防保健管理系统,通过临床医生远程指导,运用中药微粉、膏方等多种方法对心血管疾病危险因素及影响因素进行干预,筛选出有效的干预措施,初步建立起具有中医特色的心血管病预防保健网络体系,形成一体化服务模式,减少心血管疾病的发病率、致残率和病死率,同时降低医疗费用。

我们申报的这两项课题都与"治未病"有关。"治未病"体现了中医学先进和超前的医学思想,在古往今来的中医药防治疾病实践中,始终焕发着活力和光辉。中医学理论奠基之作《黄帝内经》最早提出了"治未病",《素问·四气调神大论》中有一段著名的论述:"圣人不治已病治未病,不治已乱治未乱,此之谓也。"以此为源,历代中医名家对"治未病"屡有发挥,如医圣张仲景在名著《金匮要略》中提出"见肝之病,知肝传脾,当先实脾",成为指导"治未病"的一大法则;唐代孙思邈强调"上医医未病之病,中医医欲起之病,下医医已病之病",将医学的功能区分为上、中、下三个层次;元代朱丹溪在其著作《丹溪心法》中专论《不治已病治未病》,将"治未病"作为重要内容进行深入研究;清代叶天士更是提出"先安未受邪之地"的预防学观点,强调采取主动措施防变于先的重要意义。

经过历代医家两千多年来的不断充实和完善,"治未病"逐步形成了具有深刻内涵的理论体系。这一体系,把握了预防保健的三个主要层次,也可以说是"治未病"的三种境界,即"未病先防"、"既病防变"和"瘥后防复"。"未病先防"着眼于未雨绸缪,保身长全,是"治未病"的第一要义;"既病防变"着力于料在机先,阻截传变,防止疾病进一步发展;"瘥后防复"立足于扶助正气,强身健体,防止疾病复发。其核心,落实到一个"防"字上,充分体现了"预防为主"的思想。其理念,重在指导人们做到防患于未然,"消未起之祸,治未病之疾,医之于无事之前,不追于既逝之后"。这既是医学认识的理想境界,也是衡量医学水平的重要标志。

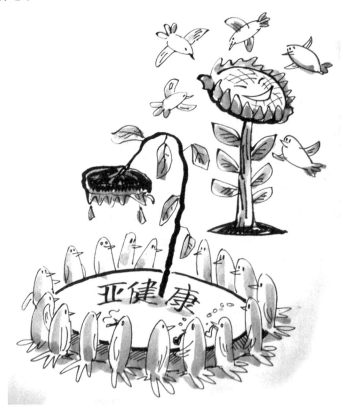

随着社会的快速发展和人口老龄化进程的加快,现在我国大多数人们处于"亚健康"的状态,这种"亚健康"状态是罹患各种慢性疾病的主要危险因素。人们已越来越注重生命数量和生命质量的提高,健康管理理念亦逐渐深入到人

们的生活理念之中,已成为备受关注的预防保健新课题。中医药在几千年的实践中以其显著的疗效、浓郁的民族特色、独特的诊疗方法、系统的理论体系,为人类的健康作出了突出的贡献。许多行之有效的养生、保健和预防疾病的药物、方法和技术,在养生保健和疾病预防中具有明显的优势和广阔的前景。2007年1月11日,吴仪副总理在全国中医药工作会议上引用经典名言"上工治未病",首次将中医预防保健提上了议事日程,将"治未病"的理念和实践提升到前所未有的高度,开启了中医药"治未病"的新纪元。

事实上,运用和发挥中医"治未病"优势的中医预防保健服务,不仅可以节省医疗成本,还可以正确引导人们的生活方式。近几年中医药科普热,反映了广大人民群众对中医药预防保健理念的认可和需求。因此,自2009年以来,我国成立了多家"治未病"预防保健服务试点单位,大力推崇治未病进行预防保健,并取得了长足的进步。

2010年,我院开发了单机版预防保健系统,由"治未病"专家介绍、健康信息采集、中医体质评估、中医专家应诊、中医专家随诊和统计分析六大模块组成,形成了一套相对完整的计算机诊疗系统,便于医院管理与记录,使患者就医更加规范化,同时便于医务工作者从不同角度分析病情。目前,该系统已应用于临床与科研,取得了良好的效果,并积累了大量的相关资料。但单机版管理系统无法联网操作的弊端,使这些系统仅局限于小范围使用,无法达到资源共享,大大降低了其利用率。因此,我们产生了开发网络版中医"治未病"预防保健管理系统并应用于心血管疾病干预研究的想法。

在此以前,我们还设计了中医体质评估系统,后来将它作为一个模块嵌入在中医"治未病"预防保健管理系统之中。

有一次,飞儿来我办公室,我把准备开发中医腧穴分析系统的想法告诉了她,她很高兴。没想到刚刚开始整理相关资料,她右下第1颗磨牙的牙冠掉了一块,情绪很是低落。我给口腔医院的同学打了电话,让关照一下。她事后写了篇文章,发在了QQ空间里。

俗话说得好,人倒霉了,喝凉水都塞牙。在那个心情低到极限的时候,我的牙很是识时务地脱了岗——掉了。感谢它没有让我体会到喝凉水都塞牙的悲凉感,但那是一种怎样的心情啊?哭红了的双眼,带个豁口的大牙,小心翼翼地咀嚼,熬夜准备课件,为了避免说话漏风,死命练习英语……上帝喜欢看热闹,正好我演给了他看,只是我那硬生生挤出来的笑容,不知道能否打动他?于是在接下来的三周时间里,我把固定的周二奉献给了口腔医院——那个我以前从门口路过都会打寒战的地方。其实我倒希望有个人生拉硬拽把我拽到那里,就算再疼我也不会害怕，至少有了号啕大哭的理由。事实如我所愿，我是被生拉硬拽连带腿打哆嗦进去的，只是那个生拉硬拽的人，是我自己。

我的牙齿终于又回归完整，在这个风雪交加的夜晚，终于又可以没心没肺地咧嘴大笑——冒着塞牙的危险。其实我应该捂嘴偷笑，那样会更淑女一些。我最应该的是热泪盈眶而笑，那样更能反应我真实的内心：在这个金钱万能的世界里，我没有花一分钱就医好了那颗偷吃苹果的大牙，仅仅是一个电话，和一句"老师"……

塞翁失马，焉知非福。得瑟的大牙掉了，又补上了，心事没了，陈老大又一次让我感动了，是那种一想起来就会笑的感动，无关眼泪，暂且叫做幸福吧——做学生的幸福。

在另一次的研究生沙龙上，我给他们讲了这次开家长会的感受，并介绍了姜老师的"蚕食"法。我提醒他们，目前虽然忙于毕业论文，忙于工作分配，但别忽略了专业知识的学习。现在天气变暖了，我把早晨的闹铃时间提前了 20 分钟。借这点时间，我也可以应用"蚕食"法温习四大经典著作了。要求学生做到的，我也应该努力做到。这天早上，我随便翻开《金匮要略》，学习了以下内容。

病腹满，发热十日，脉浮而数，饮食如故，厚朴七物汤主之。

厚朴七物汤方

厚朴半斤 甘草三两 大黄三两 大枣十枚 枳实五枚 桂枝二两 生姜五两

右七味，以水一斗，煮取四升，温服八合，日三服。呕者加半夏五合，下利去大黄，寒多者加生姜至半斤。

腹中寒气，雷鸣切痛，胸胁逆满，呕吐，附子粳米汤主之。

附子粳米汤方

附子一枚(炮) 半夏半升 甘草一两 大枣十枚 粳米半升

右五味，以水八升，煮米熟，汤成，去滓，温服一升，日三服。

痛而闭者，厚朴三物汤主之。

厚朴三物汤方

厚朴八两 大黄四两 枳实五枚

右三味，以水一斗二升，先煮二味，取五升，内大黄，煮取三升，温服一升，以利为度。

我想，我应该坚持下来，学完四大经典，再学《四圣心源》、《辅行诀五脏用药法要》、《圆运动的古中医学》、《郑钦安医学三书》、《扶阳讲记》等等，我列出了一个粗略的学习计划。

星期六上午，又到了送女儿去雨露学校上课的时间。那天天气晴朗得很，像前几天一样，温度保持在 13 – 23℃ 之间，特别适合外出旅游。因为挂着下周的期中考试，她把下午的旅游推掉了。可喜的是，我们探讨了一种新的学习方法——"框架"法。

因为周末，路上车辆和行人相对稀少，不到 20 分钟，我们就到了学校附近的杆石桥。恰好碰上红灯，我们停了下来。突然担心万一我哪天有事，下了课她可能要自己回家，别坐错了车，或者坐反了方向。我就问她眼前这条东西路是什么路名，她回答不知道，又问她脚下这条南北路的路名，她也不知道。我笑了笑，就告诉她眼前这条东西路叫经七路，再往前依次是经八路、经九路和经十路，脚下这条南北路叫民生大街，再往东依次是民权大街和民族大街，东西路的路名是按数字排的，南北路的路名是按孙中山先生提出的"三民主义"起的。她常来这里上课，周围的建筑都很熟悉了，记不住路名可能也不会迷路。但记住路名了，她对方位就有更加清晰的概念，譬如说，她要去的雨露学校在经七路和民生大街交叉口东南角，我所在的医院在经八路东首。

后来，我引申说，学习也是如此，先掌握框架，再去学习框架里面的每一个细枝末节，这就清晰多了，简单多了。如果力气下在了许多细枝末节上，而没有框架的概念，细枝末节之间的区别与联系就非常容易混淆，考起试来出现张冠李戴的情形也就不足为奇了。

这几年，她的学习基本上不用我们当家长的操心了。她能做到严格自律，确保学习时间，并且成绩也在稳步提高，前几次数学考试接连考了三个满分，相当不错啦。我告诉她，在学习方法上，还需要继续摸索，找出更适合的来，适合的就是最好的；在学习效率上，还需要进一步提高，并不是天天忙着上课、忙着做作业，就一定能取得好成绩。成绩和时间不成正比，关键在于效率，关键在于听得懂、记得住、用得上。若干个知识点可以串成一条知识线，若干条知识线可以组成一个知识面，若干个知识面又可以构成一个知识体，都要理解透、掌握熟。反之亦然，由体到面，由面到线，由线到点，也要融会贯通，应用自如。

俗话说："磨刀不误砍柴工。"从表面看来，磨刀可能要耽误一些时间，影响砍柴的速度与效率，但在柴刀不是特别锋利的情况下，如果在砍柴前费一些时间去磨刀，并不是立即去砍柴，一旦刀磨得很快，砍柴的速度与效率就会大大提高，砍同样的柴反而所用时间减少。知识就好比那"柴"，而学习方法就好比那"刀"。"刀"磨得越快，相同时间内砍的"柴"就越多，日积月累，知识量就会越来越多，成绩提高的幅度就会越来越大。

第十四章

这天早上刚交完班,九楼的 4 床过来找我,要我给她老伴也看看。

4 床李××,女,54 岁。因"阵发性胸闷、气短 10 余年,加重伴胸痛 1 周"入院,患者 10 余年前无诱因开始出现胸闷、气短,伴出汗,无胸痛及放射痛,伴头晕、头胀,自述曾行心电图提示心肌缺血,未正规诊疗。1 周前因胸闷、气短于门诊就医,在静点硝酸酯类药物过程中感胸骨后闷痛,无后背部疼痛,持续约 20 分钟,伴头晕、头胀,为进一步诊治收入我院。查体:BP130/70mmHg,神志清,精神可,口唇无紫绀,咽无充血,甲状腺Ⅰ度肿大,听诊双肺呼吸音粗,双肺未闻及干湿性啰音,心界稍左扩大,心率 66 次/分,律齐,心音有力,A2 > P2,各瓣膜听诊区未闻及杂音,双下肢无水肿,双侧足背动脉搏动良好。心电图示:窦性心律,大致正常。心脏超声:左房大(42mm)、左室大(53mm),二尖瓣返流(轻度),左室充盈异常,LVEF 0.67。颈动脉超声示:双侧颈总动脉及颈内外动脉起始段、双侧椎动脉粥样硬化并双侧颈总动脉分歧部斑块形成。入院后又做了进一步检查,甲状腺超声示:甲状腺弥漫性病变并血流信号增多,考虑桥本氏甲状腺炎。颅脑 MRI 示:双侧多发脑梗塞、缺血灶。颈椎 MRI 示:颈椎退行性变,颈4/5、颈 5/6、颈 6/7 椎间盘突出并颈 5、6 椎体层面黄韧带肥厚。腹部超声示:脂肪肝、双肾囊肿。X 线示:符合右膝关节骨性关节炎 X 线表现,右侧根骨骨刺。动态心电图示:窦性心律,偶发房性期前收缩、室性期前收缩,ST - T 改变。

入院后第五天要求加用中药,刻下症见:时感胸闷、气短,睡眠差,入睡困难,饮食可,大便略干,小便调,舌暗红,苔薄黄,脉弦。综合脉症,四诊合参,本病属祖国医学"失眠"之范畴,证属热扰心神型,以清热镇静、宁心安神为治则,予宁心安眠方加减,整方如下:

黄芪 30g	麦冬 15g	五味子 3g	川芎 15g

丹参20g	栀子20g	柴胡9g	炒枣仁30g
茯神30g	石菖蒲15g	远志15g	紫石英30g
木香9g	生甘草6g	黄连15g	黄芩20g
郁金30g	香附20g	玫瑰花15g	珍珠母60g
焦三仙20g^(各)	连翘30g	酒大黄15g	

7剂,水煎400ml,早晚分2次温服,日1剂

二诊时胸闷、气短减轻,睡眠明显改善,偶有头痛,饮食可,二便调,舌暗红,苔薄黄,脉弦。上方加地龙15g,白芷15g,继服7剂。

她感觉服用中药后效果很好,所以这次把老伴给领来了。老伴蔡×,63岁。也是睡眠不好,并且经常出现腰背酸痛不适,舌暗红,苔白,脉沉弦。我也以宁心安眠方加减开具了处方,整方如下:

黄芪30g	麦冬15g	五味子3g	川芎15g
丹参20g	栀子20g	柴胡9g	炒枣仁30g
茯神30g	石菖蒲15g	远志15g	紫石英30g
木香9g	生甘草6g	珍珠母60g	黄连15g
黄芩15g	郁金30g	香附20g	玫瑰花15g
羌独活20g^(各)	桑枝30g	元胡15g	焦三仙20g^(各)

7剂,水煎400ml,早晚分2次温服,日1剂

这天也真是巧了,和4床同住一间病房的5床、6床也要求加用中药。一去病房才知道,原来6床是老病人了,以前多次给她看过。给5床、6床看完,我准备离开,没想到还没完事,家属们也要求服用中药,又分别给5床的老伴、6床的女儿和女婿开具了处方。那叫一个热闹啊!一间小小的病房里,顿时掀起了一阵"中医热"。

5床陈××,女,54岁。因"阵发性胸痛、憋气2个月,加重1天"入院,患者2个月前活动后出现阵发性胸痛、憋气,伴肩背部、手臂部疼痛不适,尚能耐受,休息后可缓解,每次发作持续约10余分钟,每周发作1-2次,夜间可平卧,未予重视。1天前患者活动后再次出现胸痛、憋气,不能耐受,持续不能缓解,遂来我院门诊就诊。急查心电图示:窦性心动过速,ST-T改变。现症见:精神差,食欲不振,咽干,口渴,眠差。今门诊就医,为进一步诊治收入院。既往"高血压"病史20年余,峰值177/83mmHg,未规律服药。"甲亢"病史2年余,一直服用"丙硫氧嘧啶"治疗。查体:BP200/109mmHg,听诊双肺呼吸音清,未闻及干湿性啰音,心前区无隆起,心尖搏动无弥散,未触及震颤,心界略扩大,心率106次/分,律齐,心音有力,A2>P2,各瓣膜听诊区未闻及病理

性杂音,腹软,无压痛及反跳痛,肝脾未触及,双下肢无水肿。

第二天,经营养心肌、抗栓、降压、活血化瘀等治疗,患者胸痛、憋气减轻,饮食睡眠可,二便调,BP150/77mmHg。输液后去做了心脏和腹部的超声检查。

第三天,患者双侧乳房下方、腹部、背部、颈部出现了大片米粒大小的红色丘疹,瘙痒明显,双下肢略水肿。看来是耦合剂过敏,这种情况极为少见。我进行了舌诊和脉诊,提示舌红,苔白腻,脉沉滑。综合脉症,四诊合参,本病属祖国医学"湿疮"之范畴,证属湿热浸淫型,以清热化湿、祛风止痒为治则,予增液汤合过敏煎加减,整方如下:

生地 20g	赤芍 15g	玄参 15g	麦冬 15g
丹皮 20g	栀子 20g	连翘 20g	赤小豆 15g
苡仁 30g	银柴胡 15g	地骨皮 20g	防风 20g
蝉蜕 12g	乌梅 30g	五味子 6g	白鲜皮 30g
蛇床子 30g	车前子 30g ^(单包)	生甘草 15g	

7 剂,水煎 400ml,早晚分 2 次温服,日 1 剂

二诊时双侧乳房下、背部、腹部、颈部皮肤皮疹消退,无色素沉着,双下肢无水肿,睡眠差,口干,腰痛,舌脉同前。上方加珍珠母 60g,石斛 20g,天花粉 30g,独活 20g,继服 7 剂。

湿疮是一种由多种内外因素引起的过敏性炎症性皮肤病,以多形性皮损、对称分布、易于渗出、自觉瘙痒、反复发作和慢性化为临床特征。本病男女老幼皆可罹患,而以先天禀赋不耐者为多。

古代文献无湿疮之名,一般依据其发病部位、皮损特点而有不同的名称,若浸淫遍体,滋水较多者,称浸淫疮;以丘疹为主者,称血风疮或栗疮;发于耳部者,称旋耳疮;发于乳头者,称乳头风;发于手部者,称瘑疮;发于脐部者,称脐疮;发于阴囊者,称肾囊风或绣球风;发于四肢弯曲部者,称四弯风;发于婴儿者,称奶癣或胎疥疮。

本病总因禀赋不耐,风、湿、热阻于肌肤所致。或因饮食不节,过食辛辣鱼腥动风之品,或嗜酒,伤及脾胃,脾失健运,致湿热内生,又外感风湿热邪,内外合邪,两相搏结,浸淫肌肤发为本病;或因素体虚弱,脾为湿困,肌肤失养;或因湿热蕴久,耗伤阴血,化燥生风而致血虚风燥,肌肤甲错,发为本病。

根据病程和皮损特点,本病一般分为急性、亚急性、慢性三类。急性湿疮起病较快,常对称发生,可发于身体的任何一个部位,亦可泛发于全身,但以面部的前额、眼皮、颊部、耳部、口唇周围等处多见。亚急性湿疮多由急性湿疮迁延而来,急性期的红肿、水疱减轻,流滋减少,但仍有红斑、丘疹、脱屑,自觉瘙痒,

或轻或重,一般无全身不适。慢性湿疮多由急性、亚急性湿疮反复发作而来,也可起病即为慢性湿疮,其表现为患部皮肤增厚,表面粗糙,皮纹显著或有苔藓样变,触之较硬,暗红或紫褐色,常伴有少量抓痕、血痂、鳞屑及色素沉着,间有糜烂、流滋,自觉瘙痒剧烈,尤以夜间、情绪紧张、食辛辣鱼腥动风之品时为甚。病程较长,数月至数年不等,常伴有头昏乏力、腰酸肢软等全身症状。

本病大致可分为三个证型:对湿热浸淫证,治宜清热利湿;对脾虚湿蕴证,治宜健脾利湿;对血虚风燥证,治宜养血润燥、祛风止痒。也可选用外治法:急性湿疮,初起以清热安抚、避免刺激为原则,中期流滋多,以收敛清热止痒为原则,后期流滋少、结痂时,以保护皮损、避免刺激、促进角质新生、清除残余炎症为原则;亚急性湿疮,以消炎、止痒、干燥、收敛为原则;慢性湿疮,以止痒、抑制表皮细胞增生、促进真皮炎症浸润吸收为原则。

5 床老伴张××,72 岁。最近 1 个多月来经常胃胀、反酸,颈部酸痛不适,舌暗红,苔黄腻,脉沉弦。我以宁心消痞方加减开具了处方,整方如下:

黄芪 30g	麦冬 15g	五味子 3g	川芎 15g
丹参 20g	半夏 9g	陈皮 15g	焦三仙 30g^(各)
乌贼骨 30g	木香 15g	砂仁 6g	连翘 15g
生甘草 6g	黄连 15g	黄芩 20g	珍珠母 45g
羌活 20g	桑枝 30g	桂枝 20	藿香 15g

7 剂,水煎 400ml,早晚分 2 次温服,日 1 剂

6 床李××,女,72 岁,我们认识两年多了。她这次因"阵发性胸痛 3 年余,胸闷、心慌 10 天"入院。患者 3 年前无明显诱因感阵发性左胸痛,为针刺样疼痛,不放射,持续数分钟可自行缓解,伴气促,能耐受日常活动。近半年来有时出现双下肢轻度水肿,午后多见,无夜间阵发性呼吸困难。10 天前患者无明显诱因感胸闷、心慌,持续 1 小时左右,多为早上发作,伴气短,在我院就医,经心电图等检查诊断为"冠心病,心律失常",服用"替米沙坦、倍他乐克"等药。今晨患者无明显诱因感胸闷、心慌,较前加重,持续时间较长,约 3 - 4 小时,无胸痛及肩背部放射痛,为进一步诊治收入院。既往有高血压病史 20 年余,血压最高 160/90mmHg,近半年服用"替米沙坦、寿比山"降压,未监测血压。1 年前查血脂升高,胆固醇最高 6.89mmol/l,口服舒降之效果欠佳。曾测血糖偏高,未做特殊治疗。查体:BP135/80mmHg,腹式肥胖,双肺呼吸音粗,肺底可闻及少许湿性啰音,心前区无隆起,心尖搏动无弥散,未触及震颤,心界无扩大,心率 61 次/分,律齐,A2 > P2,各瓣膜听诊区未闻及病理性杂音,腹膨隆,软,无压痛、反跳痛,双下肢轻度水肿。心电图示:ST - T 改变。入院后,经营养心肌、降压、利

尿、活血化瘀等治疗,胸闷、憋气、胸痛减轻,饮食一般,睡眠差,大便干,小便可,要求加用中药治疗。我进行了舌诊和脉诊,提示舌暗红,苔薄黄、略腻,脉弱。综合脉症,四诊合参,本病属祖国医学"失眠"之范畴,证属热扰心神型,以清热宁心、安神通便为治则,整方如下:

黄芪30g	麦冬15g	五味子3g	川芎15g
丹参20g	山栀20g	柴胡9g	炒枣仁30g
茯神30g	石菖蒲15g	远志15g	紫石英30g
木香9g	生甘草6g	珍珠母60g	酒大黄15g
焦三仙20g(各)	连翘30g	乌贼骨30g	当归20g

7剂,水煎400ml,早晚分2次温服,日1剂

二诊时胸闷、憋气明显减轻,未述胸痛,饮食睡眠可,二便正常,舌暗红,苔薄黄,脉弱。上方不变,继服7剂。

6床的女儿王××,55岁。近半年来经常出汗,伴大便干结,颈椎不适,舌暗红,苔薄黄,脉沉。我以宁心止汗方加减开具了处方,整方如下:

生黄芪45g	麦冬15g	五味子3g	川芎15g
丹参20g	黄连12g	黄芩15g	黄柏15g
知母12g	浮小麦30g	生牡蛎30g	木香9g
生甘草6g	麻黄根45g	石菖蒲15g	远志20g
羌活20g	桑枝30g	酒大黄20g	瓜蒌15g

7剂,水煎400ml,早晚分2次温服,日1剂

6床的女婿侯××,58岁。近1年来胃脘部时常胀满不适,口干,食欲差,舌暗红,苔黄腻,脉弦。我以宁心消痞方加减开具了处方,整方如下:

黄芪30g	麦冬15g	五味子3g	川芎15g
丹参20g	半夏9g	陈皮15g	焦三仙30g(各)
乌贼骨30g	木香15g	砂仁6g	连翘15g
生甘草6g	苍术15g	白术15g	生地30g
玄参15g	石斛20g	沙参15g	天花粉30g
藿香15g	佩兰15g		

7剂,水煎400ml,早晚分2次温服,日1剂

有人说,一个人是否幸福在于两个"一致"。爱情和婚姻一致,家庭就是幸福的;职业和事业一致,工作就是幸福的。无疑,我两者都拥有了。

在工作中,因为时常被病人及家属们的赞美声和感谢声所包围,所以我脸上也时常流露出所谓洋洋自得的神情。"偶然治瘥一病,则昂头戴面,而有自许

之貌……"这句话就是在批评我呢!

每每工作之余,我喜欢反思诊疗过程中的诸多细节,譬如问诊、舌诊、脉诊、辨证思路、选方、加减配伍、疗效以及病人的反馈信息等等,这几乎成了我这些年来养成的习惯。我清醒地认识到,还有很多诊断欠准确,还有很多疗效欠理想,并且还有很多逐渐"流失"的病人。

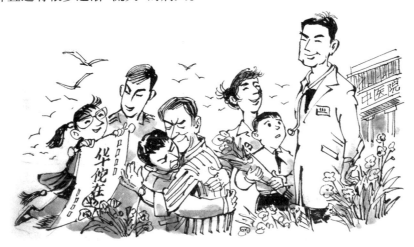

汪××,男,64 岁。因"阵发性胸闷、气短 10 年余,加重伴心慌 1 月"入院。患者 10 年前无明显诱因出现阵发性胸闷、气短,活动后明显,尚能耐受,休息后缓解,无胸痛及放射痛,间断口服"复方丹参滴丸"治疗。1 月前因食欲差感上述症状逐渐加重,时伴有心慌,每次持续半小时左右,每周发作 1－6 次,无胸痛及放射痛,无恶心、呕吐,无发热,无大汗淋漓。昨晚自 10 点无诱因感胸闷、气短,伴心慌,无胸痛及放射痛,持续不缓解。夜间难以平卧,无晕厥,无意识丧失、言语不清及肢体活动障碍。今晨 9 时急来我院急救中心,测血压 100/80mmHg,末梢血糖 11.3mmol/L,心电图提示:窦速,ST－T 改变,心梗不排除。为求进一步诊疗收入院。查体:T36.2℃、P116 次/分、R18 次/分、BP100/80mmHg,老年男性,神志清,面色晦暗,精神欠佳,咽部充血,口唇轻度紫绀,听诊双肺呼吸音粗,双肺底未闻及干湿性啰音,右下肺呼吸音稍低。心界无扩大,心率 116 次/分,律齐,各瓣膜听诊区未闻及杂音,腹软,无压痛、反跳痛,双下肢无水肿,四肢肌力、肌张力正常,巴氏征(－),脑膜刺激征阴性。B 超示:胃炎伴糜烂,胃十二直肠返流,前列腺钙化灶,甲状腺左叶结节,余肝肾胆囊胰腺正常。胃镜示:胃多发溃疡,十二指肠球部溃疡。化验结果示:血红蛋白 100g/L、尿素氮 15.91mmo/L、尿酸 494umol/L。既往高血压病史 5 年余,血压最高 150/

100mmHg,间断口服复方罗布麻治疗。入院后给予抗凝抗、血小板聚集、扩冠、调脂、利尿、降压等治疗。

第二天,胸闷、气短、心慌均明显减轻,夜间可平卧。查体:BP120/80mmHg,神志清,面色晦暗,精神欠佳,咽部充血,口唇轻度紫绀,听诊双肺呼吸音粗,双肺底未闻及干湿性啰音,右下肺呼吸音稍低,心界无扩大,心率115次/分。继续给予营养心肌,纠正心衰等治疗。患者血糖偏高,肾功异常,需隔日复查。注意大便潜血,严密观察病情变化。

第三天,患者胸闷、气短,心慌均好转,夜间可平卧,睡眠良好。查体:BP105/70mmHg,神志清,面色好转,精神可,咽部稍充血,口唇无紫绀,听诊双肺呼吸音略粗,双肺未闻及干湿性啰音,右下肺呼吸音稍低。心脏彩超示:左心室向心性肥厚,二尖瓣返流(中度),三尖瓣返流(轻度),肺动脉高压(轻度),心包积液(少量)。

第六天,患者仍有胸闷,憋气,昨日少尿,夜间睡眠差,进食不佳。查体:BP90/60mmHg,精神差,咽部稍充血,口唇无紫绀,听诊双肺呼吸音粗,双肺未闻及干湿性啰音,右下肺呼吸音稍低,心率93次/分,双下肢轻度水肿。上午9点左右患者血压降至70/30mmHg,给予多巴胺3ug/min/kg的速度泵入,并予参麦注射液静点,约半小时血压升至95/65mmHg。急请肾病中心会诊,会诊意见:行相关检查:肾功四项、风湿系列、双肾B超;停用可造成肾损害的药物;纠正酸碱平衡,改善贫血。

第八天,患者胸闷、气短有所好转,进食不佳,睡眠差。查体:BP100/70mmHg,口唇无紫绀,听诊双肺呼吸音略粗,双肺未闻及干湿性啰音,右下肺呼吸音稍低,心率88次/分,双下肢轻度水肿。今日请消化内科会诊,意见如下:嘱行肝胆脾胰双肾B超;行甲胎蛋白、癌胚抗原、铁蛋白检查。

第九天,患者胸闷、气短有所好转,睡眠不佳,饮食不佳。查体:BP98/74mmHg,口唇无紫绀,听诊双肺呼吸音略粗,双肺未闻及干湿性啰音,右下肺呼吸音稍低,心率77次/分,双下肢轻度水肿。肾病中心会诊意见:保肾饮食,记出入量;给予小剂量多巴胺增加肾血流;口服金水宝胶囊、黄葵胶囊;给予抗感染治疗,维持电解质平衡,注意尿量。今日补充诊断:慢性肾脏病4期。

第十二天,患者胸闷、气短有所好转,睡眠不佳,饮食不佳,口干,入量1300ml,出量900ml。查体:BP95/55mmHg,口唇无紫绀,听诊双肺呼吸音略粗,双肺未闻及干湿性啰音,右下肺呼吸音稍低,心率88次/分,双下肢轻度水肿。腹部B超示:肝囊肿,胆囊多发结石,双肾囊肿(右肾多发,其中一枚为钙乳症囊肿),前列腺增生症。嘱给予参芪扶正注射液,继续给予速尿静推,同时加用中

药治疗。舌暗红,苔薄黄,边有齿痕,脉沉数,予宁心消痞方加减,整方如下:

黄芪 30g	麦冬 15g	五味子 3g	川芎 15g
丹参 20g	半夏 9g	陈皮 15g	焦三仙 30g(各)
乌贼骨 30g	木香 15g	砂仁 6g	连翘 15g
生甘草 6g	黄连 12g	黄芩 15g	珍珠母 60g
白蔻仁 15g(后入)	藿香 12g	佩兰 12g	煅龙牡 20g(各)
泽泻 30g	石斛 20g	天花粉 30g	

3剂,水煎400ml,早晚分2次温服,日1剂

第十三天,患者服用中药后连续腹泻3次,呈水样,感乏力明显,中药停服。

第十五天,患者胸闷、气短较前好转,饮食睡眠不佳,贫血貌。查体:BP90/60mmHg,口唇无紫绀,听诊双肺呼吸音略粗,双肺未闻及干湿性啰音,右下肺呼吸音稍低,心率78次/分,双下肢中度水肿。肾病中心会诊意见:注意复查肾功、肝功、血生化、血Ca、血Fe、CRP、血常规;予白蛋白10g静点;给予EPO纠正贫血。目前患者心衰、肾衰合并有贫血,难以纠正,向患者家属交代病情。

第十六天,患者胸闷、憋气较前好转,饮食睡眠不佳,贫血貌,大便2次,为少量成形软便,血压维持在90-98/54-60mmHg,心率70-84次/分,仍少尿,双下肢中度水肿,考虑患者心衰、肾衰严重,行心电监护、吸氧,给予多巴胺3ug/kg/min泵入,急查血生化、肾功,提示肌酐343mmol/L、尿素氮30mmol/L、钠132mmol/L、血钾5.1mmol/L。给予白蛋白、高渗盐水静点,速尿静推,效果差。下病重,再次向患者家属交代病情。下午家属签署自动出院协议书,转至另一家省级医院。

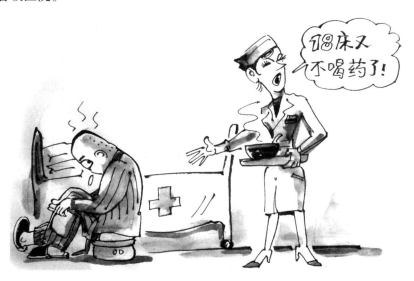

后面的事情我就不知道了,但我一直为之内疚,并深深自责。病人因为腹泻停服中药,看似平常,其实是对中医失去了信心。这也提醒我要戒骄戒躁,苦练内功。

徐××,女,61岁。头晕、站立不稳1月余,与颈部活动及体位变换有关,夜眠差,饮食可,二便调,舌暗红,边有裂痕,苔薄白,脉弦。血压最高180/110mmHg,现服用"代文、倍他乐克"等治疗。既往磨牙病史10年余。我以眩晕1号方加减开具了处方,整方如下:

钩藤45g^(后入)	黄连12g	黄芩15g	泽泻20g
川芎30g	丹参20g	羌活15g	野葛根30g
木香9g	生甘草6g	焦三仙15g^(各)	连翘20g
乌贼骨30g	石菖蒲15g	远志15g	郁金30g

7剂,水煎400ml,早晚分2次温服,日1剂

二诊时仍磨牙,头晕减轻,睡眠可,有时心悸,伴汗出,舌脉同前。上方加麻黄根45g,浮小麦30g,肉桂9g,继服7剂。

三诊时仍磨牙,头晕明显减轻,无心悸、汗出,舌脉同前。上方石菖蒲改20g,远志改20g,继服7剂。

四诊仍磨牙,偶尔腹痛,舌脉同前。上方加珍珠母60g,元胡15g,干姜6g,炒小茴9g,继服7剂。

打这以后,好长时间过去了,我没再见到这个病人。按常理而言,这病人的疗效还算不错的,头晕、心悸、汗出、睡眠差都调理好了,但就这磨牙,始终不见好转。为此,我查阅了很多相关资料。

所谓磨牙症,是一种睡眠时有习惯性磨牙或白昼也有无意识磨牙习惯的长期恶性循环疾病,随时间逐渐加重。

磨牙症病人多见于口腔门诊。该病因中枢神经系统大脑皮质颌骨运行区的部分脑细胞不正常兴奋导致三叉神经功能紊乱,进而支配咀嚼肌发生强烈持续性非功能性收缩,使牙齿发生伴有嘎嘎响声的咀嚼运动。一般分为3型:磨牙型、紧咬型和混合型。

磨牙型常在夜间入睡以后磨牙,就是人们常说的夜磨牙,睡眠时患者做磨牙或紧咬牙动作,由于牙齿磨动时常伴有"咯吱咯吱"的声音,通常也叫"咬牙"。又因它多发生在夜间睡眠时,又叫"夜磨牙"。患者本人多不知晓,常为别人所告知,因影响他人,特别是配偶,而比较受到重视。紧咬型常有白天注意力集中时不自觉地将牙咬紧,但没有上下牙磨动的现象。混合型:兼有夜磨牙和白天紧咬牙的现象。

人在 6 岁至 13 岁处于换牙期，为适应上下牙齿磨合都会有磨牙现象。但是，过了换牙期的青少年和成人若常有磨牙的现象发生，那就是一种病态。

由于夜磨牙致使牙齿强烈地叩击在一起，又没有食物缓和，会造成牙齿表面的保护物质过分磨损，使保护物质下面的牙本质暴露出来。轻者对冷、热、酸、甜等刺激食物过敏；重者可导致牙床经常出血、发炎、牙齿松动甚至脱落。有时也会造成颞下颌关节功能紊乱症，表现为下颌关节处疼痛、关节弹响、张口受限等症状。疼痛为压迫性和钝性，早晨起床时尤为显著。

此外，长期夜磨牙还可能会引发一系列的并发症。譬如咀嚼肌得不到休息，造成咀嚼肌疲劳和疼痛、腮部疼痛；严重时引发头痛、颈背部阵痛等；还会导致睡眠质量下降、记忆力减退、引发口臭或口腔异味、损伤听力和味觉。个别磨牙较重患者会导致脸型不对称，导致心理抑郁而悲观厌世，甚至产生轻生等可怕的后果。很多重度患者还同时伴有肠胃失调、便秘、睡眠质量下降、疲乏、无精力、对事物缺乏兴趣等现象，特别是因为磨牙导致睡眠质量受影响，白天工作、学习容易疲乏。

口腔是人体首先兴奋的源点，是与外界交流的渠道，且口腔具有表示紧张、悲观等情绪的功能。当今人们的生活节奏不断加快，竞争也越来越激烈，每个人都试图驱散生活或工作中的种种压力，其中一个有效的方法就是体力运动和精神转移，而有些人则表现为磨牙。

有研究者对 80 对磨牙症患者和无磨牙症者做了对照研究，为每个人做个性测定。结果表明：性格内向、压抑，特别是情绪不稳定、易紧张等个性是磨牙症发病的重要因素。也就是说，磨牙症者与非磨牙症者相比悲观情绪更严重。许多学者在研究中发现，口腔疾病在磨牙症的发病原因中并不显得重要，心理因素占据了首要位置。

从精神分析角度来讲，磨牙代表一种心理状况，是一种受挫和焦虑的表现，属于潜意识中的心理压力，特别是在生气、焦虑、愤恨、悲观和受虐待时，显得更为突出。当人为逃避潜意识的心理压力时，在梦中或睡眠中就会磨牙。

有人在网上发表了运用中医药治疗夜间磨牙的临证心得体会。

笔者素来喜欢阅读岳美中先生的医论医案医话，十分佩服先生的医术和医德。岳老曾经运用黄连温胆汤加减治愈过一例磨牙，以后我也运用黄连温胆汤加减，对于那些形体肥胖、痰湿体质和脾胃不和的病人效果颇佳。对于浑身无力、呼吸气短的气虚之人，我采用补中益气汤加减，重用黄芪。老年人有瘀血体征者，面色黧黑，口唇发紫，根据上海名医颜德馨老先生的经验，采用血府逐瘀汤加减，一般五服中药基本就能收工。对于心火亢盛，平时经常口腔溃疡的人，多喝点竹叶代茶饮也有效果。也有一部分孩子，平时就爱动，注意力不集中，这时从肝胆论治，平肝熄风，用天麻钩藤饮加减，效果也不错。里面的石决明最好不用，多用点天麻、钩藤，因为石决明容易伤及小儿脾胃。其他平肝熄风的龙骨、牡蛎、磁石、代赭石、珍珠母、玳瑁等石类贝壳类也要少用，小儿脾胃虚弱，要注意保护脾胃。

个人在临证中就暂时遇到这么多类型的磨牙病人，肯定还有很多其他证型，只是我自己到目前为止还没遇到罢了。磨牙的病人晚上睡前不可太兴奋，尽量戒烟酒，少喝咖啡，避免受凉受寒，调节自己的情绪，尽量少生气，保持舒畅的心情，注意起居，再配合中药治疗，疗效会更好。

虽然天天很忙，可能会忘掉很多人，忘掉很多事情，但我牢牢记住了这个病人及其病情。我期盼着再次碰上她。

第十五章

这位李大爷说起来挺有意思的,他几乎每周都到门诊来,但基本上不调方子,照原方开7剂就走。他今年74岁,是铁路局退休员工,一米八多的个头,体型肥胖。最初认识他,是去年8月份,在心脏中心一病区,他因头晕、头痛、双下肢明显水肿入院。既往高血压病病史10余年,服用"伲福达、倍他乐克"等药,血压控制不理想,住院期间要求加用中药治疗。

到他床边时,他还睡着,我轻轻叫醒了他。一交流,就能听得出来,他对中医不怎么相信,抱着试试看的心态。症状主要表现为头晕、头痛,偶胸闷、心悸、气短,有时腹胀,饮食睡眠尚可,大小便正常。他没有提及口臭,但异味很明显,熏得我有点恶心。我并没在意,耐心地给他看舌、号脉、听诊,又查了查双下肢的水肿情况。舌体胖大,边有齿痕,质暗红,苔黄厚腻,脉沉,心肺听诊未见异常,双下肢呈对称性凹陷性水肿,血压125/80mmHg。综合脉症,四诊合参,本病属祖国医学"眩晕"之范畴,证属湿热中阻型,拟清热利湿,方选眩晕1号方加减治疗,整方如下:

钩藤45g^(后入)	黄连12g	黄芩15g	泽泻20g
川芎30g	丹参20g	羌活15g	野葛根30g
木香9g	生甘草6g	厚朴15g	乌贼骨30g
砂仁6g	竹叶12g		

7剂,水煎400ml,分2次温服,日1剂

服7剂后,头晕、头痛稍减,口臭减轻,胸闷、心悸、气短、腹胀好转,血压120/80mmHg,双下肢水肿。这次李大爷特别开心,也特别热情,对中医倍加推崇。我又仔细地给他做了检查,处以原方加苍术15g,继服7剂。

没过几天,又碰上1例口臭的病人刘××,男,54岁,既往高血压病史8年,

血压最高 180/120mmHg;高胆固醇血症病史 4 年;冠心病病史 1 年半。近 1 月来因工作繁忙出现心前区疼痛 2 次,为刺痛,伴背部放射痛,持续 40－50 分钟,含服速效救心丸及休息后逐渐缓解,双下肢轻度水肿,口干、口臭,饮食、睡眠差,大便黏,舌红、苔黄(因别人闻着口臭,自己将厚腻苔刷掉),脉滑数。本病属祖国医学"胸痹兼痞证"之范畴,以益气活血、清热化湿、和胃消痞、宁心安神为治疗原则,予宁心消痞方加减,整方如下:

黄芪 30g	麦冬 15g	五味子 3g	川芎 15g
丹参 20g	半夏 9g	陈皮 15g	焦三仙 30g(各)
乌贼骨 30g	木香 15g	砂仁 6g	连翘 15g
生甘草 6g	黄连 15g	黄芩 15g	黄柏 20g
知母 15g	酒大黄 12g	生地 30g	玄参 12g

7 剂,水煎 400ml,早晚分 2 次温服,日 1 剂

一周后复诊,胸痛未再发作,口干、口臭减轻,食欲增加,睡眠改善,舌脉同前。上方黄芩改 20g,继服 7 剂。

在临床上,其实很多病人伴有口味异常,包括口淡、口腻、口干、口臭等。口味异常往往是某一疾病的伴随症状,反映了疾病的内在本质。它既可以指导辨证,又可以判断疗效。那天林儿跟着我查房,我便把这诊断思路讲给她听。很快,她就此进行了系统梳理。

1. 口淡　口淡是指口中无味,舌上味觉减退,无法尝出饮食滋味而言。多为脾气虚或胃寒证。脾主运化,脾气促进食物的消化和吸收并转输其精微到其他四脏,脾气虚弱则运化无力,故患者出现不欲饮食、饮食无味等症状;胃寒证时,胃阳不足或胃阳被寒邪所遏,影响脾胃的运化与吸收,患者亦出现不欲饮食、饮食无味等症状。前者会出现胃痛隐隐,喜温喜按,空腹痛甚,得食痛减,神疲乏力,大便溏薄,舌淡,苔白,脉虚弱或迟缓;后者会有胃痛暴作,恶寒喜暖,得温则减,遇寒痛甚,口不渴,喜热饮,苔薄白,脉弦紧。

2. 口腻　指口中黏腻不爽,甚则食不知味,常伴舌苔厚腻,且常兼有口淡、口干、口苦、口酸等口味异常,多由湿浊、痰饮、食积等引起。寒湿困脾口腻表现为口中黏腻,口淡不渴,不思饮食,胃脘满闷,倦怠乏力,大便溏薄,小便不利,舌体胖淡,苔白腻水滑,脉濡缓;湿热中阻口腻表现为口黏滞涩,口气秽浊,食不知味,口干不欲饮,脘腹胀满,胃纳减退,大便溏垢,小便黄赤,舌质红,苔黄腻,脉濡数或弦数;痰热阻滞口腻表现为口中黏腻,口渴不欲饮,胸膈满闷,心烦不宁,痰黄而黏滞不易咯出,食少纳呆,舌质红,苔黄腻而干,脉滑数;饮食停滞口腻表现为口中黏腻,胃痛,脘腹胀满,嗳腐吞酸,或吐不消化食物,吐食或矢气后痛

减,或大便不爽,苔厚腻,脉滑;水饮内停之阳水兼口腻表现为口腻而淡,浮肿先见于眼睑、颜面,迅速遍及全身肌肤,伴发热恶风,头痛身疼,咽喉不利或肿痛,咳嗽,小便黄赤,舌暗苔腻,脉浮数。

3. 口干　指自觉口中津液不足,或频频饮水但口渴不解,或口渴但不欲饮水。口渴多饮,是体内津液损伤的基本表现之一。口渴饮水的多少直接反应体内津伤的程度,口微渴而饮水稍多,兼发热恶风者,多见于外感温病初期;大渴喜冷饮,兼壮热,面赤,汗出者,属里热炽盛,津液大伤;口渴多饮,伴小便量多,多食易饥,体渐消瘦者,多见于消渴病。渴不多饮见于阴虚,湿热,痰饮内停,及热入营分等多种证候。若兼颧红盗汗,舌红少津者,属阴虚证;若兼身热不扬,头身困重,苔黄腻者,属湿热证;若渴喜热饮,饮水不多,为痰饮内停证;口干,但欲漱水而不欲咽,兼舌紫暗有瘀斑者,多属瘀血内停;温病热入营分时,热必耗津故口渴,热邪如营,蒸腾营阴上承,故见渴不多饮。

4. 口苦　指口中常觉苦味,多见于肝胆火旺、湿热内蕴及伤寒少阳证等证,多由热蒸胆汁或胃热熏蒸、上溢所致。《灵枢·邪气脏腑病形》:"胆病者,善太息,口苦。"《素问·痿论》:"肝气热,则胆泄,口苦。"《伤寒论·辨少阳病脉证并治》:"少阳之为病,口苦咽干目眩也。"《景岳全书·杂证谟》谓"凡思虑劳倦色欲过度者,多有口苦舌燥,饮食无味之证。其病在心脾肝肾,心脾虚则肝胆邪溢为苦"。肝胆火旺时多伴随眩晕,头痛,胁痛,耳聋,目赤,舌边尖红,舌黄或干腻,脉弦数。湿热内蕴时多伴随胁胀脘闷,不思饮食,身体困重,溲赤便溏,甚则面目俱黄,皮肤瘙痒,苔黄而腻,脉濡数。伤寒少阳证时多伴随头晕目眩,胸胁苦满,心烦喜呕,食欲不振,寒热往来,舌苔薄白,脉弦。

5. 口咸　指口中泛咸味,甚或伴有咸味痰涎排出。多因肾虚寒水上泛及脾湿不化等有关。肾阴虚时,患者常伴头晕耳鸣,咽干口燥,腰膝酸软无力,五心烦热,舌红少苔,脉细数;肾阳虚时,患者常伴身倦乏力,少气懒言,畏寒肢冷,腰腿痿软无力,夜间尿频,舌质淡,舌体胖嫩,苔白而水滑,脉沉细无力;脾湿不化时,患者口咸而黏腻,不欲饮水,纳呆,头重如裹,四肢沉重,小便量少,舌淡苔白腻,脉滑。

6. 口辣　指病人自觉口中有辛辣味,多由肺热熏蒸或胃火上升所致。常伴舌体有麻辣感,咳嗽气急,或夹有腥气,口渴,小便黄,舌苔黄,脉数。口辣是咸味、热觉和痛觉的综合,在高血压、神经官能症、绝经期综合征或长期低热患者中可见到。

7. 口臭　指口中出气有臭味,自觉或为他人所闻而言。多由胃热上蒸、痰热壅肺或肠胃食积等所致。胃热上蒸时,患者常伴口渴饮冷,口舌生疮糜烂,牙龈肿痛,大便干结,小便短黄,舌红苔黄,脉洪数等;痰热壅肺时,患者常伴胸闷,胸痛、咳嗽、咳痰,痰黄黏稠,或咳吐脓血,咽干口燥,舌苔黄厚,脉滑数等;肠胃食积时患者常伴见脘腹胀满,嗳气吞酸,不思饮食,舌苔厚腻,脉滑等。

8.口酸 指口中常泛酸味。多因肝胃郁热、肝胃不和或宿食停滞所致。肝胃郁热型口酸主要变现为口酸而苦,眩晕耳鸣,面红目赤,烦躁易怒,胸胁胀痛,便干尿黄,舌苔薄白,脉弦数。肝胃不和型口酸主要表现为口中发酸,嘈杂吞酸,食少纳呆,嗳气,胁肋胀痛,腹胀便溏,倦怠乏力,两胁胀痛,舌淡苔薄脉弦或弦细。宿食停滞型口酸主要表现为口中发酸,或嗳气酸腐,纳呆恶食,脘腹胀满,舌淡苔厚浊腻,脉滑。

9.口甜 指口中常泛甜味。若口中甜而黏腻不爽,兼舌苔厚腻,多属脾胃湿热;若口甜,口中涎沫稀薄,舌苔薄白,多为脾气虚弱所致。

还有出现其他口味异常的几例病人。安××,女,55岁,近半月来口淡无味,纳差,偶有咳嗽,舌暗红,边有齿痕,苔薄黄,脉沉。予宁心消痞方加减,整方如下:

黄芪300g	麦冬150g	五味子30g	川芎150g
丹参200g	半夏90g	陈皮150g	焦三仙300g(各)
乌贼骨300g	木香150g	砂仁60g	连翘150g
生甘草60g	黄连150g	黄芩200g	黄柏120g
知母150g	白蔻仁200g(后)	藿香150g	佩兰150g
莱菔子150g	川贝30g	阿胶500g	

1剂,熬制膏方,每日2次,每次1匙,开水调匀服用

她第二次过来找我,是在四个月以后,上次的症状已全部消失。刻下症见:心悸,眠差,梦多,口干,颜面略浮肿,舌暗红,苔黄,脉沉。予心悸1号方加减,整方如下:

知母15g	酒大黄12g	生地30g	玄参12g
黄芪30g	麦冬15g	五味子3g	川芎15g
丹参20g	琥珀粉2g(冲服)	炒枣仁30g	紫石英30g
木香9g	生甘草6g	珍珠母60g	白蔻仁15g(后入)
藿香12g	佩兰12g	焦三仙20g	连翘20g
黄连12g	黄芩20g	泽泻30g	生地30g
玄参15g			

7剂,水煎400ml,早晚分2次温服,日1剂

王××,男,61岁。胸闷、憋气2月余,深吸气后可缓解,伴有腹胀、反酸、夜

眠差,夜梦多,食欲差,口干、口黏,二便可,舌红,苔白厚腻,脉沉涩。化验示:TG2.45mmol/L,LDL－C3.77mmol/L。心脏彩超示:左室充盈异常。颈部及双肾血管 B 超示:双肾、双侧肾上腺及肾血流声像图未见明显异常,双侧颈总动脉及颈内外动脉起始段、双侧椎动脉粥样硬化并双侧颈总动脉、双侧颈内外动脉起始段及右侧颈外动脉起始段斑块形成声像图,右椎动脉走形迂曲。予胸痹 3 号方加减,整方如下:

半夏9g	黄连 12g	瓜蒌 30g	生地 30g
川芎 15g	丹参 30g	元胡 15g	焦三仙15g(各)
木香 9g	生甘草 6g	黄芪 20g	石斛 20g
沙参 15g	川楝子 9g	枇杷叶 30g	枳壳 12g
桔梗 15g	砂仁 6g		

7 剂,水煎 400ml,早晚分 2 次温服,日 1 剂

二诊时胸闷、憋气、口干、口黏均减轻,舌红,苔白腻,脉沉涩。上方瓜蒌改60g,继服 7 剂。

三诊时胸闷、憋气、口干、口黏均明显减轻,腹胀好转,夜眠改善,舌红,苔白、略腻,脉沉涩。上方加苍术 20g,继服 7 剂。

潘×,男,30 岁,既往反流性食管炎病史 2 年余。刻下症见:胸闷,口干、口苦、口酸,有时伴前胸、后背刺痛,舌红,苔薄黄,脉弦数。予宁心消痞方加减,整方如下:

黄芪 30g	麦冬 15g	五味子 3g	川芎 15g
丹参 20g	半夏 9g	陈皮 15g	焦三仙30g(各)
乌贼骨 30g	木香 15g	砂仁 6g	连翘 15g
生甘草 6g	黄连 15g	黄芩 20g	珍珠母 60g
生龙牡 30g(各)	瓦楞子 30g	元胡 20g	柴胡 12g
香附 20g	玫瑰花 12g		

7 剂,水煎 400ml,早晚分 2 次温服,日 1 剂

二诊时胸闷减轻,前胸、后背刺痛次数减少,仍口干、口苦、口酸,舌红,苔薄黄,脉弦。上方黄连改 20g,生龙牡改 45g,瓦楞子改 45g,继服 7 剂。

三诊时口干、口苦、口酸减轻,偶呃逆,舌红,苔薄黄,脉弦。上方加代赭石30g,旋复花 15g 包煎,继服 7 剂。

林儿是位山西姑娘,属于很勤奋、很聪慧、很阳光的那种类型,但平时言语不多。"记别人对自己的好,忘别人对自己的差",这是她的生活格言。她戏称

自己有"健忘症",能很快过滤掉所有不高兴的事情。

她在一年级时,因病休学半年,按学校规定,要延期一年毕业,因此她应该是跟我时间最长的一个了。日前鑫儿、阿冲等人都在忙着论文答辩和毕业分配,尤其是毕业分配,既要联系招聘单位,又要准备人事厅的笔试,忙得不亦乐乎。唯有她,安心地跟着我查房、看门诊,替我细心打理着诸多琐碎的事务。一般情况下,学生应该感激老师,感激老师在学业上的指导,感激老师在生活上的关照。而我,内心深处,同样对他们充满了感激。如果没有他们,临床上的事,科研上的事,教学上的事,甚至行政上的事,不把我忙得焦头烂额才怪。

泉城的天气终于暖和了起来,紧缩了一个冬天的心儿也慢慢舒展开来。这天上午,我先去巡考,而后回到办公室,泡上一杯铁观音,打开了电脑。我从 QQ 群上收到了林儿发来的开题报告,题目是《喘证系列方和干细胞移植治疗心力衰竭的疗效观察和蛋白组学研究》。这个课题拟选择符合条件的慢性心力衰竭患者 150 例,分为五组。第一组常规西药治疗,为对照组;第二组为常规西药治疗基础上加用干细胞移植治疗;后三组为常规西药治疗基础上分别加服喘证 1、2、3 号方治疗。通过五组症状、体征、生活质量、实验室检查的比较,分析传统中医药疗法与现代干细胞移植技术治疗慢性心力衰竭的疗效及各自的优势与劣势,为中西医结合治疗慢性心力衰竭提供新思路和新方法。

喘证 1、2、3 号方都是我的经验方。其中,喘证 1 号方益气活血、化瘀通络,主要用于气虚血瘀型慢性心力衰竭;喘证 2 号方温阳化饮、利水消肿,主要用于阳虚水饮型慢性心力衰竭;喘证 3 号方疏风清热、化痰止咳,主要用于痰热蕴肺型慢性心力衰竭。

①喘证 1 号方

黄芪 30g	麦冬 15g	五味子 3g	川芎 15g
丹参 20g	肉桂 9g	水蛭 6g	地龙 9g
泽泻 15g	黄连 6g	木香 9g	生甘草 6g

水煎 400ml,早晚分 2 次温服,日 1 剂

②喘证 2 号方

黄芪 45g	肉桂 12g	川芎 15g	丹参 20g
茯苓 30g	泽泻 30g	冬瓜皮 15g	车前子 30g^(包煎)
葶苈子 30g^(包煎)	黄连 6g	木香 9g	炙甘草 6g

水煎 400ml,早晚分 2 次温服,日 1 剂

③喘证 3 号方

双花 20g	连翘 20g	黄芩 15g	桑皮 15g

杏仁 9g	桔梗 15g	枳壳 12g	瓜蒌 20g
川贝 9g	木香 9g	生甘草 12g	

水煎 400ml,早晚分 2 次温服,日 1 剂

在鑫儿的课题中,她统计了心力衰竭的证型分布规律。306 份验案中,证型包括气虚、阳虚、水饮、血瘀、阴虚、痰饮、热毒、痰热、外寒和气滞 10 种。对于单纯出现的证型,我们称之为单纯证型;对于两种或两种以上联合出现的证型,我们称之为联合证型;根据单纯证型的数量,又可分别称之为二联证型、三联证型或四联证型等等。鑫儿通过 Excel 做出了很漂亮的雷达图。

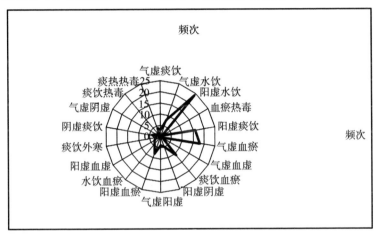

二联证型雷达图

其中,二联证型共 18 种,以气虚血瘀型和阳虚水饮型居多,恰好分别与喘证 1 号方、喘证 2 号方相对应。其实,在临床上痰热蕴肺型也不少见。

随着气候变暖、环境污染、嗜食油腻麻辣、滥用补药、工作压力增大等因素的影响,心力衰竭病人体内的痰、湿、瘀、热等毒邪,蓄结日久,易变生热毒,损伤心脉,诱发或加重心力衰竭。因此,在"热毒学说"的指导下,我们又提炼出了喘证 4 号方,主要用于热毒内蕴型心力衰竭。

黄芪 30g	麦冬 15g	五味子 3g	肉桂 9g
川芎 15g	丹参 20g	水蛭 6g	地龙 9g
泽泻 15g	黄连 15g	半枝莲 15g	半边莲 15g
连翘 20g	木香 9g	生甘草 6g	

水煎 400ml,早晚分 2 次温服,日 1 剂

心系疾病中的"热毒学说"是丁老师首先提出来的,是指导心系疾病防治的重要学说之一。

近几年来,由于人民生活水平提高,生活方式及饮食结构的改变,环境、疾病模式及疾病谱的变化,在临证实践中发现,当今人民的体质乃至病理生理特点、疾病传变都较以前有很大不同,导致现代人的疾病特点变为实证多,瘀滞热毒证增多,而虚证少,尤其虚寒证更少。现将心系疾病中的热毒学说及其应用探讨如下:

中医学治疗心血管疾病具有悠久的历史,积累了极其丰富的经验,并在八纲的基础上建立了系统的证治理论体系。如《黄帝内经》提出心病病机主要为寒邪;《金匮要略》主张治以宣痹通阳、散寒止痛;清代突出血瘀为患,建立活血化瘀的理论。20世纪70年代以来,大都认为本虚标实是其基本病机,本虚为脏腑虚衰、气血阴阳失调,标实为气滞、血瘀、痰浊、寒凝。故对冠心病、动脉粥样硬化、心律失常、高血压病等疾病的治疗,在以往的中医治法中研究较多的是调补阴阳气血治其本,理气、活血、散寒、祛痰治其标。

笔者对丁书文教授近十年诊治的15000例心血管病例进行了回顾,发现其中高血压病4050例,占27%,有85%的病机属热毒壅盛、心肝火旺,用黄连、黄芩、钩藤等清热解毒药物治疗,有效率80%左右;冠心病7104例,占47%,有80%的病机涉及热毒,用黄连、黄芩、玄参、冰片等清热解毒治疗,有效率在90%左右;心脏期前收缩等快速性心律失常2850例,占19%,有90%的病机属痰热毒邪扰心,给予青蒿、黄连、苦参、常山治疗,有效率85%左右。以上资料提示:热毒之邪已成为心血管疾病中的大患。

笔者在温习中医文献的基础上,结合临床经验,提出了心系疾病中的热毒学说,现论述如下:

……

1. 病因病机

1.1 气候环境　空气、水源污染等导致人体热毒。

1.2 工作生活　工作竞争,关系应酬,劳逸失度,易生痰火。

1.3 饮食失调　饮食结构中肉类及植物油增加,摄取的热量过剩,易生痰湿热邪。

1.4 保健品滥用　特别是人参等药品的应用不当,导致体内化生火热之邪。

1.5 体质因素　由于生活水平的提高及饮食结构的变化,人们的体质发生变化,肥胖者增多,痰湿、阳盛体质增多,六高(高体重、高血压、高血糖、高血脂、高血黏、高负荷)一低(免疫力低下)的人增多。体内脂毒、糖毒、浊毒、瘀毒蓄积蕴结,易变生热毒为患。

正如《素问·至真要大论篇》云:"火热受邪,心病生焉。"《圣济总录》:"大抵心属火而恶热,其受病则易以生热。"因此火热多联系于心,心病可由于火热,火热之病多扰于心。心主血脉,火热之邪伤人,最易人心,从而导致心与脉络的损伤。

综上所述,外感六淫火毒之邪内侵,热入营血或逆传心包,或淤滞而从阳化热化毒,导致心火亢盛;素体阳气过盛,功能亢奋,以致伤阴耗液,化生内火,即所谓"气有余便是火";五志过极化火,七情内伤,气机郁结,郁久化火,心肝火旺;过食肥甘厚味,偏嗜烟酒,导致脾胃运化失司,痰浊、瘀血阻滞,淤而化火;精亏血少,阴虚火旺,尤肾阴亏虚,水火失济,水不上承,而致心火炽盛。

热为火之渐,火为热之极,毒为火之聚,火热之邪蕴蓄不解成为"热毒"。上述心系疾病多病势缠绵愈演愈烈,或骤然加剧(阵发性心律失常、突发心绞痛、卒然中风等),甚则戕人性命,体现了毒邪致病的特点。火热郁积成毒,或合并瘀毒、痰毒,胶结壅滞,是心系疾病错综复杂、突发骤变和缠绵难愈的病理关键环节。

2.毒邪致病的特点

2.1 病变复杂　胸痹、眩晕等病多发于中老年人,平素以胸闷、胸痛、头晕、口干口苦、舌红、苔黄厚、脉滑数或沉迟无力为主症。但往往因虚致实、因实致虚、虚实夹杂,累及心、肝、肺、肾等脏腑相互病变。此乃毒瘀火结、胶结壅滞、败坏形体所致。毒邪最易与火相兼为病,且毒更能郁而化火。正所谓邪不结不成毒,毒邪内壅,痰火更盛,使毒邪进一步深入,邪毒胶结愈甚,病变复杂。

2.2 骤发性烈、凶险多变　心血管疾病多起病急,传变迅速,病势急重,变证丛生。如冠心病之突发心绞痛,乃毒邪伤及心络,可猝然心痛或憋闷难忍,甚至真心痛,夕发旦死,旦发夕死;高血压病之中风眩冒,忽不知人,乃毒邪扰乱、气血上逆冲脑而中风偏枯。恶性心律失常乃毒邪伤心,可卒发心悸、心颤难止,致人昏迷;热毒化风,心悸时发时止,来去无常,严重者伤人性命。

2.3 虚实夹杂,顽固难愈　毒邪内蕴体内,毒瘀痰火壅滞,使得病邪深伏,入血入络,缠绵难愈;同时火毒耗伤气血,灼伤津液,损伤脏腑。虚虚实实,顽恶难愈。胸痹、眩晕、心悸等证缠绵难愈,皆因毒邪与热、痰、瘀之邪胶结壅滞之故。

3.热毒的治法

3.1 清与解　清热解毒,多用于在上、在内之热毒,方选黄连解毒汤、葛根芩连汤、清宫汤、四妙勇安汤等。

3.2 排与泄　即排毒泄热,适用于在内、在下焦热毒之邪。利尿通便是毒邪排泄的出路,方选大黄泻心汤、凉膈散等。

3.3 调与补 调法包括：理气、化瘀、化痰，祛除热毒滋生之源；调理中焦，升清降浊，意在使清气上升，浊气下降，易于排出。方选舒肝散、逍遥散、桃红四物汤、血府逐瘀汤、藿朴夏苓汤等。补，即补正气。"火与元气不两立，一胜则一负"，热毒易伤人元气。因此，适当的补气可以遏制热毒之势，修复热毒对气阴的耗伤。方选保元汤、生脉散等。

近十年来，笔者在临床中运用清热解毒治法，对动脉粥样硬化、高血压、冠心病、期前收缩、病毒性心肌炎进行了系统科学的临床及实验研究，对心系疾病中的热毒学说进行了深入的临床及实验验证。

......

心系疾病中的热毒学说是在辨证施治原则下，研究心系疾病中热毒形成的病因病机特点、证候特征及防治的有效方药。它来源于临床实践，又经过长期的临床与系列实验研究验证，深化、发展了对疾病本质的认识，成为指导心系疾病防治的一个重要应用理论。它的核心是重视热毒对人体健康的危害，积极应用清热解毒的方法，阻止疾病的发生及发展，保护人民的生命与健康。临证时要在辨证施治科学原则的指导下，与其他治法巧妙结合，方能达到最佳的临床效果。

我们又琢磨出了一个新的课题，题目叫做《"热毒学说"指导下喘证 4 号方治疗慢性心力衰竭的临床研究》。该课题拟将符合条件的心力衰竭患者，随机分为对照组和试验 1 组、试验 2 组、试验 3 组。对照组给予常规西药治疗和健康教育；在此基础上，试验 1 组加用喘证 4 号方汤剂，试验 2 组加用喘证 4 号方免煎颗粒，试验 3 组加用喘证 4 号方膏方。各组治疗 8 周，而后采用循证医学的方法进行临床疗效评价，并比较不同剂型之间的差异，为喘证 4 号方治疗热毒内蕴型心力衰竭提供系统、客观的临床依据，以期提高患者生活质量，降低再入院率、致残率和致死率。

第十六章

阿贺和阿强还迟迟没有露面,一个高点胖点,一个矮点瘦点,都是很帅气的山东小伙。他们俩经常凑在一起,像一对"黄金搭档",不仅仅因为投缘,酒量上有得一拼,还因为课题相近,都用了方剂分析系统。这系统也是单机版的,不能同时录入,因此哥儿俩交替着干,一会儿你拷给我,一会儿我拷给你。宿舍里停电那段时间,医院示教室就成了他们的"根据地"。

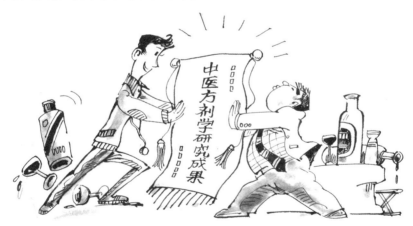

方剂分析系统也是张主任帮忙开发的,是在 Windows XP 平台上,应用关系型数据库 Access 设计完成,并辅以 VBA 语言设计界面、菜单和功能按钮,实现了对方剂的自动分析。系统共分四个部分,分别为:总体设计、数据表、界面和菜单。数据表主要有两个:一是重要数据表,为增强系统的私密性,故将重要编码、名称和单位置于同一数据表中;二是方剂数据表,为系统的主要功能区,包括方剂的编码、名称、别名、类别、出处、用法、功用、主治、方解、备注、组方。主菜单以作用为划分原则,分为基础数据、查询、用户管理和系统管理。①基础数据包括操作人员、中药登记和方剂登记。②查询包括方剂查询、方剂药品查询和方剂多药品查询。③用户管理包括增加人员、人员管理和换人登陆。④系统管理包括启动、关于和退出。

　　该系统强调了安全设计,设置了登录者密码,对数据采取即时保存机制,能够有效地防止突然断电对数据造成的损失;对系统要求低,Win90以上的操作系统均可应用,并能与Office中其他软件无缝连接,将所有记录调出至Word或Excel中;操作界面直观清晰,并能提供录入、查询、修改、删除追加、统计和打印等功能;因其强大的存储功能,可存储大量的中药、方剂信息,保障了方剂数据库的建立;可与SAS统计相连接,实现频数分析、Logistic回归分析、Varclus聚类分析、典型相关分析等,便于对方剂中各种规律进行挖掘。

　　他们俩从《中医方剂大辞典精选本》、《中国古代中医良方大典》、《临床验方手册》及计算机检索的中国期刊全文数据库(CNKI1980 – 2011. 12)、中国科技期刊全文数据库(VIP1989 – 2011. 12)、中国生物医学文献数据库(CBM1978 – 2011. 12)收集了大量治疗心系疾病的方子,并且逐一输入方剂分析系统,进行统计分析,工作量之大不言而喻。

　　阿贺做的是《治疗心悸方267首的计算机辅助分析》,从用药频率分析、用药聚类分析、辨证用药分析三个方面对古今医家治疗心悸的用药规律进行了客观分析。

　　用药频率分析结果显示:各医家共用中药289种,频率最高为53.56%,频率最低为0.37%。289种中药中,低频药共264种,所占比例为91.3%;中频药12种,所占比例为4.2%;高频药13种,所占比例为3.6%。大致可分为补气药、安神药、温阳药、化饮药、补血药、滋阴药、活血药和利水药8类,其中补气药8种,安神药7种,温阳药7种,燥湿药5种,补血药4种,活血药4种,滋阴药4种,利水药2种,其他药2种。最多为补气药,分别为人参、黄芪、党参、炙甘草、白术、大枣和山药8种。低频药的出现与以下几个因素有关:①随着中医的发展,医家对心悸和各种药材认识的深入,用药的侧重点不尽相同;②与选取的治疗心悸的方剂数量有关;③与治疗时患者的兼证或特殊病症相关,如生铁落,功效平肝镇惊,善治肝郁火盛之怒狂阳厥之证。

　　用药聚类分析结果显示:将用药次数≥20的38种中药通过Varclus过程进行聚类分析,共分为13类。其中,第13类中仅包含1种中药,不予讨论。第1类包括白芍、白术、当归、肉桂、熟地,应用于以气血阴阳俱虚临床表现的心悸,说明各医家对于心悸的发病因素多认为由虚所致,在治疗上也注重以补为主;第2类包括玄参、炙甘草、朱砂,主要治疗阴虚火旺所致的心悸、惊悸,取玄参与炙甘草滋阴益气之功效,合以朱砂安神、清心、定悸;第 3 类包括党参、炙黄芪,主要治疗心气不足所致的心悸;第 4 类包括阿胶、干姜、黄连,主要治疗阴虚火旺所致的心悸;第 5 类包括生地、生姜,主要治疗心阴不足所致的心悸;第 6 类包括茯神、石菖蒲,主要治疗心神不宁、心虚胆怯型心悸;第 7 类包括半夏、大枣、桂心,主要治疗心气、心阳不足所致的心悸;第 8 类包括附子、麦冬、五味子,主要治疗阴阳两虚型心悸;第 9 类包括川芎、丹参、苦参,主要治疗心脉瘀阻型心悸。现代药理学研究表明,苦参提取物氧化苦参碱可通过浓度依赖性和电压依赖性两种途径增加心肌细胞膜的 L 型钙通道电流,从而发挥抗心律失常的作用;第 10 类包括柏子仁、陈皮、茯苓、人参、山药、酸枣仁、远志,主要治疗心气不足、心神不宁型心悸;第 11 类包括赤芍、红花,主要治疗心脉瘀阻型心悸;第 12 类包括煅牡蛎、桂枝,主治心阳不足所致的心悸。

辨证频次分析结果显示:共包括 9 种基础证型,分别是心虚胆怯型、水饮凌心型、心气不足型、心血不足型、心阴不足型、心阳不足型、瘀阻心脉型、心脾两虚型和心肾不交型。从总体辨证看,治疗心气不足证型的方剂最多,共 106 首,频次为 39.70% ;频次最低为水饮凌心型,共 10 首,频次为 3.74% 。

为便于总结,我们将所有证型按照证型频率由低到高分为 3 类:低频率证型,简称低频型,频率 <10% ;中频率证型,简称中频证型,10% ≤ 频率 ≤30% ;高频率证型,简称高频型,频率 >30% 。由结果可见,9 种证型中,低频型共 3 种,占 33.33% ;中频型 5 种,所占比值最大,占 55.56% ;高频型共 1 种,占 11.11% 。6 种高频型和中频型分别为心气不足型、心血不足型、心阴不足型、心虚胆怯型、心阳不足型和瘀阻心脉型,符合临床实际。

在单纯证型频次分布中,瘀阻心脉型和心虚胆怯型频次明显高于其他证型;在二联证型频次分布中,心气不足兼心血不足、心气不足兼心阴不足两种证型明显高于其他证型。

在此,我们提出了"频次差值比"的新概念,即总体辨证频次与单纯辨证频次之差占总体辨证频次的比率。频次差值比较大者为心脾两虚、心气不足、心血不足和心阴不足四个证型。频次差值比越大,说明此证型越复杂,也越易兼有其他证型。

单纯辨证频次与总体辨证频次差值表

辨证分型	总体辨证频次	单纯辨证频次	差值	差值比
心虚胆怯型	55	31	22	40.00%
水饮凌心型	10	8	2	20.00%
心气不足型	106	12	94	88.68%
心血不足型	62	8	54	87.10%
心阴不足型	62	7	55	88.71%
心阳不足型	42	28	14	33.33%
瘀阻心脉型	57	33	24	42.11%
心脾两虚型	15	1	14	93.33%
心肾不交型	20	5	15	75.00%

　　辨证用药分析结果显示:对心虚胆怯型心悸,各医家多用酸枣仁、茯神、朱砂、煅牡蛎;对水饮凌心型心悸,各医家多用防己、五加皮、猪苓;对瘀阻心脉型心悸,各医家多用半夏、红花、酸枣仁;对心气不足型心悸,各医家多用炙黄芪、党参、远志、酸枣仁、大枣、苦参;对心血不足型心悸,各医家多用酸枣仁、白芍、柏子仁和大枣;对心阴不足型心悸,各医家多用麦冬、柏子仁、太子参和党参;对心阳不足型心悸,各医家多用附子、桂枝、麦冬、红参和淫羊藿;对心脾两虚型心悸,各医家多用远志、龙眼肉、何首乌和香附;对心肾不交型心悸,各医家多用肉桂、生姜。

　　阿强做的是《治疗胸痹方245首的计算机辅助分析》,从用药频率分析、用药聚类分析、辨证用药分析三个方面对古今医家治疗胸痹的用药规律进行了客观分析。

　　在245首治疗胸痹的方剂中,辨证分型共7种,包括:寒凝心脉型、气阴两虚型、气滞心胸型、痰浊闭阻型、心肾阳虚型、心肾阴虚型和心血瘀阻型。频次由高到低依次为:①心血瘀阻型,收录方剂64首,共用中药118种;②痰浊闭阻型,收录方剂47首,共用中药79种;③寒凝心脉型,收录方剂39首,共用中药69种;④气滞心胸型,收录方剂34首,共用中药66种;⑤气阴两虚型,收录方剂25首,共用中药79种;⑥心肾阳虚型,收录方剂14首,共用中药60种;⑦心肾阴虚型,收录方剂6首,共用中药20种。

　　用药频率分析结果显示:在245首治疗胸痹的方剂中,古今医家共用中药206种,最高用药频率为35.10%,最低用药频率为0.41%。206种中药中,低频药共 163 种,所占比例最大,为79.13%;中频药 33 种,占 16.02%;高频药共 10 种,占4.85%。43 种高频药和中频药按药物功能分类,大致可分为补气药、活血药、理气药、温里药、化痰药、补血药共 6 大类,其中活血药种类最多,包括丹参、当归、川芎、赤芍、红花、三七等 12 种;其次是化痰药,包括茯苓、半夏、瓜蒌、厚朴等 8 种;理气药 8 种,包括陈皮、枳壳、木香等;温里药 6 种,包括干姜、附子、高良姜、吴茱萸等;补气药 6 种,包括炙黄芪、白术、人参等;补阴药 3 种,包括白芍、麦冬等。

用药聚类分析结果显示:将用药次数≥15 的 39 种中药通过 Varclus 过程进行了聚类分析,共分为 13 类。第 1 类包括白术、茯苓、瓜蒌、桂心、细辛、枳实,应用于痰浊闭阻兼寒凝气滞的胸痹患者;第 2 类包括当归、附子、干姜、肉桂,应用于寒凝心脉型胸痹患者;第 3 类包括丹参、桂枝、红花、炙黄芪,应用于心血瘀阻型胸痹患者;第 4 类包括木香、炙甘草,应用于气滞心胸型胸痹患者;第 5 类包括麦冬、三七,应用于阴虚血瘀型胸痹患者;第 6 类包括半夏、薤白,应用于痰浊闭阻型胸痹患者;第 7 类包括高良姜、厚朴、吴茱萸,应用于心肾阳虚兼痰浊的胸痹患者;第 8 类包括赤芍、党参、五味子,应用于气虚血瘀型胸痹患者;第 9 类包括白芍、柴胡、川芎,应于气滞血瘀型胸痹患者;第 10 类包括陈皮、生姜,应用于气滞兼痰浊闭阻的胸痹患者;第 11 类包括石菖蒲、郁金,应用于气滞心胸型胸痹患者;第 12 类包括桃仁、延胡索,用于心血瘀阻型胸痹患者;第 13 类包括桔梗、肉桂、枳壳,应用于痰浊闭阻兼寒凝气滞的胸痹患者。

辨证用药分析结果显示:治疗寒凝心脉型胸痹的方剂中,干姜、附子、炙甘草、当归、桂心、吴茱萸、白术、厚朴等中药的使用频率较高;治疗气阴两虚型胸痹的方剂中,丹参、麦冬、五味子、党参、炙黄芪、赤芍等中药的使用频率较高;治疗气滞心胸型胸痹的方剂中,陈皮、炙甘草、木香、枳实等中药的使用频率较高;治疗痰浊闭阻型胸痹的方剂中,半夏、炙甘草、茯苓、瓜蒌、陈皮、白术等中药的使用频率较高;治疗心肾阳虚型胸痹的方剂中,炙黄芪、淫羊藿、肉桂、炙甘草等中药的使用频率较高;治疗心肾阴虚型胸痹的方剂中,白芍、栀子、丹皮、生地等中药的使用频率较高;治疗心血瘀阻型胸痹的方剂中,丹参、川芎、当归、赤芍、红花、郁金、三七等中药的使用频率较高。

阿贺还热衷于眼诊研究,已经拍摄了三百多幅眼像,准备编一部《心系疾病眼诊图谱》,并且专门就此"沙龙"了两次。受他启发,我也从网上查阅了很多相关资料。

禅门医科中的眼球血丝断病,是前辈们依据佛教"其大无外,其小无内"的宇宙全息律及传统中医的阴阳互根、表里相应等学说,并根据长期临床实践总结出来的诊断方法。人体的内部脏腑如果产生病变,都能在人体的外部器官和区域内反映出来。人的双眼同样是内部脏腑信息的集合,所以双眼能反映出人体内环境脏腑的功能性病变和器质性病变。这些病变的信息,反应在双眼球上,主要是以眼内的眼球(俗称眼白部分)、眼珠(俗称眼黑)上出现血丝、浊环为表象,供人鉴别分析诊断。

正常人的眼球黑白分明,光洁明亮,禅门医科认为:凡是有血丝的地方,都反应出内部相应的脏腑存在病变,相应的脏腑分布反应区没有血丝的地方则无病,血丝走到哪儿,病变就发展到哪儿。

学习和掌握观眼诊断,首先必须掌握人体内部脏腑在眼球上的分布区域,掌握人体各脏腑在眼球中分布的位置。学习者首先要全面掌握脏腑分布位置插图,这一插图是指把患者眼皮翻开后,眼球完全暴露后的情况。也就是把患者眼皮上下用手指撑开,让患者上下左右各看一次,这样患者眼中血丝的分布和位置,就能全部看清楚。我们以左眼为例,主要以八方分区法进行解析(左图)。

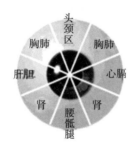
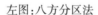
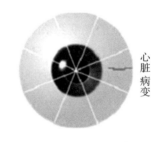

左图:八方分区法　　　　　右图:心脏病变

在观察眼睛时,左眼和右眼的反映信息是相同的,血丝所代表各个脏腑的位置,在左右眼也是一致的。也就是说血丝出现的方位是相同的。但是根据男左女右的信息强弱反应差异,我们也应注意总结其中的细微差别。

眼球血丝与疾病有着对应的关系。眼球上的血丝与其相关的斑点等,是观眼诊断学中的关键信息标识,所以了解和掌握血丝的特征特点,就是观眼诊断学的重要基础。我们首先简介一下血丝信息反映的相关信息内容,为全面掌握观眼诊断学奠定基础。

一、血丝出现部位与疾病的关系

血丝在眼球上出现,分为始端与终端。眼球周边区域,也就是眼球与眼睑内层的连接区域,称为血丝始端的部位,血丝起始后向瞳孔(黑眼珠)方向延伸,其延伸的终点也就是终端。血丝起始后的延伸,一般都具有向以瞳孔为轴心的向心延伸特性。

血丝出现在什么信息反映区域,就反应出疾病也发生在什么对应器官或组织。血丝的出现,其总的方向是呈直线延伸,但是也有呈曲线延伸的,直线和曲线常反应出疾病的产生和发展的进程速度。

在观察中我们应有全局观念,必须记住血丝经过什么部位,就是疾病漫延发展到什么区域。如当两条血丝在中间相连,而出现的部位在两个不同的地方时,这两条相连的血丝周围还分布着许多小血丝,且构成了一个网络状,我们称这一区域有病。如两条血丝相连,血丝周围还没有网络状的小血丝出现时,我们称其为这两个脏同时发生病变。

二、血丝的粗细与疾病的关系

血丝比较细时,病情不太严重,患者可能没有任何症状;当血丝细而呈网络状时,则代表这个区域有损伤,但不太严重;血丝粗时,说明病情较严重。

三、血丝的长短与疾病的关系

血丝长则病重,若长而细时,则代表不太重,但是病人已有症状出现。若短而细时,则病人没有任何不舒服。这时你说他什么地方有病,他本人决不相信。血丝若短而粗,病刚刚开始,但不太重;当长而粗的血丝出现时,疾病已很重了,患者已有很不舒服的状况。大家应当记住:当血丝超过全长二分之一时,不管什么情况,我们都要肯定地说他这个地方有病。

四、血丝的颜色与疾病的关系

血丝颜色为深棕色时,病年份较长;若血丝呈鲜红色时,病发生就在最近,或刚刚治好。

五、血丝终点上的瘀血与疾病的关系

血丝终点出现瘀血时,说明病的年份已在七八年以上了。瘀血越大,病体损伤程度越大;瘀血点越小,损伤部位越小。一般来说,始端瘀血时,这一损伤往往是由于外伤而引起的。

以上五点在观察时要同时注意,综合分析,才能诊断准确。

下面对血丝在各个区域的分布情况再作详细说明,以便大家掌握好这一简单易学、行之有效的诊断法:

……

在眼球的左侧眼角上约3毫米处出现的血丝位于心脏区(右图),如果血丝短而细,此人心火旺,或有心动过速;若血丝长而粗,此人心脏已发生了器质性的病变。如颜色鲜红，病在最近；呈深棕色，症状缓解，暂时处于稳定状态。观察患者左眼上心脏区有血丝，而右眼的心脏区却没有时，也必须认定心脏有病，只是不太重。若左右眼同一部位出现相同状血丝，则说明病情较为严重。

……

后来，我又查阅了大量有关面诊、舌诊、手诊、甲诊、背诊、耳诊、唇诊、脐诊的资料，并且购买了许多专著。在学习过程中，有一天我突发奇想，如果把多种望诊方法整合在一起，构建"多元望诊体系"，不就可以提高诊断疾病的准确率了吗？

我们立马动手，一方面理论联系实际，在临床上加以验证；一方面积极申报课题，争取更多的支持。阿贺主笔撰写了标书题目是《基于多元望诊体系的冠心病介入术后复发预测模型研究》。

中医望诊，因为视觉直观方便的特点，所以被列为四诊之首，并有"望而知之谓之神"的说法。中医认为人体的内脏与体表有着密切的联系，外部的表现可以反映内部的脏腑、气血、经络的病变。人体是一个有机的整体，脏腑通过经络与体表、五官、四肢密切联系，在生理和病例上密切关系、相互影响，故其外部表现，特别是精神、面色、舌象的变化，与内在脏腑的虚实和气血的盛衰密切相关。当人体脏腑、气血、经络发生病变时，必然会反映在体表的相关部位，所以观察病人的外部异常表现，可以推测内在的病理变化。

多元望诊体系是由多种局部望诊方法结合而组成的一种诊断体系，借助各种望诊方法，集合成系统的望诊资料，从而判断患者的病情，进而指导治疗及预防。

本研究旨在应用多元望诊体系考察影响患者介入术后复发的众多因素，进而借助于神经网络技术建立预测复发模型，为临床判断、选择治疗方案提供依据，并且有针对性地定期进行术后随访，以提高患者生活质量，减少复发率，节约医疗开支。

通过多元望诊得到的数据，是患者复发预测的主要数据来源。我们敲定了69项内容，包括内眦绛色、内眦棕色、内眦棕褐色、内眦上方血管增生外展、内眦外展血管色暗红等，数据类型均为数值型，否为0，是为1。

样本的正确选择对于神经网络的训练和结果有着至关重要的影响，需要考虑样本数和样本本身。样本的数量越多，那么经过训练足以表达的内在规律越精确。但样本数量的增加意味着网络训练时间的延长。而且，在样本数量达到一定程度后网络训练的质量则提升得极为缓慢。因此在实际训练中，将样本源分为训练集和学习集，前者包含3/4，用于训练网络，后者包含1/4，用于测试和其他用途。样本本身的选择必须兼顾全面性，不可以偏重于某一方面。在选择样本测试中，样本的输入必须保持各方面的均衡，或者说选择进行随机输入。

建立了复发预测模型后，必须建立起量化的指标来衡量模型的预测效果。由于患者复发预测涉及的数据量居多，对数据要求很高，因此在比较不同的预测模型时，必须把各种数据情况考虑进去。单纯地根据量化指标比较不同的预测模型有失公平，需建立数值化的衡量指标，比如准确率、覆盖率及提升率等。准确率是模型预测中的患者实际流失的概率，体现了模型预测是否精确；覆盖率是模型准确预测出来的复发患者占所有实际复发的比例，体现了模型预测效果的覆盖程度。正常复发率越低，模型准确预测的难度就越大。因此，我们用准确率与正常复发率的比值即提升率衡量预测模型捕捉复发患者特征的难易程度。

……

标书写完了，又请几个专家看了看，并且根据他们的意见进行了认真修改。等装订完毕，签了名，盖了章，交到上级主管部门，我们才长长地舒了口气。我们在冥冥之中期待着好运的降临。

我这人就爱琢磨，哎，怪不得脑袋撑得这么大！有一天又突发奇想了，如果把多种脉诊方法整合在一起，构建"多元脉诊体系"，不也可以提高诊断疾病的准确率吗？

先说说传统脉学吧。

传统脉学在战国时代（公元前5世纪）即已在临床上广泛应用，当时的著名医学家秦越人（即扁鹊）以切脉著名。《史记》云："今天下言脉者，由扁鹊也。"后世根据这一记载，公认扁鹊为脉学之祖。古代医家切脉所采取的部位颇为广泛，即遍诊法。后汉时期，独取寸口法已非常盛行，而遍诊尚未全废。目前，中医师日常使用的切脉法，虽然绝大多数独取寸口，但有时还结合遍诊法，如利用额动脉以察发热的情况；病危患者寸口脉微欲绝，或细弦而劲，生机索然，在此时往往兼诊趺阳是否存在以判吉凶；某些痿痹患者能否恢复，或易否恢复，亦可利用趺阳决定。传统脉学在诊察中的作用有以下几点：辨别病因，辨别证候类型，辨别病势转归。

再说说金氏脉学。

金伟先生出生于一个中医世家，其外祖父是当地远近闻名的老中医。自小聪明伶俐的金伟是外祖父的好帮手，从5岁起，他就树立了长大从医、造福百姓的理想。然而天有不测风云，9岁时的一场大病使金伟失去了明亮的双眼。一时间,他陷入了无边的黑暗与绝望。谁都知道,中医诊病,讲究望、闻、问、切四诊合参,如今,最重要的"望"诊已是不可能了,从医之路又怎能走得通?

有心人,天不负。经过无数的磨难,金伟终于实现了儿时从医治病的梦想。近40年的潜心研究和实践,他所创立的"金氏脉学"已从萌芽到逐步完善,从稚嫩走向成熟。其总结归纳的198种病理脉形,能对人体九大系统的常见疾病进行定性、定位和定量的准确诊断,令国内外医界人士啧啧称奇。

脉病统一性是金氏脉学的基本原理,是指"有其病必有其脉,有其脉必有其病"这一客观现实。根据脉病统一性原理,金氏脉学确定了脉搏波的特定变异和确定的病变之间的对应规律,以及脉搏波上的具体空间位置与机体各组织器官之间的对应规律,即脉应和病变的对应以及脉点和脏器的对应,而这两个对应规律就是金氏脉学的基本规律。在此基础上,金氏脉学理论确立了脉应和脉相、脉动和脉点、脉形和特征这三对基本概念,并通过对这三对基本概念的诠释和应用,充分反映了金氏脉学基本原理和基本规律在临床脉诊中的重要性及其存在的客观实在性。金氏脉学就是建立在上述一个基本原理、两个基本规律、三对基本概念之上的诊断理论,有着严密的理论体系。而这一个基本原理、两个基本规律、三对基本概念深刻揭示了脉和病之间存在的客观对应性,并且根据脉搏搏动的表现对人体生命状态进行了较为准确的定性、定位、定量描述,这在以往的和现在的医学理论中是没有的,是对医学理论的丰富和发展。

然后是寿小云心理脉学。

寿小云教授毕业于北京中医药大学,先后在北京中医药大学东直门医院和国家食品药品监督管理局药品审评中心工作,现任世界中医药学会联合会脉象研究专业委员会副会长。他长期从事中医脉象基础理论和临床应用研究,对疾病脉诊和心理脉诊有深刻的认识和体会,并在挖掘传统中医脉学理论和融合各民族脉法基础上,把中医脉诊运用到心理学研究领域,形成了中医心理脉学理论。

在长期临床脉诊实践中,他渐渐发现一种现象,即在摸有些病人的脉时,自己也有一种异样的感觉。询问病人,常常发现病人受到过严重的情绪刺激,或存在显著的心理问题等。之后,他有意识地摸索和总结,慢慢地发现了一些心理异常的脉象特点。例如大怒时左关肝部位会凸起,强力搏动;恐惧时尺脉则变得细紧振颤,这是心理脉象诊断的物质基础。他将脉诊中得到的疾病信息和心理信息综合分析,针对病人的心理障碍和症状,以心理疏导配合药物治疗,常常使临床疗效大大提高。他认为,中医心理脉象的诊断自古就有,在临床是可信可行的,人类的心理活动通过脉象可知、可识、可读。中医心理脉象就是把古代心理脉象方面的研究系统化、条理化,再应用到医疗实践中去的一门中医心理诊断技术。关于中医心理脉学的研究与运用,他发表过多篇论文,1998 年由中国中医药出版社出版了《寿氏心理脉学与临床》一书。他提出的脉象振动觉、脉象温度觉等新的脉诊手段,为脉诊增加了新的信息来源。尤其脉象振动觉的频率变化多端,特异性强,是许多脉象,尤其是心理脉象的主要鉴别指标。现在请寿小云进行心理脉诊的人各种各样,向他拜师学习的人也很多。他说,心理脉诊不仅可用于身心疾病的诊断,还可为择业、择偶、儿童成长、预防犯罪等提供帮助。他现在将大量的时间用于讲学,希望更多的人重视脉诊、掌握脉诊,并通过整理传承,使中医脉诊的经验得以流传发扬。

还有很多很多……

多种脉诊方法整合在一起,提高诊断准确率是肯定的,但我功力还差了很多,需要好好磨练啊!

第十七章

这段日子因为过于操劳，我的头部又感觉不舒服了，似痛非痛，似晕非晕，似胀非胀，一种沉重、昏沉、不清醒、效率低下却又似乎难以名状的感觉。这种情况，每逢劳累、寒冷或酒后易复发，休息或理疗可缓解。我们给它起了个新病名，叫"脑痹"，鑫儿就此做了系统总结。

"痹"在中医学领域的认识已经历史久远，《素问·痹论篇》曰："风寒湿三气杂至，合而为痹也。其风气胜者为行痹；寒气胜者为痛痹；湿气胜者为着痹也。"后世诸多论著均对"痹"进行了很详尽的论述，如隋代《诸病源候论》、唐代《千金要方》、宋代《济生方》、金代《兰室秘藏》、元代《格致余论》、明代《景岳全书》、清代《临证指南医案》、《医林改错》等。

"痹"可分为广义和狭义两种。广义的"痹"是指：病邪痹阻机体，而导致气血运行不利，或脏气不得宣发所引起的各种病症，如五体痹、五脏痹、喉痹、食痹、血痹等；狭义的"痹"是指：因风寒湿等邪杂合而至，侵袭人体，闭阻气血所发生的肢体关节肌肉疼痛、重着、麻木、肿胀、屈伸不利，甚则关节变形，或累及脏腑的一类病症，如行痹、着痹、痛痹、热痹、久痹等。

从上可知，"痹"并非一病之专名，而是包含多种具体疾病的病类概念。在中华人民共和国国家标准《中医临床诊疗术语》中收有脑络痹、胸痹、高原胸痹、食管痹、肠痹、喉痹、皮痹、脉痹、肢痹、顽痹等共29种痹病。其中，脑络痹是指因用脑过度，过食甘肥，房事不节，或年老肾虚，致精血亏少，经脉失柔，或痰浊瘀血阻滞，气血阻痹，脑失所养所致，以头痛、头晕、情志改变或有肢体麻痹震颤等为主要表现的疾病，相当于西医的脑动脉硬化症，与"脑痹"有所区别。

"脑痹"以头部沉重、昏沉、不清醒，伴工作、学习效率低下为主要表现，多见于高血压病、脑动脉硬化症、颈椎病等疾病的初期，劳累、寒冷、饮酒等为其诱发因素,血糖、血脂、血流变及颅脑 CT、颈椎 CT、经颅多普勒等检查多在正常范围。

"脑痹"可分为实证和虚证,一般来讲,本病初期和急性发作期多属实证;病程日久,多属于虚证,其具体证型如下:

1. 实证

1.1 肝阳上亢型

主要表现为头部沉重、昏沉、不清醒,失眠口苦,急躁易怒,舌红少津,脉弦而有力。主因恼怒伤肝,郁而化火,火热耗伤肝肾之阴或肝肾阴虚,水不涵木,肝阳亢逆无所制,气火上扰而致。治以平肝潜阳,滋阴降火。

1.2 痰蒙脑窍型

主要表现为头部沉重、昏沉、不清醒,恶心欲呕,纳差,舌苔白腻,脉滑。主因脾失健运,湿浊不化,痰湿上蒙,或素体有湿,湿浊酿痰或因情志不遂,气郁生痰,痰阻脑络所致。治以化湿祛痰、醒脑开窍。

1.3 瘀阻脑络型

主要表现为头部沉重、昏沉、不清醒,面色晦暗,舌质紫暗,或有瘀点瘀斑,脉细涩。主因外伤或久病入络,致瘀血内停,阻塞脑络所致。治以活血化瘀、通脉止痛。

2. 虚证

2.1 气血亏虚型

主要表现为头部沉重、昏沉、不清醒,面色无华或萎黄,气短懒言,失眠健忘,神疲乏力,舌淡苔薄白,脉细弱。主因久病体虚,气虚不能生血,血虚不能化气,最终导致气血两亏,不能上荣头面而致。治以补气生血,濡养脑络。

2.2 肾精不足型

主要表现为头部沉重、昏沉、不清醒,耳鸣耳聋,腰膝酸软,舌淡,脉细弱。主因先天禀赋不足,或后天失于调养,久病伤肾,或房劳过度,耗伤肾精,导致精少髓亏,脑海失充而致。治以补肾益精,充养脑络。

"脑痹"属于痹证范畴,其概念的提出具有一定的临床指导意义,但尚需进一步完善。在辨证论治理论的指导下,应用中医药治疗该病可取得良好的效果。我这里有几个病例。

程××,男,48 岁,既往高血压病史半年余,最高 150/95mmHg,未正规服用降压药物。现头昏沉,颈部酸痛,有时头晕,颜面、双下肢浮肿,舌暗红,苔薄黄,脉沉涩。我辨为"脑痹",证属肝阳上亢兼瘀阻脑络,以眩晕 1 号方加减开具了处方,整方如下:

钩藤 450g^(后入)　　黄连 120g　　黄芩 150g　　泽泻 200g

川芎 300g	丹参 200g	羌活 150g	野葛根 300g
木香 90g	生甘草 60g	苏木 200g	鸡血藤 300g
杜仲 120g	牛膝 150g	桑寄生 300g	焦三仙 150g(各)
乌贼骨 300g	远志 300g	珍珠母 600g	水蛭 90g
僵蚕 90g	阿胶 500g		

1剂,熬制膏方,每日2次,每次1匙,开水调匀服用

二诊时头昏沉、颈部酸痛减轻,偶头晕,颜面、双下肢略浮肿,舌脉同前。上方牛膝改200g,加茯苓300g,继服膏方1剂。

陈××,女,54岁,既往风湿性关节炎病史3年余。现周身疼痛,头昏沉,便秘,乏力,舌暗红,边有齿痕,苔白,脉细涩。我以宁心通痹方加减开具了处方,整方如下:

黄芪 300g	麦冬 150g	五味子 30g	川芎 450g
丹参 300g	鸡血藤 300g	苏木 200g	地龙 150g
杜仲 150g	牛膝 150g	桑寄生 300g	木香 150g
生甘草 90g	元胡 200g	羌独活 200g(各)	桑枝 200g
焦三仙 150g(各)	连翘 200g	酒大黄 150g	石菖蒲 150g
远志 150g	制附子 150g	肉桂 120g	阿胶 500g

1剂,熬制膏方,每日2次,每次1匙,开水调匀服用

二诊时周身疼痛、头昏沉减轻,乏力改善,大便正常,舌脉同前。上方不变,继服膏方1剂。

李×,男,43岁,既往高血压病史3年余,糖尿病病史1年余。现头昏沉,有时头胀痛,言语欠流利,面部潮红,舌紫暗,苔薄黄,脉弦涩。我以头痛1号方加减开具了处方,整方如下:

钩藤 45g(后入)	黄连 12g	黄芩 15g	泽泻 20g
川芎 30g	丹参 20g	白蒺藜 15g	蔓荆子 15g
木香 9g	生甘草 6g	焦三仙 15g(各)	连翘 15g
天花粉 30g	玉米须 20g	鬼箭羽 15g	苏木 15g
鸡血藤 30g	石菖蒲 15g	远志 12g	桑枝 20g

7剂,水煎400ml,早晚分2次温服,日1剂

二诊时头昏沉、头胀痛明显减轻,仍言语欠流利,面部潮红,舌暗红,苔薄黄,脉弦涩。上方石菖蒲改20g,远志改15g,继服7剂。

还有1个不太成功的病例。孙××,男,50岁,既往颈椎病史2年余。平素嗜酒如命,平均每天1斤到1斤半高度白酒。初诊时满嘴酒气,自诉头昏沉,面红,有时头

晕,舌暗红,苔黄腻,脉弱。我以眩晕 2 号方加减开具了处方,整方如下:

钩藤 45g^(后入)	川芎 30g	丹参 20g	羌活 15g
野葛根 30g	鸡血藤 30g	苏木 20g	地龙 15g
桑枝 20g	木香 9g	生甘草 6g	杜仲 12g
牛膝 15g	桑寄生 30g	石菖蒲 15g	远志 20g
半夏 9g	黄连 20g	瓜蒌 20g	生地 30g
赤芍 20g	苍术 30g		

7 剂,水煎 400ml,早晚分 2 次温服,日 1 剂

二诊时仍是满嘴酒气,头昏沉略减轻,仍面红,时感头晕,舌脉同前。我劝他限酒,他满不在乎,还说要请我出去喝几盅呢! 后来他又来过几次,病情时好时坏,饮酒量丝毫没有减少。哎! 不知道上帝有没有办法? 网上说:"这酒啊,看起来像水,喝起来辣嘴,喝进去闹鬼,走起来绊腿,半夜里找水,睡醒了后悔!"也不知这老兄后悔过没有?

作为中国第一份系统的民众健康饮酒状况调查报告,《2007 年度中国 25 省民众健康饮酒状况调查报告》的数据显示我国饮酒状况堪忧。报告称,多达 65.39% 的饮酒者健康饮酒状况不合格;仅有 0.51% 的饮酒者,属于具有正确饮酒观念的人群。同时我国存在 15.2% 的个体在 18 岁以前就开始饮酒的问题,并且越是年轻,文明饮酒的观念越差,这种现象值得社会关注。

在对我国饮酒人群的饮酒量调查后发现,我国饮酒人群平均单次饮酒的量为 2.7 两(以 42 度酒为标准),折算为纯酒精 41.04 克;平均每天饮酒的频次为 0.6(次/天),频次较高,超出了国际安全饮用标准,也超出了中国现行的安全饮用标准。

调查还表明,我国饮酒人群对自身过量饮酒现象和行为的认知不充分,对自己的饮酒控制状况并不理性,对于饮酒过量引起的身体反应感知不明显,因饮酒导致不适的情况相对普遍。在饮酒人群总体健康状况堪忧的情况下,饮酒人群对自身未来饮酒趋势的认知也不容乐观,调查的饮酒人群所表示的未来饮酒情况中,表示"适当控制、减少饮酒量"和"打算戒酒"的人仅为 38.2%。

我从网上搜到了有关饮酒危害健康的资料。

酒是由水果或粮食类发酵酿制而成。饮酒后,酒精会由胃和小肠吸收,进入血液,最后由肝脏分解。酒精对健康的影响,主要决定于酒的种类(即酒精的浓度)、饮酒的量、速度及酒龄的长短、身体的状况(肝脏的功能和体重)以及遗传(酒精分解的酶)等因素。

不同酒类含酒精成分各异,如高粱酒、茅台酒、五粮液,酒精成分约 50% ~

60%;白兰地为45%,甜酒和黄酒为20%,葡萄酒约10%,黑啤为7%,一般啤酒约3%～5%。

不少人喝酒后,身体会产生一定的欣快感觉,因而由不会喝,慢慢地喜欢喝了,量也越喝越大。再加上喝酒时,人多气氛热烈,久而久之便上瘾了,顿顿离不开酒,这在医学上称为酒精依赖。酒精依赖及其相关问题是仅次于心血管疾病、肿瘤,居于第三位的公共卫生问题。

酒精对人体的危害是全面的,因为长期大量饮酒,可以造成全身各器官系统不同程度的损害。口腔及咽部是最先与酒接触的部位,长期饮酒者口腔及咽部肿瘤的发生率明显增高;食管和胃更是酒的受害者,不少资料显示,酒精依赖者反流性食管炎、食管癌、胃炎、胃溃疡及胃癌的发病率也高;酒精对肝脏的影响最严重,长期酗酒者可引起脂肪肝、酒精中毒性肝炎、营养不良性肝炎及肝硬化等;酒精造成的营养不良,往往易于被忽视,实际上不少酒精依赖者合并有不同程度的营养不良;也有研究证实,一般酗酒者中的30%～80%有维生素 B_1 缺乏,60%～80%有叶酸缺乏,50%有维生素 B_6 缺乏;另外,酒精对神经、血液、内分泌及生殖等系统的危害也是不可低估的。

饮酒过量,最受伤的莫过于肝脏。酒最核心的化学物质是酒精(即乙醇),常说的醉酒,实际是酒精中毒。因为酒精进入体内90%以上是通过肝脏代谢的,其代谢产物及它所引起的肝细胞代谢紊乱,是导致酒精性肝损伤的主要原因。据研究,正常人平均每日饮40～80克酒精,10年即可出现酒精性肝病,如平均每日160克,8～10年就可发生肝硬化,这是多么耸人听闻的数字啊!人群酒精性肝病患病率为4.34%;连续5年以上每天摄入酒精超过40克者,48%的人会患有不同程度的酒精性肝病。

有研究表明,过量饮酒比非过量饮酒者口腔、咽喉部癌肿的发生率高出两倍以上,甲状腺癌发生率增加30%～150%,皮肤癌发生率增加20%～70%,妇女发生乳癌的机会增加20%～60%。在食管癌患者中,过量饮酒者占60%,而不饮酒者仅占2%。乙型肝炎患者本来发生肝癌的危险性就较大,如果饮酒或过量饮酒,则肝癌发生率将大大增加。

除此之外,过量饮酒还会对身体其他部位产生不良影响。摄入较多酒精对记忆力、注意力、判断力、机能及情绪反应都有严重伤害;饮酒太多会造成口齿不清,视线模糊,失去平衡力;酒精会使男性出现精子质量下降;对于妊娠期的妇女,即使是少量的酒精,也会使未出生的婴儿发生身体缺陷的危险性增高;大量饮酒的人会发生心肌病,即可引起心脏肌肉组织衰弱并且受到损伤而纤维组织增生,严重影响心脏的功能;一次大量饮酒会出现急性胃炎的不适症状,连续大量摄入酒精,会导致更严重的慢性胃炎。

这天晚上,我在行政楼上值班,整座楼里静悄悄的,可以很清晰地听到电脑散热的声音。就在我查阅这些饮酒的资料时,雪儿的头像突然闪了起来,她给我推荐了一个博客(http://piao-peng.blog.163.com/)。我浏览了一下,确实不错,就立马把它收藏了起来。

这博客的主人是任之堂主人,很年轻,看病很神,写了很多文章。他的留言有"上观天,下观地,中观人",还有"喜欢中医,爱好中医,从事中医,发展中医"。当看到他已出版的书籍时,我猛然想起来了,怪不得似曾相识呢? 原来我前面提到的关于枇杷叶的用法,就是从他的著作《一个传统中医的成长历程》里学来的。

等静下心来,我仔细阅读了他的博客,禁不住慨叹:太有才了! 字里行间潜藏着的真知灼见俯拾皆是啊!

真正的中医,应该是"病邪"上探寻不了,转向"五脏"探寻,"五脏"探寻不了,转向"阴阳","阴阳"上探寻不了,则转向"道",由下向上走,这样出错的机会才越来越少,才越来越接近疾病的本质。这就好比看一座山,站在山中看不清楚,退后一段距离再看,退后一段距离还是看不清,再退后一段距离,当退到一定距离之后,整个山就收在眼里了,如果退到合适的位置,整个山脉都看到了……所以中医要往大处走,道、法、术、器,越向道接近,治疗疾病就越轻松。

临床上很多病人,他们身体的疾病,远远小于精神上的疾病,精神长期处于压抑状态,你解决了他身体上的疼痛,而不去解决他心灵上的创伤,疾病很快就会再次复发。当你用你的思想去开导他,让他被囚困的心灵得到释放,疾病不用药就会好很多了。而如何去开导他们,就需要我们自身先要看透很多道理,我们自己都看不透,你又如何来帮别人呢?

要珍惜每一次接触患者的机会。当我最初开药房时,患者非常少,每天只有十几个人过来买药,基本没有专门过来看病抓药的。我要求自己:凡是进店买药的,都得让病人服药后有效! 对每一个哪怕只是买感冒药物的患者,我也认真地望闻问切。虽然看上去很麻烦,但是这样做,使我得到了很多机会,不光提高了我的技术,也增加了患者对我的信任。

而当有一天你做了什么之后,未必这件事情也真的就是你的理想。而其实理想是有一天你做了这件事情之后,你开始重新定义你的人生,也愿意为了这件事情你去受苦、你去受累、你去受委屈、你去受质疑、你去受诽谤,你还愿意坚持,那你才有资格说那件事情才是你的理想……

网上求医的朋友,请不要希望别人给你完美的治疗处方,如果你确实想听听大家的意见,医生只能凭经验帮你分析一下病机,也就是告诉你疾病的关键问题可能在哪里,至于如何下药,需要因人、因地、因时而用药,不要相信所谓的奇方妙术,那与刻舟求剑无异啊!

世上竟有这等高人,真让人自愧不如!我伸了个懒腰,把头靠在座椅后背上,闭上双眼,想歇会儿,脑海里却不时浮现出他的形象。在博客首页上有他两张照片,应该是在同一个地方拍的。他背靠青山,盘坐在山石上,一张笑容可掬,自信从容;另一张正在练功,双手相握,放于丹田,神闲气定。

雪儿和文儿同一个年级,又住在同一宿舍,属于女生里的"黄金搭档",天天形影不离。雪儿身体不是很好,有点贫血,经常头晕乏力。她给我发过一封邮件,叙述了她的病情及感受。

能够遇到陈老师,是我的幸运。

您为人特别好,温和,有思想,能带领我们走向成功。

我很喜欢现在的环境,周围的每个人都对我挺好。与喜欢的人一起做事,而且是做自己喜欢的事,足矣!

好早以前就想写封邮件给您了,只是看您平时工作繁忙(每次去您办公室,找您的人络绎不绝),怕给您添麻烦,一直都在犹豫。

身体的问题困扰我很久了。高中时候住校,自己吃饭不注意,胃就出现问题了。开始的时候是胃胀,用手按着会好些,吃饭我都蹲在地上,因为那样会好受一些。后来就嗜睡,白天上课瞌睡得要命,考试都能睡着。爸妈带我去医院,化验血,说没事。可就是瞌睡,上课的时候,也不能睡,还要死撑着。这样的生活影响了我的学习,成绩就一路下滑。我为了不瞌睡,什么都做过了,喝茶,喝咖啡,那都没用,最极端的时候,我拿小刀戳自己,拿夹子夹自己,都没有效果。

从那时起,我就知道一个人的身体健康,有多重要。有心无力,让人有多痛苦。每天浑浑噩噩,自己都支配不了自己,我的心在滴泪。

后来我班的一个女生,做手术的时候伤到了神经,去了很多医院都说没办法,最后针灸给治好了,我就立志学针灸专业。

大学里,对中医的热情可高了,只要是符合我身体症状的方子,我几乎都试过了。那时候,我心想,只要身体好了,让我做什么都愿意。每个月的药钱比饭钱都多。

五年下来,放假回家的时候,我也给别人看病。那时我信心十足,虽说刚刚学了些皮毛,但还是能取得不错的疗效。可自己的问题,一直都没好。我安慰自己,上帝让我的身体不好,不是让我抱怨,是让我更好地去学习医学。"天将降大任于斯人也,必先苦其心志。"每次没有取得疗效的时候,我都这样安慰自己,心中有一个信念,就是我一定会好的,只是还没到时候。安慰的次数多了,五年了,连自己都没信心了……

到如今,我的身体又增加了很多新问题。

右手的无名指和中指,屈伸不利,写字时候会疼,夹筷子时候会疼。因为早上起来有晨僵现象,我怀疑过类风湿。

右手的桡侧静脉曲张,提重物、拧衣服的时候会疼。

颈椎病,现在对我都不算什么了。去年的时候,头都抬不起来,我拿家里的擀面杖在火上烤热了,在颈部滚,这样缓解了一些。

我不想对别人说自己的问题,因为说多了,在别人看来,就似在抱怨。

我一天的身体状况:早上醒来,胃食管反流,上颚有痰;吃过早饭后,胸骨后侧和左侧发热、烧心;站着的时候,脚后跟疼得要命,好似承载了千斤重量,我就不时地踮脚,或者左右腿交替支撑重心,来减轻这种疼痛感觉;走路的时候膝盖打软,不小心就能跪倒在地。

不想对他人说,还有一个原因,就是不想让他人看到自己的弱点。

我一直用发展的眼光看问题。不管过去怎样,都不重要。现在的我,每天都没人家进步得多,总有一天,我会被落在最后,这是我最不想看到的。

青春期的我,没有活力,没有朝气,特别痛苦。

不能随心生活,好累……

晚上失眠,躺在床上什么都不做,感觉却那么累……

我不知为什么,好想离开现在的一切,去找一个新的开始。

处于青春期的我,却没有一点朝气,每天病恹恹,都不如60岁的老人,好累好累……

很想很想躺在水面上,漂浮着,让身体放松,什么都不想,让阳光洒在我的身上……

本来我是那种很活泼的孩子,就是因为身体的原因,变得很少说话。多说一句,都要费好大的力气。本来特别爱思考,后来脑子都不转了,遇到问题,总想让别人给自己讲。

身体有时候会很好,做什么都开心,我珍惜身体好的每一秒。

周五一次门诊,快下班的时候,我告诉您我有心慌、头晕的感觉,您带我查了血常规,结果显示红细胞计数偏低。后来,鑫儿师姐给开了处方,您给调了一下,整方如下:

熟地 15g　　　　白芍 20g　　　　当归 15g　　　　川芎 15g

肉桂 6g	柴胡 9g	升麻 6g	黄连 12g
白蔻仁 15g(后入)	乌贼骨 30g	藿香 15g	佩兰 12g
木香 9g	生甘草 6g	炒枣仁 20g	羌活 15g
桑枝 30g	葛根 30g	石菖蒲 15g	

7 剂,水煎 400ml,早晚分 2 次温服,日 1 剂

方中以补血为主,加入木香、柴胡理气;因颈椎不好,又加入了桑枝、葛根、石菖蒲;因脾胃不好,还加入了藿香、佩兰。

喝了之后感觉没有大的改善。因为胃的原因,喝完 7 剂之后,就没有再喝,改吃归脾丸,已经吃一盒了,还在继续服用中。

您说我是贫血,才会出现这些症状,让我加大归脾丸的用量,一次用 20 丸,并让我多运动。

我有一个哥哥,可他平时很忙。遇到老师您,感觉您就是我的一个亲人,什么都可以问您,什么都可以跟您说。上次丢了钱包,给您打电话,您很快联系了保卫科和监控室,并告诉我该怎么做。虽然最终也没有找回钱包,但这对我是个安慰。有一次同学说我,老师毕竟是老师,不能像同学一样,什么都讲。我也不知对错,随心去做而已。

那天在路上看到一个乞讨者,腿都烂掉了,我心里难过,真的快哭了,我比起他们,幸福多了。活了快三十年了,我是幸福的,没有什么事情是过不去的。尽管有时有心烦事,总会有人在帮我,让我变得更好。电影《无法触动》里的主人公只有头能动了,还坚强地活着,活得很好。《弱点》里的迈克,因为妈妈吸毒,小时候被政府带走了,没有一张属于自己的床,他还是好好地活着,并且最终得到了他人的认可。

感谢生命,感恩生活。

看完这封邮件,我深有感触。一个老师,对学生而言多么重要。如何做一个称职的老师? 如何做一个对得起良心的老师? 这些问题一直萦绕在我的心头。给学生一杯水,老师应该有一碗水,甚至一桶水,这水中有学识,有智慧,有信心,有境界,还有希望……作为老师,真是责任重于泰山!

这天中午,我接到了家住郊区的丁阿姨的电话。她是我的老病号,也是老朋友了。她今年 74 岁,已退休多年,最近 2 个月一直失眠,出汗特多,问我咋办。我简单问了一下情况,并约好明天上午查完房后去家里看她。

第二天 11 点多,我和阿帅、林儿还有雪儿到她家楼下的时候,她已站在阳台上恭候多时了。进了门坐下来,我一边跟她聊天,询问病情,一边给她量血

压、听诊,并做了舌诊和脉诊。她母亲和婆婆都九十多岁了,需要她操心;老伴常年瘫痪在床,需要她照顾;孩子们都在外地,帮不上忙。家中大大小小、里里外外的事情都需要她亲自打理,确实太累了。她不仅入睡困难,潮热汗出,每天要换四五次内衣,而且食欲差,心烦意乱,脾气急躁,颈椎、腰椎酸痛不适,右肋部胀痛,舌暗红,苔黄、略腻,脉弦涩。我劝她不要着急,凡事慢慢来,可以考虑雇个保姆,然后以宁心止汗方加减开具了处方,整方如下:

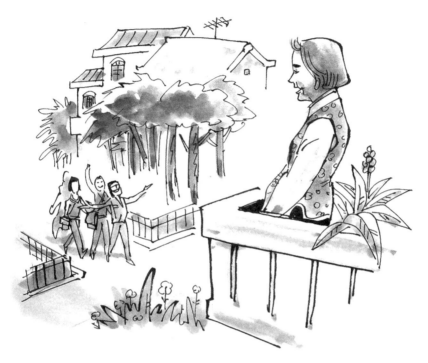

生黄芪 450g	麦冬 150g	五味子 30g	川芎 150g
丹参 200g	黄连 120g	黄芩 150g	黄柏 150g
知母 120g	浮小麦 300g	生牡蛎 300g	木香 90g
生甘草 60g	麻黄根 600g	珍珠母 750g	乌贼骨 300g
连翘 300g	焦三仙 200g^(各)	白蔻仁 150g^(后入)	藿香 150g
佩兰 150g	羌独活 200g^(各)	桑枝 300g	桂枝 200g
元胡 200g	阿胶 500g		

1 剂,熬制膏方,每日 2 次,每次 1 匙,开水调匀服用

丁阿姨诚心诚意要留下我们吃饭,我们婉言谢绝了。他家还有一位瘫痪在床的老伴,我们怎忍心再给她老人家添麻烦啊!回来路上,看见一家麦当劳,我们停下车,进去小搓了一顿。

第十八章

文儿高高的个头,苗条的身材,洋溢着青春气息,充满了活力与闯劲。她很不简单,从专科直接考取了研究生,实现了"鱼跃龙门"。她在一篇文章里记述了漫漫考研之路。

我一直以来都有一种冲动,想要把我这些年的经历记录下来,抒发一下压抑在自己心底很久的心情。只是因为自己文采不够好,只能让这些想法在脑海里一次次掠过。每当老师说自己走过很多弯路,却弯出了美丽的风景时,我都很有感触。我觉得自己就像龟兔赛跑中的乌龟,一直落在后面,却一直坚信自己脚下的路是通往梦想彼岸最正确的路。所以告诉自己:既然有梦想,干吗你不走?

一路走来,有太多美好的回忆。

首先是我大专三年的生活,当同学们都在为自己选择的学校后悔、懊恼时,我的心里很平静,大专只是我医学生涯中的一个平台,我需要通过这个平台去争取更高的平台。很幸运,给我们讲课的老师都是原中医药大学的教授,他们每次耐心的授课都让我受益匪浅。三年的专科生活让我觉得很充实、很满足。在一次开班会时,班主任告诉我们专科生也可以直接考研了,只不过要工作两年以后。也许是听者有心吧,机遇总是留给那些有准备头脑的人。

专升本落榜后,为了不让父母担忧,我选择了去乡镇医院工作,得知医院安排我到针灸科工作后,我特别兴奋,因为为了准备专升本考试,我已经很久没接触过中医了。大专时我学的是中西医结合专业,很多人都说这个专业不好,中不中,西不西,但我觉得与时俱进、适应医学的发展就必须中西医结合,优势互补。重学中医的激情再次点燃,我的工作也由刚开始的手忙脚乱、不知所措到慢慢适应、应对自如。工作期间给我印象最深的是当地小学退休的一位老校长,他高高的个子,很有涵养。他是偏头痛,头痛欲裂,他紧皱眉头但总是面带微笑,他虽然表面上看起来很壮实,但接触后能隐隐约约感觉到他的痛苦。他在各大医院做过检查,都没有确诊,他很相信中医,也很乐意做我的"试验品"。每次去时都会问我:"回家看书了吗?又研究出什么好方法没?"我也是很努力地为他针刺、艾灸,一直以来没有好转。我每次感慨自己医术不够精湛时,他总安慰我:"你还年轻,多多学习就会了!"我觉得医生最大的安慰就是病人的信任,可我却不能为他解除痛苦。工作期间父母经常提醒我不可以安于现状,要争取接受更高的教育。在家人的鼓励下,我也准备要用知识武装一下自己。

我的考研之路由此开始。当时对考研并没有太多的认识,只是知道自己的目标是中医药大学,我决定先去这个学校看看。老校区很破旧,但看到教室里学生们都在认真地学习,我知道这就是我想要的学习环境。激动之余我决定背水一战。清楚地记得那是 2010 年 9 月底考过执业助理医师后,我信心百倍地再次来到这里,要准备开始我却迷茫了,才意识到自己风风火火地来了要上战场了却还没有枪支弹药,于是询问同学,然后去英雄山文化市场里买了一套中医课本。拿着沉甸甸的课本,我心中一阵欣喜。回学校后看着干干净净的课本,我又困惑了,该从哪看起?我得想办法看看别人书上画的重点。刚开始的几天里,我就每天晚上等自习室的同学都走了,偷偷地翻开别人的书看看,有时候干脆就直接带回宿舍,第二天早来再放回去,每次窃取果实后都特别高兴。当然也有失手的时候,第二天如果没人家来的早,就会被发现了,不过都是小插曲。我每天像初学者一样,每天都有收获,感觉很充实。就这样,我第一次考研虽然努力了,但结果也如我所预料的那样落榜了,英语 26 分,单科受限。如果考研英语 26 分也可以过线的话,考研就成笑话了。我突然意识到自己英语真是个问题了,必须正视这个问题。

同学建议我报个英语辅导班,于是我又请了假,踏上了我第二次考研路。英语辅导班里宫东风和赵敏是我最喜欢的两位老师,他们讲课时的风趣幽默和认真态度,让我感受到了英语的魅力。我一遍一遍地听宫老师对英语真题的讲解,一遍一遍地学习真题中的单词和经典句子,并不断地琢磨老师讲的做题技巧。虽然没有明显地感觉到英语的进步,但觉得自己好像有些入门了,不至于做题时那么摸不到头脑了。我感觉英语就是书读百遍其义自见。但考研也并没有我想象得那么美好,第二年奋战,家人的期望和同事们的关注让我倍感压力,每当学习效率低时,我都觉得压得我透不过气来。自己也变得浮躁起来，没有了以前那股拼劲，一天的大部分时间都不能静下心来学习。就这样持续了很长时间，我决定咬咬牙、跺跺脚，狠狠地玩上几天。刚开始玩时自己也很纠结，不痛快。于是就安慰自己：学时就认真地学，玩时就痛快地玩。经历了考研才知道什么是痛并快乐着，什么是坚持才能胜利。

成绩出来了，一切终于如愿以偿。我写了副对联来纪念两次考研，上联是：2010 是不平凡的一年，下联是：2011 是给力的一年，横批是：一年又一年。虽然不对称，但是有感而发。有梦想才会拥有宽广的舞台，不放弃才会到达理想的彼岸。

一个很有志气、很有毅力的女孩子，就这样，凭借着勤奋和智慧，一步步迈向了成功之路。女儿看完这篇文章，评价说："精神可嘉啊！"

那天下午看门诊，门诊部的陈护士找到我，说是老爷子病了，他活动不便，能不能去家里看看。我说没问题，看完门诊就去。

下了门诊，我和文儿一起去了陈护士家。老爷子今年 89 岁高龄了，近 5 天来经常腹泻，呈稀水样，每日 4 - 5 次，食欲差，无腹痛、腹胀，舌暗红，苔白滑，脉沉涩。我以四君子汤合葛根芩连汤加减开具了处方，整方如下：

黄芪 24g	党参 15g	白术 6g	茯苓 20g
木香 9g	砂仁 6g	白芍 12g	乌贼骨 30g
葛根 45g	黄连 6g	黄芩 12g	藿香 12g
佩兰 12g	泽泻 30g	生甘草 9g	

3 剂，水煎 400ml，早晚分 2 次温服，日 1 剂

服完后陈护士来电话，说是仍腹泻，呈稀水样，每日 4 - 5 次，食欲无改善。我考虑着该补补脾肾的阳气了，就在原方基础上加了制附子 15g 和干姜 6g，又加了白蔻仁 20g 以温胃行气、芳香化浊，再服 3 剂。我还跟她特别强调了制附子和白蔻仁的煎煮方法。

两天后，她又来电话，说是老爷子昨天只腹泻了 1 次，呈糊状，今天没有腹泻，食欲也好一些了。

这天晚上，我接了两个电话，带来了两条坏消息。

第一个电话是阿敏打来的。他跟文儿一样，也是专科毕业，很有志气、很有毅力，凭借着勤奋和智慧，报考了今年的中西医结合临床专业研究生，并且初试过线了，想选我当导师。本来挺好的事情，但在加试《中医基础理论》和《中医内科学》时，他没有过线。在电话里，一米八五的小伙子泣不成声，我也为之心碎。他一心想读研，问我还有没有什么补救办法，哪怕自费也行。这

能有什么办法啊？前几天我去学校参加研究生复试工作会议，得知今年的形势特别严峻，因为名额有限，进入复试的七百多名考生中，将有109人被淘汰出局。别说像他这种情况了，即使复试过线，在竞争激烈的某些专业，也要从高到低排序，按照名额多少择优录取。我就劝他，事已至此，别难过了，你还年轻，好好学，可以明年再考。他还是特别伤心，我接着劝他，等很多年以后，你再回头看看这件事情，就没什么大不了的了。我给他打了一个比方，你今年26岁，你还记得你上小学时得过多少张奖状吗？同样，等你60岁退休时，你还在乎读研的年龄吗？26岁、27岁，或是28岁，能有什么本质的区别吗？他的情绪渐渐平复了下来。几天后，我们又通了一次电话，能听得出来，他的心情明显好多了，并且决定明年再考。我笑着说，这就对了嘛！男子汉大丈夫，从哪儿跌倒了就从哪儿爬起来，跌倒了身体可以，但不能跌倒意志，这次不能，下次不能，永远都不能。

第二个电话是阿冲打来的，说是省人事厅今年的公开招聘计划从网上挂出来了。

我正在搜寻，他的QQ头像闪了起来，"陈老师，在吗？"

"在。"

"我感觉还是回县医院比较靠谱。"

"还要搏一搏，不能轻易放弃。"

"不想考省城的了，还是离家近点好，照顾家方便，而且没那么大的压力，不用做房奴。"

"你这种'懦弱'或'逃避'会让人瞧不起的。"

"《蜗居》里的海萍，那种生活，不值！《蜗居》这部电视剧，相信陈老师也看过吧！"

"嗯，看过几集。"

"不管陈老师怎么看，我觉着人活着，是活给自己看的。在外面混得再好，父母沾不了光，还要为我操劳，我不忍心，尤其是前十年。"

"但问题在于，你不仅仅是为了自己，为了亲人，也是为了全山东的父老乡亲们啊！"

"不想让父母那么操劳。"

"现在你考虑的不是自己的生活而是怎么作更大更多的贡献。"

"保守估计，前十年很辛苦。我的父母，因为我在大城市的贷款，他们不会闲住的。回老家的话，这些压力几乎就没有了。"

"苦算什么啊！创业谁不苦？"

"是,创业是辛苦的,在下面有名堂了,再往上调吧,就像您那次说的。干好了,说不定就调上来了。"

"也许你说的有道理。"

"那时我也有经济基础了,不至于那么狼狈。直接就把父母接到大城市。也是可以的吧?"

"男子汉,应该有魄力,我一直看好你,最好不要轻言放弃。"

"以现在的经济实力,在大城市,活得应该是比较狼狈的。谢谢陈老师的栽培,可能学生的能力有限,达不到您的要求。"

"关键是魄力!!!"

"在这种人生的十字路口,我是第一次,这么纠结。"

"很正常啊!十字路口,方显英雄本色。人这一辈子,会经过很多个十字路口,关键在于如何把握。济南这边最好不要放弃。"

"还是回去吧。"

"现在,你头脑里'小农意识'占了上风。"……

"这是现实吧。"

后来,我看到他QQ上的留言改了,"不自修饰不自哀,不信人间有蓬莱,阴晴冷暖随日过,此生只待化尘埃。"这诗写得押韵合辙,给人一种霸气十足的感觉,但字里行间也透出了淡淡的惆怅和无奈。

七楼病房来电话,说是监护室3床重度心力衰竭,接连几天少尿,憋喘明显,不能平卧,让我过去看看。又是一个重度心力衰竭的病人,我一听有点兴奋,告诫自己一定接受汪××的教训,不能再让病人因为腹泻对中医中药失去信心了。我去看这病人时,她已经住院第二十二天了。

杨××,女,89岁。因"阵发性胸闷、憋气10余年,加重伴头晕4天"入院。10年前无明显诱因出现阵发性胸闷、气短,曾多次住院治疗。4天前胸闷、憋气明显加重,无明显胸痛,有时伴胃部不适,夜间有阵发性呼吸困难,伴头晕,双下肢轻度水肿,无晕厥及肢体活动障碍,无咳嗽、咳痰。今日呕吐2次,无呕血及咖啡色物,自下午开始胸闷、憋气进一步加重,含服速效救心丸后可略好转,急来我院急诊科。测血压244/149mmHg,给予静推速尿、静点硝酸甘油后胸闷、憋气好转,为进一步治疗收入院。查体:T36.5℃,P92次/分,R18次/分,BP178/102mmHg,老年女性,口唇紫绀,双肺呼吸音粗,肺底可闻及少许湿性啰音。心界左下扩大,心率92次/分,律齐,心音有力,A2＞P2,各瓣膜听诊区未闻及病理性杂音,无心包摩擦音,腹软,剑突下轻度压痛,双下肢轻度水肿。心电图示:窦性心律,II、III、avF 导联可见 Q 波,ST－T 改变。西医诊断:1.冠心病 陈旧下壁心肌梗死 心功能Ⅳ级,2.高血压病 3 级,3.高胆固醇血症。入院后完善各项辅助检查,给予降压、改善循环及对症治疗。

第二天,病情变化不明显,BP175/100mmHg,考虑吸烟史多年,存在气道痉挛,给予茶碱缓释片口服。待病情稳定后行动态心电图、心脏彩超、腹部 B 超等检查。

第三天,胸闷、头晕较前减轻,食欲尚可,夜眠欠佳,小便频,BP150/80mmHg。化验回示:GLU7.89mmol/l,BUN11.20mmol/l,CRE133.9mmol/l,2－MG7.06mg/l,UA441umol/l,HDL－C0.93mmol/l,LDL－C3.38mmol/l;心梗五项示:MYO178ng/ml,BNP1520pg/ml,DDIM593ng/ml。向患者解释化验结果,治疗上加用泰嘉抗栓,明同抑酸护胃,继观病情变化。

第六天,胸闷、头晕较前减轻,饮食、睡眠欠佳,小便频,BP150/80mmHg。化验回示:BUN7.68mmol/l,CRE132.9mmol/l,2－MG 5.17mg/l,UA505umol/l,BNP1390pg/ml;胸片回示无异常;心脏彩超回示:1.符合冠心病超声心动图表现,室间隔、心尖部、左室下壁节段性运动不良;2.主动脉瓣、二尖瓣钙化;3.二尖瓣返流(中度);4.主动脉瓣返流(轻度)、三尖瓣返流(轻度);5.肺动脉高压(轻度);6.左室收缩功能减退。

第九天,外出回家受凉后咳嗽,咳少许白痰,自述从上午 8:00 起感胸闷、憋气,持续性心前区胀痛伴后背部放射痛,无大汗、濒死感、恶心、食欲不振。查体:BP153/97mmHg,神志清,痛苦貌,口唇重度紫绀,四肢末梢发凉,呼吸稍促,双肺呼吸音粗,双肺底闻及少许湿啰音,心率 80 次/分,双下肢轻度水肿。急查心电图示Ⅱ、Ⅲ、avF、V7－V9、V3R－V5R 导联 ST 段弓背上抬 0.1－0.4mv,Ⅰ、avL、V2－V6 导联 ST 段下移 0.2－0.4mv,较前有明显动态变化。急查心肌酶学 CKMB25.2ng/ml,MYO＞500ng/ml,TNI＞30.0 ng/ml,BNP2150pg/ml。补充诊断:1.再发急性下壁、后壁、右室心肌梗死,2.肺部感染。急予心电血压监护、吸氧及波立维、拜阿司匹林、立普妥、低分子肝素、异舒吉、普德欣等药物,建议行急诊介入治疗以改善预后,家属拒绝。患者急性下壁、后壁、右室心肌梗死,病变范围较大,BNP 明显升高,预后差,下病重,并向家属交代。

第十天,仍感胸闷、憋喘,未诉心前区胀痛,仍后背部疼痛,无大汗,恶心、食欲不振。查体:BP130/81mmHg,憋喘貌,口唇重度紫绀,四肢末梢冰凉,双肺呼吸音粗,双肺底闻及少许湿啰音,闻及明显哮鸣音,心率 86 次/分,双下肢轻度水肿。化验回示:BUN1 9.51u mol/L,CRE276.2mmol/L,血钾 7mmol /L,钠

128.1mmol／L,氯95.5mmol/L,CO$_2$结合力9.9mmol/L,AG29.7mmol/L。补充诊断:1.肾功能不全,2.电解质紊乱(高钾、低钠低氯血症)。考虑存在代谢性酸中毒,急请肾内科会诊,建议给予速尿静推,葡萄糖酸钙及小苏打静点。因解大便后出现胸闷、憋喘加重,给予左西孟旦泵入,吗啡静推。急查血气提示:PH7.38,PCO$_2$27mmHg,PO$_2$137mmHg,给予持续低流量吸氧。因尿量少,先后给予速尿300mg静点。再次向家属交代预后。

第十一天,胸闷、后背部疼痛略有减轻,阵发性咳嗽,咳少许白痰,无发热,食欲不振,进食较少。心电监护示窦性心律,心率波动于81－105次/分。查体:BP115/72mmHg,轻度憋喘貌,口唇轻度紫绀,双肺呼吸音粗,闻及散在干啰音,双肺底闻及少许湿啰音,心率87次/分,双下肢轻度水肿。复查心电图:符合急性心肌梗死动态演变。嘱静点速尿利尿,静点古拉定、曼新妥保肾,继续静点高渗盐水纠正电解质紊乱,继续静点韦迪保护胃黏膜、预防消化道出血。静点丹参酮时出现四肢抖动,立即静推地塞米松5mg、肌肉注射非那根25mg,逐渐好转,嘱停用该药。

第十二天,仍感胸闷、憋喘,未诉心前区胀痛,白天尿量约550ml。查体:BP131/80mmHg,憋喘貌,口唇重度紫绀,四肢末梢冰凉,双肺呼吸音粗,双肺底闻及少许湿啰音,闻及明显哮鸣音,心率86次/分,双下肢轻度水肿。给予静推地塞米松解除支气管痉挛。速尿加量静点,注意监测尿量。复查血象升高,请呼吸科会诊,换用美平加强抗感染治疗。考虑近期饮食极少,给予脂肪乳、高渗糖、维生素C、同型血浆以加强营养支持治疗。

第十三天,今晨患者突感憋喘加剧,口唇紫绀,不能平卧,24小时尿量1800ml。心电监护示:心率50－80次/分,律不齐,频发室性期前收缩,BP120/65mmHg。查体:精神差,憋喘貌,口唇紫绀,听诊双肺呼吸音粗,双肺底可闻及少许湿性啰音,左下肺为著,双肺可闻及明显哮鸣音,心率78次/分,律不齐,双下肢轻度水肿。补充诊断:心律失常 频发室性期前收缩。嘱加强抗血小板治疗,继续美平抗感染,米乐松解除支气管平滑肌痉挛,高渗盐静滴以纠正电解质紊乱,脂肪乳、高渗糖等以加强营养支持治疗。

第十四天,仍感胸闷、憋喘,阵发性咳嗽,咳少许白痰,不能平卧,24小时尿量2100ml。心电监护示:心率80－90次/分,律齐。查体:BP150/80 mmHg,憋喘貌,口唇紫绀,双手腕、手背皮肤可见瘀斑,听诊双肺呼吸音粗,双下肺可闻及少许湿性啰音,左下肺为著,双肺可闻及明显哮鸣音,心率85次/分,双下肢轻度水肿。治疗上给予普米克、爱全乐雾化吸入以解除支气管平滑肌痉挛,继续美平抗感染,高渗盐静滴以纠正电解质紊乱,脂肪乳、高渗糖等以加强营养支持治疗,同型血浆以补充凝血因子。嘱停用低分子肝素。

第十五天,仍感胸闷、憋喘、阵发性咳嗽,咳少许白痰,不能平卧,24 小时尿量 1100ml。心电监护示:心率 90 - 100 次/分,律不齐。查体:BP150/95mmHg,憋喘貌,口唇紫绀,双手腕、手背皮肤瘀斑较前减轻,听诊双肺呼吸音粗,双下肺可闻及少许湿啰音,左下肺为著,双肺可闻及明显哮鸣音,心率 102 次/分,双下肢轻度水肿。痰培养为条件致病菌,复查心肌酶学、BNP 较前好转。嘱继续静脉泵入硝普钠扩血管,静点速尿、托拉塞米利尿纠正心衰,给予复方甘草口服溶液、三拗片止咳化痰,继观病情变化。

第十六天,仍感阵发性胸闷、憋气,咳少许白痰,无发热、咯血,需高枕卧位,持续吸氧、硝普钠静脉泵入,24 小时尿量 1500ml,心电监护示:心率波动于 81 - 104 次/分。查体:BP150/90mmHg,呼吸尚平稳,口唇紫绀,双手腕、手背皮肤瘀斑较前减轻,双肺呼吸音粗,双下肺可闻及少许湿性啰音,左下肺为著,双肺可闻及干啰音,心率 101 次/分,双下肢轻度水肿。治疗同前,继续观察。

第十七天,仍感胸闷、憋喘,阵发性咳嗽,咳少许白痰,不能平卧,24 小时尿量 1000ml。心电监护示:心率 90 - 110 次/分,律不齐,偶发房性期前收缩。查体:BP130/72mmHg,轻度憋喘貌,口唇紫绀,双手腕、手背皮肤轻度瘀斑,双肺呼吸音粗,双肺闻及散在干啰音,双下肺闻及少许湿性啰音,左下肺为著,心率 102 次/分,律不齐,双下肢轻度水肿。化验指标较前好转,治疗上继续美平抗感染,高渗盐静滴以纠正电解质紊乱,脂肪乳、高渗糖等以加强营养支持治疗,给予同型血浆以补充凝血因子,防止消化道出血,持续静脉泵入硝普钠扩血管,静点速尿、托拉塞米利尿纠正心衰。患者病情仍较重,继续观察。

第十八天,胸闷、憋喘较前略有减轻,夜间阵发性咳嗽较重,咳少许白痰,不能平卧,需高枕卧位,24 小时尿量 1100ml。心电监护示:心率 90 - 108 次/分,偶发房性期前收缩、短阵房性心动过速。查体:BP128/71mmHg,憋喘貌,口唇紫绀,双手腕、手背皮肤瘀斑较前减轻,听诊双肺呼吸音粗,闻及散在干啰音,双下肺闻及少许湿性啰音,心率 98 次/分,律不齐,双下肢轻度水肿。治疗上继续美平抗感染,高渗盐静滴以纠正电解质紊乱,静脉泵入硝普钠、速尿以扩血管、利尿纠正心衰,行床边胸片、心脏超声检查以进一步了解病情。

第十九天,患者胸闷、憋喘较前减轻,仍不能平卧,需高枕卧位,阵发性咳嗽,咳少许白痰,无发热、咯血、胸痛,持续静脉泵入硝普钠扩血管,24 小时尿量 1100ml。心电监护示:心率 90 - 105 次/分,偶发房性期前收缩、室性期前收缩、短阵房性心动过速。查体:BP134/73mmHg,轻度憋喘貌,口唇轻度紫绀,双肺呼吸音粗,闻及散在干啰音,双下肺闻及少许湿性啰音,心率 103 次/分,双下肢轻度水肿。静脉应用利尿剂,每日出量仍低于入量,嘱利尿剂加量,静脉泵入小剂量多巴胺(1.5ug/kg/min)以扩肾动脉、利尿纠正心衰,反复行痰培养＋药敏,指导抗生素应用,继续观察病情变化。

第二十天,胸闷、憋喘较前减轻,仍需高枕卧位,夜间咳嗽较著,咳少许白痰,无发热,持续静脉泵入硝普钠、多巴胺,24 小时入量 1650ml,尿量 1050ml。心电监护示:心率 87 - 105 次／分,偶发房性期前收缩、室性期前收缩、短阵房性心动过速。查体:BP130/76mmHg,呼吸尚平稳,口唇轻度紫绀,双肺呼吸音粗,闻及散在干啰音,双下肺闻及少许湿性啰音,心率 103 次／分,律不齐,双下肢水肿较前有所加重。应用利尿剂效果差,考虑存在利尿剂抵抗,急请血透科会诊。会诊意见如下:1. 积极治疗原发病,改善肾功能、心功能,维持电解质和酸碱平衡;2. 给予利尿对症治疗,严格控制液体入量;3. 若家属同意,可行床边血液滤过治疗;4. 监测肾功能、血生化、血气分析。家属表示商量后再决定是否行血液滤过治疗,继续观察。

第二十一天,胸闷、憋喘较前减轻,仍需高枕卧位,夜间咳嗽较著,咳少许白痰,无发热,持续静脉泵入硝普钠、多巴胺,24 小时入量 1320ml,尿量 1100ml。心电监护示:心率 87 - 105 次／分,偶发房性期前收缩、室性期前收缩、短阵房性心动过速。查体:BP130/76mmHg,呼吸尚平稳,口唇轻度紫绀,双肺呼吸音粗,闻及散在干啰音,双下肺闻及少许湿性啰音,心率 103 次／分,双下肢水肿加重,继续静点速尿以改善心衰。其他治疗暂不变,继续观察。

第二十二天,接到电话后,我和林儿一起过来了,仔细翻阅了病历资料,并进行了听诊、舌诊和脉诊。刻下症见:咳嗽,咳少许白痰,无发热,乏力,怕冷,食欲差,双下肢中度水肿,右上肢轻度水肿,舌暗红,苔白滑,脉弱。综合脉症,四诊合参,本病属祖国医学"喘证"之范畴,证属心肾阳虚型,以温阳利水为治则,予五苓散加减,整方如下:

茯苓 15g	猪苓 15g	泽泻 20g	白术 12g
葶苈子 20g^(包煎)	肉桂 15g	制附子 20g^(先入)	生石膏 30g
杏仁 6g	炙麻黄 3g	枇杷叶 30g	乌贼骨 30g
连翘 30g	焦三仙 20g^(各)	生甘草 15g	

3 剂,水煎 400ml,早晚分 2 次温服,日 1 剂

第二十三天,仍感胸闷、憋喘,仍需高枕卧位,夜间咳嗽较著,咳少许白痰,无发热,持续静脉泵入硝普钠、多巴胺,24 小时入量 1800ml,昨日经静脉应用利尿剂及口服中药后尿量 3500ml。心电监护示:心率 87 - 105 次／分,偶发房性期前收缩、室性期前收缩。查体:BP130/76mmHg,呼吸尚平稳,口唇轻度紫绀,双

肺呼吸音粗,闻及散在干啰音,双下肺闻及少许湿性啰音,心率96次/分,律不齐,双下肢及双上肢水肿较前减轻。臀部受压部位见局部皮肤色红,予褥疮护理、加用气垫床对症。治疗上继续泵入硝普钠、静点速尿以改善心衰,继观病情变化。

第二十四天,胸闷、憋喘略好转,仍需高枕卧位,夜间咳嗽较著,咳少许白痰,无发热,持续静脉泵入硝普钠、多巴胺,尿量可。心电监护示:心率87－100次/分,偶发房性期前收缩、室性期前收缩。查体:BP121/70mmHg,呼吸尚平稳,口唇轻度紫绀,双肺呼吸音粗,闻及散在干啰音,双下肺闻及少许湿性啰音,心率90次/分,双下肢水肿减轻。痰培养为金黄色葡萄球菌金黄亚种,对万古霉素敏感,考虑患者肾功能不全,换用他格适加强抗感染治疗,注意观察尿量。约13点患者突然意识丧失,心电监护示室颤,随即呼吸停止,立即给予胸外心脏按压、电除颤,家属拒绝气管插管,反复肾上腺素、可拉明、洛贝林静推,小苏打静点,心电监护呈直线,抢救30分钟无效,瞳孔散大固定,心电图呈一直线,临床死亡。

又一个老太太驾鹤西去了。我原以为是大量利尿引起低钾所致,后来向当时的值班大夫问起此事,才知病人的血钾并不低,而是因为一口痰没咳出来。多么遗憾啊! 在遗憾的同时,我心里也有一份自责。

第十九章

最近这段日子,"心肾水火"理论总在我脑海中闪现,它是祖国医学里一个古老的理论体系,反映了五脏重要的生理机制。心属阳,位居于上,有温煦的作用。火有阳热的特性,故以心属"火";肾主水属阴,位居于下,有藏精的功能,水有润下的特性,故以肾属"水"。心火下降,肾水上济,二者的平衡协调是五脏气化的重要内容,亦是维持正常生命活动的重要条件。首次论述并明确立论者当推孙思邈,《备急千金要方》曰:"夫心者,火也;肾者,水也。水火相济。"后世医家对此理论亦有所发挥。明代周慎斋曰:"肾水之中有真阳,心火之中有真阴。"元代朱丹溪《格致余论》曰:"人之有生,心为之火居上,肾为之水居下,水能升而火能降,一升一降,无有穷矣。"清代《傅青主女科》曰:"肾无心火则水寒,心无肾水则火炙,心必得肾水以滋润,肾必得心火以温暖。"

心属火居上,肾属水居下,心阳下交肾水上济,故称为"水火既济"或"心肾相交"。心肾相交即是指生理状况下,心与肾所保持的上下、阴阳、水火相交既济的状态。这种心肾相交主要表现在心阳下交肾阳和肾阴上济心阴两个方面,心阳下注肾阳,使肾水不寒,肾阴上济心阴,使心阳不亢。

由于心肾阴阳水火失却协调平衡既济的关系而产生的病理变化称作"心肾失交"或"心肾不交"。病理上凡是心有病影响于肾,或肾病影响于心,或心肾同时患病相互影响,均可导致不同程度心肾失交;但是,仅仅是心或肾本脏发生病变,并未波及另一脏而破坏两脏之间的动态相交平衡,一般不会出现心肾失交。该证必须主客并见,或心为主,肾为客;或肾为主,心为客;或心肾互为主客。

心阴、心阳、肾阴、肾阳任何一个方面的病理改变到一定程度都有可能导致心肾失交。就整体上下而言,心为阳属火,肾为阴属水,但就每脏而言又各有阴阳,心或肾本身的阴阳失调,均可导致心肾间的相交动态平衡受到破坏。

心肾失交的病机，不但有升降不及，而且有升降太过，两者均可破坏心肾水火正常相交的动态平衡。如心火下交太过，则可引动相火为贼而发生一系列病变，肾水上承太过则发生水气凌心等病变。因而，水火升降须适度为宜，不及与太过均可引起心肾失交。

在临床上，"心肾水火"理论可用来指导心肾失交的辨证和治疗。若心肾阳虚，可温肾阳振心阳，交通心肾之阳；心肾阴虚可补肾阴养心阴，交通心肾之阴精；心肾阴阳失交可益气养阴交通心肾之阴阳。在《伤寒论》中载有肾阴虚、心火旺，用黄连阿胶汤；《韩氏医通》中载有肾阳虚、心火旺，用交泰丸；《医法圆通》中载有肾阳虚、心阳虚，用补坎益离丹等。根据病变脏器的主客不同，胡月将心肾失交分为四个类型。

1. 心肾阴虚

心肾阴虚，阴不制阳，水不制火，心火独亢于上而不能下交于肾。症见心悸怔忡，虚烦少寐，耳鸣健忘，腰酸膝软，梦遗滑精，月事不调，舌红少苔，脉细数。治宜补养心肾，滋阴潜阳，偏心阴虚用天王补心丹，偏肾阴虚用六味地黄丸。

2. 心火亢肾阴亏

心火亢盛，下劫肾阴。症见心中烦扰，心悸不宁，口干津少，头昏不寐，腰腿酸软，口舌糜烂，溲赤便燥，舌红苔黄燥，脉细数。治宜清心泻火为主，辅以滋养心肾之阴，方用黄连阿胶汤。

3. 心火旺肾阳虚

寒热错杂，水火逆乱，各走其偏，上热下寒。症见胸热如焚，心悸不宁，口舌生疮，口干咽燥，腰膝酸冷，小便清长，舌尖红赤，舌根滑润，脉细数而尺弱。治宜清上温下，泻心降火，温助元阳，交通心肾，方用交泰丸加味。

4. 心肾阳虚

火不制水，水寒逆乱，上凌于心。症见心悸气短息促，肢冷浮肿，唇甲青紫，腰膝酸冷，舌淡苔白滑，舌体胖嫩有齿痕，脉沉迟细微或结代。治宜温补心肾，轻者用苓桂术甘汤通阳利水，重者以真武汤温阳化气行水。

前面提到的杨老太太就是心肾失交的典型病例，根据病情，我予以温阳利水之法，取得明显的利尿效果，尿量从1000ml左右增加到3500ml。然而，尿量增加后，体内津液减少，则痰液黏稠，不易咳出，再加之护理不当，没有及时吸痰及拍背，终究还是留下了遗憾。

我发现，"心肾水火"理论也可用于指导情志病的诊疗。

情志病，病名首见于明代张介宾《类经》，系指发病与情志刺激有关，出现脏腑阴阳气血失调和情志异常表现的一类疾病。情志病主要包括：①因情志刺激而发的病证，如郁证、癫、狂等；②因情志刺激而诱发的病证，如胸痹、真心痛、眩晕等身心疾病；③其他原因所致但具有情志异常表现的病证，如消渴、恶性肿瘤、慢性肝胆疾病等。该病大都有异常的情志表现，并且其病情也随其情绪变化而有相应的变化。

所谓"情志"，是七情（喜、怒、忧、思、悲、恐、惊）和五志（喜、怒、忧、思、恐）的合称。七情看似"包含"了五志，其实二者不同，七情是表现于"外"的"情绪"，五志是隐藏于"内"的"志意"。情志是人在生命活动中的正常现象，在一般情况下不会使人发病。但是超过了正常调节范围的情志刺激，则会导致脏腑气血功能紊乱而发病。《丹溪心法》曰："一有拂郁，诸病生焉。"过喜、狂喜，可伤及心，使人精神异常、思维混乱，容易诱发高血压、心脏病等疾病；怒可伤肝，暴怒可导致吐血、昏厥、突然失明甚至死亡；忧愁或悲伤过度则伤肺，造成肺失宣降、经脉不畅，引起胸闷、气短、咳喘等病症；思虑过度，则伤神致病，引发食欲不振、头脑胀痛等症状，甚至诱发神经衰弱；恐和惊都会伤肾，过度的恐和惊，会使人出现瘫软、大小便失禁、浑身颤抖等症状，严重者甚至会惊悸而亡。

情志病属于祖国医学"郁证"之范畴。郁有积、滞、蕴结等含义，郁证是由于情志不舒、气机郁滞而致病，以精神抑郁、情绪不宁、胸部满闷、胁肋胀痛，或易怒易哭，或咽中如有异物梗阻等为主要临床表现。汉代张仲景《金匮要略》最早记载了属于郁证的脏躁及梅核气两种证候。元代朱丹溪《丹溪心法》提出了气、血、火、食、湿、痰六郁之说，并创立了越鞠丸治疗诸郁。清代叶天士认识到郁证之初在气分，久延则及于血分。

郁证的病因是情志内伤，病理变化和心、肝、脾关系密切。肝喜条达，若情怀抑郁，则肝气不舒；脾主健运，忧愁思虑，脾运失健；心主神明，悲哀过度，则心气受损。气郁常是诸郁的先导，气郁日久，影响及血，则血行不畅，而致血郁；气郁化火，又可形成火郁；气滞不行，津液凝聚成痰，可致痰郁；脾运不健，或水湿停聚而成湿郁；或食积不消而成食郁。至于悲哀伤心，则可出现悲伤欲哭等心神不宁之症。六郁一般多属实证，若病久伤及心、肝、脾三脏气血，则多属虚证。

郁证的证治，以宣通郁结为大法，但应辨别受病的脏腑及气、血、火、湿、食、痰郁的不同，并注意六郁相兼的情况，辨证用药。久病正虚，则当益其虚衰，以调阴阳。虚实夹杂，则虚实并调。常见证型包括：①肝气郁结。证见情怀抑郁，胸闷嗳气，胁肋胀痛，痛无定处，舌苔薄腻，脉弦。治宜疏肝解郁、理气畅中，常用柴胡疏肝散加减。②气郁化火。证见急躁易怒，胸胁胀痛，口干而苦，溲黄便干，嘈杂吞酸，舌质红，苔黄，脉弦数。治宜理气解郁、清肝泻火，常用丹栀逍遥散为主方。③血行郁滞。证见头痛，失眠，胸胁疼痛，状如针刺，舌质紫黯，或有瘀点，脉弦涩。治宜活血化瘀、理气解郁，常用血府逐瘀汤。④气痰互阻。证见胸部闷塞，有痰不爽，咽中如有异物，吐之不出，咽之不下，舌苔薄腻，脉弦滑。治宜疏肝解郁、理气化痰，常用半夏厚朴汤。⑤郁损心脾。郁证日久，伤及心脾，证见头晕神疲，心悸失眠，纳谷不香，面色不华，舌质淡，苔薄白，脉细。治当心脾两调，常用归脾汤为主方。⑥脏躁证。证见忧郁过度，心肝血虚，以致精神恍惚，多疑善惊，哭笑无常。当以甘缓润燥为治，用甘麦大枣汤加味。

此外，情志病的调摄也很重要。该病全在病者移情易性，学会控制情绪，尽量避免大喜大悲等不良情志刺激。疾病痊愈虽离不开药物的作用，但怡悦心志、开怀静养的精神调摄更是康复的关键。正如叶天士所云："用药乃片时之效，欲得久安，以怡悦心志为要旨耳。"

在心内科病房及门诊，焦虑症最为多见。世界卫生组织的研究表明，人群中焦虑症的终身患病率为 13.6% ~ 28.8%，90% 的焦虑症患者在 35 岁以前发病，女性往往多于男性。我国缺乏全国性的焦虑症调查资料，河北、浙江等几个省的调查显示：焦虑症的患病率在 5% ~ 7%，据此估计全国约有 5 千万以上的焦虑症患者。焦虑是最常见的一种情绪状态，分为生理性焦虑和病理性焦虑。生理性焦虑是一种正常的保护性反应，当焦虑的严重程度和客观事件或处境明显不符，或者持续时间过长时，就变成了病理性焦虑，称为焦虑症状，若符合相关诊断标准，就会诊断为焦虑症，也称为焦虑障碍。

焦虑症有很多种类型，按照患者的临床表现，常可分为：①广泛性焦虑：在没有明显诱因的情况下，患者经常出现过分担心、紧张害怕，但紧张害怕常常没有明确的对象和内容。此外，患者还常伴有头晕、胸闷、心慌、呼吸急促、口干、尿频、尿急、出汗、震颤等躯体方面的症状，这种焦虑一般会持续数月。②急性焦虑发作（又称为惊恐发作）：在正常的日常生活环境中，并没有恐惧性情境时，患者突然出现极端恐惧的紧张心理，伴有濒死感或失控感，同时有明显的植物神经系统症状，如胸闷、心慌、呼吸困难、出汗、全身发抖等，一般持续几分钟到数小时。发作突然开始，迅速达到高峰，发作时意识清楚。尽管患者看上去症状很重，但是相关检查结果大多正常，因此往往诊断不明确，使得急性焦虑发作的误诊率较高，既耽误了治疗也造成了医疗资源的浪费。③恐怖症（包括社交恐怖、场所恐怖、特定的恐怖）：恐怖症的核心表现和急性焦虑发作一样，都是惊恐发作。不同点在于恐怖症的焦虑发作是由某些特定的场所或者情境引起的，患者不处于这些特定场所或情境时不会引起焦虑。恐怖症的焦虑发生往往可以预知，患者多采取回避行为来避免焦虑发作。

我在临床上遇到的焦虑症病人,大多属于"心火亢肾阴亏"型,也有少数属于"心火旺肾阳虚"型。

张××,女,51岁。阵发性胸闷、胸痛3年余,加重7天。刻下症见:头晕,潮热汗出,心烦,眠差,焦虑,双手足麻木、乏力,左上肢疼痛,舌暗红,苔黄、略腻,脉滑数。我以宁心止汗方加减,整方如下:

生黄芪45g	麦冬15g	五味子3g	川芎15g
丹参20g	黄连12g	黄芩15g	黄柏15g
知母12g	浮小麦30g	生牡蛎30g	木香9g
生甘草6g	麻黄根60g	羌活20g	独活20g
桑枝30g	桂枝15g	连翘20g	焦三仙30g(各)
乌贼骨30g	白蔻仁20g(后入)	藿香15g	佩兰15g
元胡20g			

7剂,水煎400ml,早晚分2次温服,日1剂

二诊时诸症均减轻,有时反酸,舌暗红,苔薄黄,脉滑。上方加珍珠母60g,继服7剂。

崔×,女,45岁。阵发性心慌1年余。刻下症见:心慌,有时头晕,纳眠差、腹胀,焦虑,舌暗红,苔薄黄,脉沉数。我以宁心解郁方加减,整方如下:

黄芪30g	麦冬15g	五味子3g	川芎15g
丹参20g	郁金24g	香附15g	玫瑰花9g
琥珀粉2g(冲服)	炒枣仁30g	紫石英30g	木香9g
生甘草6g	珍珠母30g	石菖蒲15g	远志12g
黄连15g	黄芩15g	焦三仙12g(各)	连翘15g
乌贼骨30g	厚朴12g	枇杷叶50g	

7剂,水煎400ml,早晚分2次温服,日1剂

二诊时诸症均减轻,有时视物模糊,舌暗红,苔薄黄,脉沉数。上方加菊花12g,继服7剂。

三诊时偶心慌,乏力,大便偏干,舌暗红,苔薄黄,脉沉、略数。上方加肉桂9g,黄精15g,继服7剂。

四诊时偶感乏力,未述其他明显不适,舌暗红,苔薄黄,脉沉。上方加人参12g单煎,继服7剂。

李××,女,52岁。既往冠心病、高血压、高胆固醇血症病史2年余,体型肥胖。刻下症见:周身畏寒(睡觉时需穿棉衣),潮热汗出,焦虑,烦躁,颈椎酸痛,胸闷,恶心,饭后胃胀,睡眠差,夜梦多,平素活动量小,舌暗红,苔薄黄,脉弱、

数。我辨为"心火旺肾阳虚"型,决定分两步走,先予以宁心止汗方加减滋阴泻火,继以温补心肾。首诊方整方如下:

生黄芪 45g	麦冬 15g	五味子 3g	川芎 15g
丹参 20g	黄连 12g	黄芩 15g	黄柏 15g
知母 12g	浮小麦 30g	生牡蛎 30g	木香 9g
生甘草 6g	麻黄根 60g	焦三仙 30g^(各)	连翘 30g
乌贼骨 30g	珍珠母 60g	白蔻仁 15g^(后入)	藿香 15g
佩兰 15g	羌活 20g	桑枝 30g	

7 剂,水煎 400ml,早晚分 2 次温服,日 1 剂

二诊时潮热汗出、焦虑、烦躁、颈椎酸痛、胸闷、恶心及胃胀减轻,仍周身畏寒,睡眠差,夜梦多,舌暗红,苔薄黄,脉弱、数。上方珍珠母改 75g,加紫石英30g,枇杷叶 45g,继服 7 剂。

三诊时潮热汗出明显减轻,仍畏寒,睡眠差,夜梦多,舌暗红,苔薄黄,略数。上方珍珠母改 90g,继服 7 剂。

四诊时仍畏寒,睡眠差,夜梦多,有时气短、恶心,舌暗红,苔薄黄,脉弱、略数。上方加半夏 12g,石斛 20g,郁金 30g,继服 7 剂。

五诊时睡眠改善,仍畏寒,有时气短,舌暗红,苔薄黄,脉弱。上方加肉桂6g,继服 7 剂。

六诊时畏寒减轻,偶气短,舌暗红,苔薄黄,脉弱。上方加制附子 15g 先入,继服 7 剂。

焦虑症状有时也会出现在孩子身上。我曾治疗过一个中学生,14 岁,她因学习紧张出现焦虑、失眠、便秘。我问明情况,又进行了舌诊和脉诊,提示舌淡红,苔薄黄,脉弦、略数。考虑到孩子服用汤剂不便,再者口味较苦,我给她开具了膏方,整方如下:

当归 450g	生地 450g	麻仁 300g	桃仁 150g
瓜蒌 300g	枳壳 120g	木香 90g	栀子 20g
丹皮 200g	柴胡 150g	郁金 150g	香附 150g
玫瑰花 120g	珍珠母 450g	酒大黄 120g	益智仁 150g
琥珀粉 60g	炒枣仁 300g	茯神 300g	石菖蒲 150g
远志 120g	紫石英 300g	阿胶 500g	

1 剂,制作膏方,服用 15 天,每日 2 次,每次 1 匙

服药 1 周后焦虑、失眠、便秘均明显好转,但未再坚持服用。

我们不难发现,焦虑症病人大多具有一个共同的脉象特点,脉来急速,一息

五至以上,即数脉。《脉经》云:"数脉来去促急。"数脉主热证。因邪热鼓动,血行加速,脉数而有力者为实热;若久病阴虚,虚热内生,血行加速,脉数而无力者为虚热。

数脉需与疾脉相鉴别,疾脉较数脉往来更快,一息多为 7 ~ 8 至。遇到出现疾脉的病人,可适量配伍美托洛尔、比索洛尔等 β 受体阻滞剂。

β 受体阻滞剂是指能选择性地与 β 肾上腺素受体结合、从而拮抗神经递质和儿茶酚胺对 β 受体激动作用的一种药物类型。它是 20 世纪 70 年代具有里程碑意义的心血管药物,直接针对心血管受体发挥药理学效应,阻滞心血管病的重要靶点,开创了心血管病药物靶向治疗的新时代。

β 肾上腺素受体分布于大部分交感神经节后纤维所支配的效应器细胞膜上,其受体分为 3 种类型,即 β_1 受体、β_2 受体和 β_3 受体。β_1 受体主要分布于心肌,可激动引起心率和心肌收缩力增加;β_2 受体存在于支气管和血管平滑肌,可激动引起支气管扩张、血管舒张、内脏平滑肌松弛等;β_3 受体主要存在于脂肪细胞上,可激动引起脂肪分解。这些效应均可被 β 受体阻滞剂所阻断和拮抗。

β 受体阻滞剂根据其作用特性不同而分为三类:第一类为非选择性的,作用于 β_1 和 β_2 受体,常用药物为普萘洛尔(心得安),目前已较少应用;第二类为选择性的,主要作用于 β_1 受体,常用药物为美托洛尔(倍他乐克)、比索洛尔(康忻)等;第三类也为非选择性的,可同时作用于 β 和 α1 受体,具有扩张外周血管作用,常用药物为卡维地洛、拉贝洛尔等。

β 受体阻滞剂的效应取决于对受体的选择性,不同阻滞剂由于对肾上腺素受体亚型作用的差异,所产生的生理学效应也各不相同。阻滞 β 受体后,可以通过减慢心率、降低血压、减少心肌耗氧量、增加冠脉血流等多种效应产生心血管保护作用。

美托洛尔(倍他乐克)分 2 种剂型,一种为缓释片,一种为普通片。通常用缓释片,用量用法为 11.875 – 47.5mg,每日 1 次;若病人期前收缩较多,可改为普通片,用量用法为 12.5 – 25mg,每日 2 次。比索洛尔(康忻)的用量用法为 1.25 – 5mg,每日 1 次。

在临床上,有时也可见到抑郁症病人。抑郁症是一种常见的心境障碍,可由各种原因引起,典型临床表现包括三个维度活动的降低:情绪低落、思维迟缓、意志活动减退。另外一些患者会以躯体症状表现为主,严重者可出现自杀念头和行为。多数病例有反复发作的倾向,每次发作大多数可以缓解,部分可有残留症状或转为慢性。据世界卫生组织统计,抑郁症已成为世界第 4 大疾患,预计到 2020 年,可能成为仅次于冠心病的第二大疾病。

按照中国精神障碍分类与诊断标准第三版(CCMD-3),根据对社会功能损害的程度,抑郁症可分为轻性抑郁症和重症抑郁症;根据有无"幻觉、妄想或紧张综合征等精神病性症状",抑郁症又分为无精神病性症状的抑郁症和有精神病性症状的抑郁症;根据之前(间隔至少 2 个月前)是否有过另一次抑郁发作,抑郁症又分为首发抑郁症和复发性抑郁症。

抑郁症具体表现为显著而持久的抑郁悲观,与现实环境不相称。程度较轻的患者感到闷闷不乐,无愉快感,凡事缺乏兴趣,感到"心里有压抑感"、"高兴不起来";程度重的可悲观绝望,有度日如年、生不如死之感,患者常诉说"活着没有意思"、"心里难受"等。典型的抑郁心境还具有晨重夜轻的特点,即情绪低落在早晨较为严重,而傍晚时可有所减轻。

病人可能会出现大脑反应迟钝,或者记忆力、注意力减退,学习或者工作能力下降或者犹豫不决,缺乏动力,什么也不想干,以往可以胜任的工作生活现在感到无法应付;不仅自我评价降低,有时还会将所有的过错归咎于自己,常产生无用感、无希望感、无助感和无价值感;甚至开始自责自罪,严重时可出现罪恶妄想、反复出现消极观念或者行为。

很多病人没有节食时会伴有食欲下降或者亢进、体重减轻或者增加,几乎每天都有失眠或睡眠过多,还有一些患者会出现性欲减退,女性患者会出现月经的紊乱。

还有,一些患者的情感症状可能并不明显,突出的会表现为各种身体的不适,以消化道症状较为常见,如食欲减退、腹胀、便秘等,还会有头痛、胸闷等症状。病人常常会纠缠于某一躯体主诉,并容易产生疑病观念,进而发展为疑病、虚无和罪恶妄想,但内科检查却发现没有大的问题,相应的疗效也不明显。

抑郁症以"心肾阳虚"型居多,我以温补心肾为治则治疗过几例病人,取得了较为理想的效果。

徐××,男,52 岁。既往颈椎病病史 10 余年。刻下症见:头晕,视物模糊,颈椎酸痛不适,夜眠差,夜梦多,精神抑郁,畏寒,纳差,腹胀、腹泻,大便 1 日 3~4 次,稀水样,有时伴腹痛,舌质紫暗,苔白、黏,脉弱。我予以眩晕 2 号方加减,整方如下:

钩藤 45g[后入]	川芎 30g	丹参 20g	羌活 15g
野葛根 30g	鸡血藤 30g	苏木 20g	地龙 15g
桑枝 20g	木香 9g	生甘草 6g	黄连 15g
黄芩 15g	白芍 30g	制附子 20g[先入]	肉桂 15g
苏梗 20g	郁金 20g		

7 剂,水煎 400ml,早晚分 2 次温服,日 1 剂

二诊时眩晕、视物模糊、畏寒减轻,精神稍好转,腹泻次数减少,偶感腹痛,舌紫暗,苔白、黏,脉弱。上方加元胡 20g,制附子改 30g,肉桂改 20g,继服 7 剂。

三诊时头晕、视物模糊、畏寒明显减轻,精神明显好转,咽痒,口干,仍腹泻,舌暗红,苔白,脉弱。上方加焦三仙各 20g,诃子 15g,制附子改 45g,继服 7 剂。

四诊时稍感头晕,精神尚可,左耳不适、口干减轻,仍咽痒,舌暗红,苔薄白,脉弱。上方加乌贼骨 30g,桔梗 12g,继服 7 剂。

高×,男,26 岁。确诊抑郁症 2 月余。平素心情抑郁,食欲差,睡眠差,舌暗红,苔薄白,脉沉。我予以宁心解郁方加减,整方如下:

黄芪 300g	麦冬 150g	五味子 30g	川芎 150g
丹参 200g	郁金 240g	香附 150g	玫瑰花 90g
琥珀粉 20g	炒枣仁 300g	紫石英 300g	木香 90g
生甘草 60g	珍珠母 600g	黄连 150g	黄芩 200g
连翘 300g	乌贼骨 300g	石菖蒲 200g	远志 200g
羌活 200g	桑枝 300g	生石膏 450g	肉桂 90g
制附子 200g(先入)	阿胶 500g		

1 剂,制作膏方,服用 15 天,每日 2 次,每次 1 匙

二诊时心情好转,食欲、睡眠较前改善,舌暗红,苔薄白,脉沉。上方加葛根 300g,肉桂改 150g,制附子改 300g,继服膏方 1 剂。

对于情志病病人,药物治疗的同时,还应辅以适当的心理疏导,使患者保持豁达开朗、神清气爽及舒适平和的情绪,以利于早日根除疾病。可以采取开导劝慰法,《灵枢·师传》曰:"人之情,莫不恶死而乐生,告之以其败,语之以其善,导之以其所便,开之以其所苦,虽有无道之人,恶有不听者乎?"也可以采取顺情从欲法,顺从病人合理的情绪、愿望,满足病人身心的必要需求,以改善其不良的情感状态,纠正身心异常。人类都有基本的生理需求与社会需求,如果这些必要的需求被外界的条件所限,或自身过度压抑,积久易形成身心疾病。治疗时应尽可能地予以满足,不能强行制止。张景岳指出:"其思虑不解而致病者,非得情舒愿遂,多难取效。"还可以采取情志相胜的策略,根据五志与五行的配属关系,用五行相克原理,纠正情志的偏颇,《素问·阴阳应象大论》曰:"怒伤肝,悲胜恐……喜伤心,恐胜喜……"张从正在《儒门事亲》中记录了一个怒治思的成功病例:"富家妇人,伤思过甚,二年不寐,无药可疗。其夫求戴人(戴人,张从正自号)治之。戴人曰:两手脉俱缓,此脾受之也。脾主思故也。乃与其夫,以怒激之,多取其财,饮酒数日,不处一法而去。其人大怒汗出,是夜困眠。

如此者,八九日不寤,自是食进,脉得其平。"

　　我的经验是:对于焦虑症病人,以开导为主,要让病人放得下,将名、利、情等容易干扰内心安宁的外在因素看淡、看轻;对于抑郁症病人,以鼓励为主,要让病人拿得起,勇敢地承担社会责任及家庭责任。

第二十章

其实,我们家宝贝女儿也有焦虑倾向,主要表现在两个方面:一是上学前担心迟到,她吃早饭时总是将手表放在餐桌上,边吃饭边看时间;二是考试前担心考不好,往往接连几天难以入睡,早晨起床后精力不佳。

这次模拟考试前,她又是连续几天睡眠不好。等成绩出来一看,退步了,她很难过,回家就大哭了一场。她妈妈也很难过,我了解情况后,当晚没说什么,因为我知道,心理疏导需要把握时机、讲究策略。

第二天早晨起来,我看她情绪稍好了一些。吃早饭时,她照样将手表放在了餐桌上。我问她:"咱们聊聊解放战争吧!你能了解多少?"

她摇摇头,"以前学过,差不多全忘了。"

因为前一天晚上备课了,我就滔滔不绝地给她讲了起来,看她听得津津有味,我提问了一个问题:"战争开始时,国民党军有 430 万人,人民解放军连地方部队在内只有 120 万人,大约是 3.5∶1。为什么在这种力量明显悬殊的情况下,人民解放军能够取得胜利呢?"

她还是摇摇头。

我接着给她分析:"关键在于毛主席和共产党领导得好!毛主席和共产党制定了很多方针,其中有两点,我认为尤其重要。一是忆苦思甜,全民动员。忆苦思甜是共产党向群众进行政治思想教育的传统方法,是发动群众的一大法宝。通过这种方法,把全国人民都动员了起来,广大农民为了保卫胜利果实,踊跃送亲人参军,使得兵源大增。二是歼敌为上,占地为下。以歼灭敌人有生力量为主,不以保守地方为主。不争一城一地之得失,打得赢就打,打不赢就走。当国民党大军聚集,想找解放军决战时,解放军却行踪飘忽,抓不着;而当国民党军兵力分散时,解放军却突然集中兵力,一口吃掉国民党军一部。"

我话锋一转,"对你来说,也是这样啊!第一,你要调整好心态,既不要灰心丧气,也不要茫然无措,要把全身细胞都动员起来,以饱满的热情和昂扬的斗志投入学习,提高学习效率。你也可以进行忆苦思甜啊!想想将来考上实验中学了是何等甜蜜,今天吃的苦算什么呢?第二,不在乎某一次考试成绩的好坏,而是要集中精力,将每一个知识点都学会,等考试时把学会的都做对。我们可以总结一个顺口溜:'把不会的都学会,把学会的都做对',你看行吗?"

她的兴致一下子提了起来,"可以改改,改成'把学会的都做对,把不会的都蒙对',这就更好了!"

高!真高!我们一家三口都笑了起来。

这时她的小灵通来了一条短信,是同学发过来的:"过去了就过去了,抬起头,明天又是一片艳阳天。"

孩子高高兴兴地上学去了。我也很开心地去上班,没想到这天特忙。这天没有门诊,我照例先去九楼交班,然后查房。在查房时,已经有很多病人在走廊里等着了,并且接了七楼的几个电话。

第一批病人是电视台的一位领导领过来的,分别是她的妈妈、公公和婆婆。

她的妈妈苏××,58岁,头昏沉、潮热汗出1年余。刻下症见:头昏沉,有时头痛,乏力,睡眠差,心烦,潮热,汗出,颈椎不适,双膝疼痛,双下肢略浮肿,舌暗红,苔薄黄,脉弦细。予宁心止汗方加减,整方如下:

生黄芪 45g	麦冬 15g	五味子 3g	川芎 15g
丹参 20g	黄连 12g	黄芩 15g	黄柏 15g
知母 12g	浮小麦 30g	生牡蛎 30g	木香 9g
生甘草 6g	麻黄根 45g	珍珠母 60g	羌独活 20g(各)
葛根 30g	桑枝 30g	桂枝 15g	元胡 20g
泽泻 30g			

7剂,水煎400ml,分2次温服,日1剂(另取10剂,熬制膏方)

她的公公尹××,61岁,双下肢酸痛、乏力5年余。刻下症见:双下肢酸痛、略浮肿,周身乏力,舌暗红,苔黄、略腻,脉弱、涩。予宁心通痹方加减,整方如下:

黄芪 30g	麦冬 15g	五味子 3g	川芎 15g
丹参 20g	鸡血藤 30g	苏木 20g	地龙 15g
杜仲 9g	牛膝 15g	桑寄生 30g	木香 6g
生甘草 6g	肉桂 15g	制附子 20g(先煎)	黄连 12g
黄芩 15g	藿香 15g	佩兰 15g	生石膏 30g

泽泻 20g

7 剂,水煎 400ml,分 2 次温服,日 1 剂

她的婆婆丁××,63 岁,阵发性心慌 2 年余。刻下症见:阵发性心慌,伴胸闷、颈、腰椎不适,双下肢略浮肿,乏力,睡眠时好时坏,舌暗红,苔薄白,脉沉,心电图未见异常。予心悸 1 号方加减,整方如下:

黄芪 30g	麦冬 15g	五味子 3g	川芎 15g
丹参 20g	琥珀粉 2g(冲服)	炒枣仁 30g	紫石英 30g
木香 9g	生甘草 6g	元胡 12g	羌独活 20g(各)
泽泻 30g	珍珠母 30g	白蔻仁 15g(后入)	藿香 15g
郁金 30g	玫瑰花 12g	香附 15g	

7 剂,水煎 400ml,分 2 次温服,日 1 剂

第四位是我一位哥们的岳母刘××,55 岁,既往糖尿病史 3 年余。刻下症见:口干,口臭,头胀,头晕,心悸,视物模糊,乏力,双下肢酸痛,便秘,舌暗红,苔黄厚腻,脉弱。予宁心消痞方加减,整方如下:

黄芪 30g	麦冬 15g	五味子 3g	川芎 15g
丹参 20g	半夏 9g	陈皮 15g	焦三仙 30g(各)
乌贼骨 30g	木香 15g	砂仁 6g	连翘 15g
生甘草 6g	黄连 15g	黄芩 20g	羌独活 20g(各)
葛根 30g	酒大黄 12g	元胡 20g	生地 30g
石斛 20g	菊花 15g		

7 剂,水煎 400ml,早晚分 2 次温服,日 1 剂

第五位是齐老师的亲姐姐齐××,58 岁,她在一个月前来过一次,当时胸闷,心慌,口干,夜眠差,乏力,双下肢略浮肿,舌暗红,苔薄黄,脉沉。我以胸痹 2 号方加减开具了处方,整方如下:

黄芪 300g	麦冬 150g	五味子 30g	生地 150g
川芎 150g	丹参 300g	元胡 150g	木香 90g
生甘草 60g	珍珠母 600g	玄参 200g	泽泻 300g
茯苓 300g	杜仲 200g	牛膝 200g	桑寄生 300g
石斛 300g	天花粉 300g	紫石英 300g	郁金 300g
香附 200g	玫瑰花 150g	黄连 200g	黄芩 240g
知母 300g	阿胶 500g		

1 剂,熬制膏方,每日 2 次,每次 1 匙,开水调匀服用

这次来时胸闷、心慌、口干、夜眠差、乏力均减轻,双下肢无浮肿,有时头痛,

舌脉同前。我在上方基础上加白蒺藜 200g,蔓荆子 200g,石菖蒲 150g,远志 150g,嘱继服膏方 1 剂。

第六位是我哥的一位同事朱×,男,42 岁,专门从老家赶了过来。他在一个月前因"间断性腹痛 1 年余,脓血便 4 天"住进当地的一家医院,电子激光肠镜显示:结肠黏膜糜烂,诊断为"溃疡性结肠炎"。入院后予以"左氧氟沙星"消炎治疗,予以"地塞米松、锡类散"灌肠治疗。半月后复查肠镜显示:降结肠散在点状充血糜烂,直肠散在条状黏膜充血。出院后他打算服用中药治疗,便找到了我。刻下症见:无腹痛、腹胀,大便有时带血,口干、口黏,颈部、后背酸痛不适,舌暗红,苔薄黄,脉沉。我以地榆散合槐角丸加减开具了处方,并嘱他戒烟、戒酒,不食用辣椒、海鲜等刺激性食物,保持心情愉快,避免劳累,他一一点头应诺,整方如下:

地榆 300g	槐角 150g	栀子 200g	丹皮 200g
黄连 150g	黄芩 200g	防风 150g	蝉蜕 120g
枳壳 150g	当归 300g	羌活 200g	桑枝 300g
生地 150g	玄参 150g	石斛 200g	瓜蒌 150g
乌贼骨 300g	珍珠母 600g	白及 150g	三七 60g
连翘 300g	焦三仙 300g(各)	阿胶 500g	

1 剂,熬制膏方,每日 2 次,每次 1 匙,开水调匀服用

第七位是焦×,女,30 岁,既往贫血病史 2 年余。刻下症见:时感头晕,乏力,心悸,纳差,脾气急躁,面黄,颈部、后背酸痛不适,指甲凹陷,舌暗红,苔白滑,脉沉。予宁心消痞方加减,整方如下:

黄芪 300g	麦冬 150g	五味子 30g	川芎 150g
丹参 200g	半夏 90g	陈皮 150g	焦三仙 300g(各)
乌贼骨 300g	木香 150g	砂仁 60g	连翘 150g
生甘草 60g	白蔻仁 200g(后入)	藿香 150g	佩兰 150g
黄连 120g	黄芩 200g	珍珠母 600g	柴胡 120g
升麻 60g	羌活 150g	桑枝 300g	桂枝 150g
白芍 120g	葛根 450g	石菖蒲 150g	远志 120g
阿胶 500g			

1 剂,熬制膏方,每日 2 次,每次 1 匙,开水调匀服用

第八位是王××,男,83 岁,既往慢性支气管炎、肺气肿病史 10 年余。刻下症见:咳嗽,咳痰,痰白,量多,憋喘,双下肢疼痛,舌暗红,苔白滑,脉沉弦细。予咳嗽 1 号方加减,整方如下:

炙麻黄 9g	桂枝 6g	白芍 12g	细辛 3g^(后入)
半夏 9g	五味子 6g	杏仁 9g	桔梗 15g
前胡 12g	生甘草 6g	枳壳 12g	制附子 12g^(先煎)
杜仲 15g	牛膝 15g	桑枝 30g	元胡 15g

7 剂,水煎 400ml,早晚分 2 次温服,日 1 剂

忙完了九楼这边,我和林儿、雪儿一同去了七楼。

18 床李××,女,59 岁,既往冠心病病史 3 年余,我上周去看过她了。当时胸闷,背痛,口干,胃胀,纳差,大便 5 日 1 行,双下肢略浮肿,舌紫暗,苔黄腻,脉沉。予宁心消痞方加减,整方如下:

黄芪 30g	麦冬 15g	五味子 3g	川芎 15g
丹参 20g	半夏 9g	陈皮 15g	焦三仙 30g^(各)
乌贼骨 30g	木香 15g	砂仁 6g	连翘 15g
生甘草 6g	黄连 12g	黄芩 20g	石菖蒲 15g
藿香 15g	佩兰 15g	泽泻 30g	瓜蒌 30g
桑枝 15g	葛根 30g	羌独活 20g^(各)	酒大黄 12g

7 剂,水煎 400ml,早晚分 2 次温服,日 1 剂

这次来看她时,无胸闷、胃胀,背痛、口干减轻,食欲好转,双下肢无浮肿,大便正常,舌暗红,苔黄、略腻,脉沉。上方加石斛 20g,继服 7 剂。

24 床陈××,男,82 岁,既往冠心病、高血压病病史 20 年余,心房颤动、心力衰竭病史 3 年余,我上周也去看过他。当时双下肢水肿、皮色暗红、瘙痒,平素活动量少,活动即出现憋喘,舌萎软、暗红,苔白滑,脉弱。予喘证 2 号方加减,整方如下:

黄芪 45g	肉桂 12g	川芎 15g	丹参 20g
茯苓 30g	泽泻 30g	冬瓜皮 15g	车前子 30g^(包煎)
葶苈子 30g^(包煎)	黄连 6g	木香 9g	炙甘草 6g
制附子 15g^(先煎)	焦三仙 15g^(各)	连翘 20g	乌贼骨 30g
蛇床子 30g	白鲜皮 30g	银柴胡 15g	地骨皮 15g
防风 12g	蝉蜕 12g	乌梅 20g	

7 剂,水煎 400ml,早晚分 2 次温服,日 1 剂

这次来看他时,双下肢水肿减轻,瘙痒好转,咳嗽,咳白色黏痰,不易咳出,舌脉同前。上方加前胡 15g,枇杷叶 30g,继服 7 剂。

30 床辛××,女,78 岁,既往高血压病病史 10 年余。刻下症见:食欲差,口干,咳嗽,痰黄、量少,大便干,乏力,睡眠差,舌暗红,苔黄,脉沉。予宁心消痞方

加减,整方如下:

黄芪 30g	麦冬 15g	五味子 3g	川芎 15g
丹参 20g	半夏 9g	陈皮 15g	焦三仙 30g^(各)
乌贼骨 30g	木香 15g	砂仁 6g	连翘 15g
生甘草 6g	黄连 12g	黄芩 15g	黄柏 15g
石斛 20g	天花粉 20g	酒大黄 12g	珍珠母 45g
肉桂 6g			

7 剂,水煎 400ml,早晚分 2 次温服,日 1 剂

给 30 床看完了,她女儿也要看看。宋×,52 岁,刻下症见:面部麻木,颈、腰椎酸痛不适,潮热、汗出,脾气急躁,舌暗红,苔薄黄,脉弦。予宁心通痹方加减,整方如下:

黄芪 30g	麦冬 15g	五味子 3g	川芎 15g
丹参 20g	鸡血藤 30g	苏木 20g	地龙 15g
杜仲 9g	牛膝 15g	桑寄生 30g	木香 6g
生甘草 6g	元胡 20g	珍珠母 60g	浮小麦 30g
麻黄根 45g	黄连 12g	黄芩 15g	乌贼骨 30g
郁金 30g			

7 剂,水煎 400ml,早晚分 2 次温服,日 1 剂

我刚走出病房,又有电话来,说是跟 30 床同一房间的 28 床也想吃点中药,问我能不能过去一趟。我又返回病房,见到了 28 床王××,女,81 岁,既往高血压病史 20 年余,混合性耳聋病史 3 年余。刻下症见:咳嗽,咳白色黏痰,颈、腰椎不适,大便干,舌暗红,苔薄黄,脉浮弦。MRI 示:双侧多发脑梗塞、缺血灶,右侧乳突炎。喉镜示:声带炎。予咳嗽 2 号方加减,整方如下:

双花 20g	连翘 20g	桑叶 12g	菊花 12g
瓜蒌 30g	桔梗 15g	杏仁 9g	芦根 12g
薄荷 9g	生甘草 12g	枇杷叶 45g	酒大黄 12g
石斛 20g	瓜蒌 30g	钩藤 30g^(后入)	石菖蒲 15g
远志 12g	羌独活 20g^(各)	桑枝 30g	桂枝 15g
元胡 20g			

7 剂,水煎 400ml,早晚分 2 次温服,日 1 剂

一个上午的时间,不知不觉中就过去了。中午没有应酬,我照例是一罐八宝粥。喝完了躺在沙发上,很久没能入睡,脑子里却蹦出三个字来。

第一个是"斌",由"文"、"武"二字组成。文指文采,能写能说;武指武艺,

能打能拼。文武双全,是一种能力。现在这个社会需要的是复合型人才,只有武功不行,只有文功也不行,打拼能力和说写能力同等重要。

第二个是"卡",由"上"、"下"二字组成。上指身处高位,不骄;下指身处低位,不馁。能上能下,是一种心态。心态是衡量一个人是否成熟的标志。在上时骄傲自满,容易栽跟头;在下时心灰意冷,容易丧失斗志。

第三个是"尖",由"小"、"大"二字组成。小指外表低调谦卑;大指内心强大自信。可小可大,是一种境界。如果没有多年的修炼,这种境界真是高不可攀。面对复杂多变的生存环境,一般人往往争强好胜、急功近利,外在的低调谦卑实属不易,内心的强大自信也难以持久。

下午,照例是我们的研究生沙龙。还没开始,有一个病人找到办公室来了。安××,女,45岁,既往延髓梗塞病史2年余。她这是第三次过来了,两个月前第一次来时,左半身麻木不适,畏寒,吞咽困难,咽部疼痛,咳嗽,咳白色黏痰,周身乏力,睡眠差,大便干结,舌暗红,苔薄白,脉弱。予宁心安眠方加减,整方如下:

黄芪 300g	麦冬 150g	五味子 30g	川芎 150g
丹参 200g	栀子 200g	柴胡 90g	炒枣仁 300g
茯神 300g	石菖蒲 150g	远志 150g	紫石英 300g
木香 90g	生甘草 60g	羌独活 200g(各)	桑枝 300g
桂枝 200g	焦三仙 200g(各)	连翘 300g	乌贼骨 300g
珍珠母 600g	郁金 300g	香附 150g	玫瑰花 120g
酒大黄 200g	苏梗 300g	枇杷叶 300g	阿胶 500g

1剂,熬制膏方,每日2次,每次1匙,开水调匀服用

二诊时乏力明显改善,其他症状均减轻,舌脉同前。上方加丹皮240g,泽泻300g,制附子150g先煎,继服膏方1剂。

这次来时未述明显不适,舌脉同前。上方制附子改300g,继服膏方1剂。

这次的沙龙由林儿主讲,内容是分析黄元御的一个病例。对于黄元御以及他的圆圈理论,我以前了解一些,但不够深入。在这方面,罗大伦博士的研究颇有造诣。晚上回家后,我查阅了相关资料。

黄元御,名玉璐,字元御,一字坤载,号研农,别号玉楸子。清代著名医学家,尊经派的代表人物。他继承和发展了博大精深的祖国医学理论,对后世医家影响深远。30岁那年,因用功过勤,他突患眼疾,左目红涩,白睛如血,不得已延医就诊。而庸医误用大黄、黄连等寒泄之剂,致脾阳大亏,数年之内,屡犯中虚,左目完全失明。科举时代,五官不正,不准入仕,遭此劫难,黄元御的仕进之

路被彻底断送。在哀痛之余,他发愤立志:"生不为名相济世,亦当为名医济人",走上了弃儒从医的道路,苦读历代中医典籍。他从36岁开始从事著述,苦心经营近20年,著书14种,他的医书11种在其去世后不久,即由四库全书编修周永年进呈,全数收录,民间亦有刊本。尤其是在江南等省,凡悬壶行医者,无不知黄元御,被称为"医门大宗"、"一代之大医",其史事轶闻广为传载。

罗大伦,原名罗大中,辽宁沈阳人。他认为,中医是精神,是信念,更是人心。于是,他用生花妙笔,还原了一个个古代的神医,他们不仅有着神奇精湛的医术,更有悲天悯人的情怀、古道热肠的义举。他是中医故事化写法的开创者,这些故事在网上贴出后,感动了上百万网友。一些人看过帖子后,感叹"原来这才是中医啊"。一些人帖子还未读完,就买了《黄帝内经》和《伤寒论》,立志为振兴中医做点儿事情。还有一些人从帖子中受到启发,治好了多年的顽疾。他撰写的著作有《古代的中医》、《神医这样看病》、《这才是中医》和《阴阳一调百病消》等。

在《神医这样看病》中,他介绍了黄元御的圆圈理论。

现在我就代替黄老师来把这个圆圈描述一下吧,我描述的语言当然和黄老师有差距(黄老师的语言能力太强了),不过意思大概如此。

话说这人体里面,五脏六腑是上下分布的,中医认为,其功能也有方向,这些脏腑所引导的气机是处于动态中的。

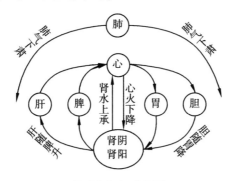

黄元御气机升降图

这个图画我给大家描述一下,首先肾在最下面,属水脏。中医说肾脏是水中含火,水是肾阴,火是肾阳,火我们就明白了,那一定是向上走的,它生什么啊?火生土,也就是说,火性向上走,使得脾土温暖,那么脾是负责什么的呢?是负责把胃吸收的营养(中医叫精微物质)发送到全身的。这脾有个特性,它是向上走的,因为有一部分营养还要到肺脏,与吸入的空气中的精微物质结合,由肺协助向全身输布。

各位可记住了，中医认为，脾脏之气，是从左边向上升的。

肾脏中的水呢，水生木，也就是说，在水的滋养下，木气也开始得到了营养，要发展了，它发展的方向也是上升，跟树一样，这个肝脏之气也是从左边往上升的。随着脾土之气上升，中医有句话，叫"肝随脾升，胆随胃降"，就是说的这个。

好多人说，这中医的肝怎么在左边啊，解剖可是在右边，中医说的是肝气，是肝的功能，是一个功能系统，不单是那个脏器实质。

所以，左边身体有病，有时要考虑到肝脾之气上升是否正常，尤其是肝气。

肝属木，四季配春季，象征着万物生发。

此时各位看到了，这个气机随着肝脾升到了顶部，这里就是肺和心了。各位知道，木生火，这火配五脏是心，四季配夏天，心火的特点其实也是要向上的，但是，由于有肺脏的存在，心火被带向下行。

肺是属金的，四季配秋天，主肃降，甭管夏天多热，遇到秋天，气机就开始往下降了。这心火本来是要上升的，但是因为有肺金在上面，所以就跟着往下降，直降到肾中，使得肾水不至于过寒，温暖肾水。而肾水随着肝木上承，到达心火的位置，使得心火也不至于过热，这叫"水火既济"。

有的时候，这个往下降的过程被破坏了，那么心火就无法下降，憋在上面，各位就会看到上面热、下面寒的局面。口渴，眼睛红，口舌生疮，可下面的腿还是凉的。

在肺金下降的同时，人嘴里吃入的东西进入了胃，然后也是向下走的，所以胃气要下降。在中医里，脾为己土属阴，胃为戊土属阳，阳要下降，阴要上承才对。

在胃气下降的同时，胆气也随着下降，就是我们说的"胆随胃降"。现在有好多的胃病，就是胃气上逆，胆汁反流，这就是气机逆行的结果。

各位同样要注意了，这个胃气和胆气的下降，是从右边下行的。

所以，如果人体的右边有病，要考虑一下气机下行是否遇到了麻烦。

您现在再看看，脾土左升，肝气和肾水都随着升，胃气右降，胆气和心火随着下降，这是不是一个左边升、右边降的圆圈呢？

在这个圆圈里，脾胃一阴一阳，就是中心的轴，一切都是围绕着它们来转。

这就是黄元御的理论，他最后把一切病都归入到这个圆圈的运转失常，任何一个地方出问题了，把圆圈的运动给"咔嚓"一下挡在了那里，不能转动了，就出现了问题。这个时候怎么办呢？就要使用药物，调畅气机，让它们恢复上下运行，这样人体自己就会恢复健康的。

这个圆圈我说得简单，大概就是这么个道理，黄元御自己论述得还要仔细，术语比较多,各位可以参看他的书。

那么该有人问了,这个圆圈有道理吗?能治病吗?

我还跟您说了,黄元御的第五代传人麻瑞亭老中医,就是从黄元御的书里拿出了一个叫"下气汤"的方子,稍微给加减了一下,变成了一个药性有升有降、调和脾胃的方子。这位老人家一辈子基本就用这一个方子治病,来个患者,他就给调调方子,稍微加减,把气机这么一调,患者就好了。您看他的医案,那就是一个升降,我的感觉,他就是用药在人家的身上拨了一下,把这个不大转动的圆圈给重新启动了,结果麻老一辈子"活人无算",患者如云。尤其是有很多严重的血液病,还真都被他给治好了。

前两天还看到天涯论坛里的一个网友,没有任何中医基础,自己有鼻炎,怎么都治不好了,最后无奈,就自己从黄元御的《四圣心源》里挑了个治鼻炎的方子,然后在家人的注视下,毅然服用,结果没两天就基本好了。这位朋友每天都现场报道服药情况,各位有兴趣的可以查查。

这帖子是个网友提供给我的,我看了也大吃一惊。

这个治鼻炎的方子叫桔梗元参汤,是治疗鼻塞、鼻涕多的那种鼻炎,方子是:桔梗9g、元参9g、杏仁9g、橘皮9g、半夏9g、茯苓9g、甘草6g、生姜9g。就这么个方子,基本属于食疗的范围,里面多半的药都是食物。我给各位解解,其中桔梗是升的,开肺气、解毒排脓;元参是升的,润燥解毒;杏仁是降的,降肺金之气;橘皮入气分,清理肺气,化痰降逆;半夏是降的,和胃降逆;茯苓是升的,去除水湿,助脾气之升;甘草是补脾胃的,坐镇中州;生姜是散寒的,可以散在外表之寒。

就是这么个简单的方子。黄元御认为是这个圆圈转得不大灵光了,导致上面的气机堵在那里,所以会出现鼻塞等症状。中医以前也说过:九窍不和,皆属脾胃,就是这个道理。

从古到今,中医界真是高人辈出啊!我们这一代心浮气躁的中医们,真该静下心来,仔细研读经典,反复临床实践,认真总结经验。

第二十一章

又是一个星期六的上午,来到办公室,静静地坐在办公桌前,打开了电脑。兴许是昨天刚刚挂了一幅"上善若水"的牌匾的缘故,连续几天来有点纠结的心情舒展了许多,况且,中午还有一场喜宴要去参加呢。

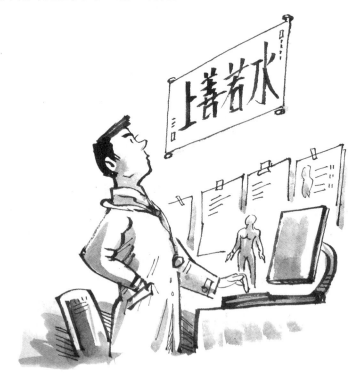

这牌匾是我托一位朋友专门写的,字体为隶书,横画长而直画短,讲究"蚕头燕尾"、"一波三折",给人一种庄重典雅的崇敬感。

这四个字出自老子的《道德经》第八章:"上善若水。水善利万物而不争,处众人之所恶,故几于道。居善地,心善渊,与善仁,言善信,政善治,事善能,动善时。夫唯不争,故无尤。"它的字面含义是:最高的善像水那样。水善于帮助万物而不与万物相争。它停留在众人所不喜欢的地方,所以接近于道。上善的人居住要像水那样安于卑下,存心要像水那样深沉,交友要像水那样相亲,言语要像水那样真诚,为政要像水那样有条有理,办事要像水那样无所不能,行为要想水那样待机而动。正因为他像水那样与万物无争,所以才没有烦恼。

我渴望这幅字已经很久了,是因为仰慕水无所不利的境界。它避高趋下,因此不会受到任何阻碍;它可以流淌到任何地方,滋养万物,洗涤污淖;它处于深潭之中,表面清澈而平静,但却深不可测;它源源不断地流淌,去造福于万物却不求回报。这样的德行,乃至仁至善……

这幅字挂在我办公桌的右上方,一扭头就可以看到它,这境界"虽不能至,心向往之"。

在办公桌的右前方,还挂了一幅国画,是女儿10岁那年的作品。本来这一套有四幅,其中两幅让一位亲戚拿走了,另一幅让一位哥们拿走了。

画中的莲袅袅娜娜、迎风绽放,如果没有留意左下角幼稚的签名,很难相信,这幅画出自一个10岁的孩子之手。莲,又称荷、水芙蓉等,属睡莲科,多年生水生宿根草本植物,其地下茎称藕,能食用,叶入药,莲子为上乘补品,花可供观赏,是我国十大名花之一,是印度的国花。我喜欢莲,不是因为它全身是宝,而是因为北宋学者周敦颐的《爱莲说》:"予独爱莲之出淤泥而不染,濯清涟而不妖,中通外直,不蔓不枝,香远益清,亭亭净植,可远观而不可亵玩焉。"尤其前两句,他表白了自己的心声:"我唯独喜爱莲花从淤泥里长出来却不被污染,经过清水的洗涤却不显得妖艳。"

鑫儿、阿冲这伙人都忙着找工作去了,最近这段日子很少过来,有时连研究生沙龙也顾不上参加。一有时间,我便打开他们的毕业论文,逐一修改,这是我分内的工作,更是一种责任。在修改论文的过程中,我考虑到,对他们来说,仅仅完成一篇毕业论文是远远不够的,科研之路才刚刚迈出第一步,需要有一个长远的规划。有一次,我在舜耕山庄听张伯礼院士讲课,他谈到很多科技工作者一生忙忙碌碌,却没有大的作为,为什么呢!他给出了一个很形象的比喻,因为他们讲了N个小故事,而这些小故事之间没有关联,无法组成一个大故事。其实,这就涉及到了科研规划的内容,先设计一个大故事,再拆分成N个小故事,然后有计划、按章节、高水平地逐个讲出来,这就容易成大器了。

鑫儿的课题是《心力衰竭验案的计算机辅助分析》，可以整理出如下论文：

1. 心力衰竭验案数据库的建立

2. 名老中医治疗心力衰竭用药频率分析

3. 名老中医治疗心力衰竭用药规律的 Varclus 聚类分析

4. 名老中医治疗心力衰竭对症用药规律的 Logistic 回归分析

5. 名老中医治疗心力衰竭血瘀证（阳虚证、热毒证等）用药规律的 Logistic 回归分析

6. 心力衰竭脉象规律的主成分分析

7. 心力衰竭脉象规律的典型相关分析

8. 心力衰竭舌象规律的主成分分析

9. 心力衰竭舌象规律的典型相关分析

10. 应用计算机辅助分析心力衰竭验案的几点体会

11. 名老中医经验多元传承模式的构建

12. 名老中医经验多元传承模式的临证应用体会

等把心力衰竭的验案分析完了，她可以接着分析冠心病、高血压病、心律失常等心血管疾病，从而构成一个大的课题，题目可以叫做《心血管病验案的计算机辅助分析系列研究》。当然啦，她还可以跟其他专业的专家合作，建立呼吸、消化、脑血管等疾病的验案数据库，并进行计算机辅助分析。

阿冲的课题是《基于改进 Apriori 算法的名老中医治疗心血管病用药规律研究》，可以整理出如下论文：

1. 改进 Apriori 算法在中医医案辨证用药规律分析中的应用

2. 改进 Apriori 算法在中医医案对症用药规律分析中的应用

3. 改进 Apriori 算法在心力衰竭医案分析中的应用

4. 改进 Apriori 算法在病毒性心肌炎医案分析中的应用

5. 改进 Apriori 算法在期前收缩医案分析中的应用

6. 改进 Apriori 算法在心动过速医案分析中的应用

7. 改进 Apriori 算法在心房颤动医案分析中的应用

8. 改进 Apriori 算法在心动过缓医案分析中的应用

9. 改进 Apriori 算法在高脂血症医案分析中的应用

阿冲选择的是丁老师治疗心血管病的医案，并应用改进 Apriori 算法进行了数据挖掘。他可以接着分析其他名老中医的用药规律，题目叫做《基于改进 Apriori 算法的××位名老中医治疗心血管病用药规律系列研究》或是《基于改进 Apriori 算法的山东省名老中医用药规律系列研究》。

阿贺的课题是《治疗心悸方 156 首的计算机辅助分析》，可以整理出如下论文：

1.267 首治疗心悸方数据库的建立

2.267 首治疗心悸方的用药频率分析

3.267 首治疗心悸方用药规律的 Varclus 聚类分析

4.267 首治疗心悸方煎服方法的计算机辅助分析

5.267 首治疗心悸方辨证分类的计算机辅助分析

6.267 首治疗心悸方辨证用药规律的计算机辅助分析

7.267 首治疗心悸方组方规律的计算机辅助分析

8.267 首治疗心悸方高频药配伍规律的计算机辅助分析

阿强的课题是《治疗胸痹方 245 首的计算机辅助分析》，可以整理出如下论文：

1.245 首治疗心悸方数据库的建立

2.245 首治疗心悸方的用药频率分析

3.245 首治疗心悸方用药规律的 Varclus 聚类分析

4.245 首治疗心悸方煎服方法的计算机辅助分析

5.245 首治疗心悸方辨证分类的计算机辅助分析

6.245 首治疗心悸方辨证用药规律的计算机辅助分析

7.245 首治疗心悸方组方规律的计算机辅助分析

8.245 首治疗心悸方高频药配伍规律的计算机辅助分析

阿贺跟阿强用的是同一套软件，等把治疗心悸和胸痹的方剂分析完了，他们可以接着分析治疗头痛、眩晕、失眠等疾病的方剂，也可以按照西医的病名进行分析，譬如高血压病、心绞痛、心力衰竭等，从而构成一个大的课题，题目可以叫做《方剂数据库的建立与计算机辅助分析系列研究》。

京儿的课题是《"心汗证"文献整理及宁心止汗方不同剂型干预研究》，可以整理出如下论文：

1.汗证验案数据库的建立

2.心血管病兼汗证文献综述

3.心血管病兼汗证的流行病学调查

4.宁心止汗方治疗心血管病兼汗证的疗效观察

5.名老中医治疗汗证的用药频率分析

6.名老中医治疗汗证用药规律的 Varclus 聚类分析

7.名老中医治疗汗证辨证分型的计算机辅助分析

8. 名老中医治疗汗证辨证用药规律的计算机辅助分析

9. 名老中医治疗汗证组方规律的计算机辅助分析

10. 名老中医治疗汗证高频药配伍规律的计算机辅助分析

11. 心血管病兼汗证脉象规律的主成分分析

12. 心血管病兼汗证脉象规律的典型相关分析

13. 心血管病兼汗证舌象规律的主成分分析

14. 心血管病兼汗证舌象规律的典型相关分析

15. 心血管病兼汗证的中医体质评估研究

媛儿的课题是《"心痞证"文献整理及宁心消痞方不同剂型干预研究》,可以整理出如下论文:

1. 痞证验案数据库的建立

2. 心血管病兼痞证文献综述

3. 心血管病兼痞证的流行病学调查

4. 宁心消痞方治疗心血管病兼痞证的疗效观察

5. 名老中医治疗痞证的用药频率分析

6. 名老中医治疗痞证用药规律的 Varclus 聚类分析

7. 名老中医治疗痞证辨证分型的计算机辅助分析

8. 名老中医治疗痞证辨证用药规律的计算机辅助分析

9. 名老中医治疗痞证组方规律的计算机辅助分析

10. 名老中医治疗痞证高频药配伍规律的计算机辅助分析

11. 心血管病兼痞证脉象规律的主成分分析

12. 心血管病兼痞证脉象规律的典型相关分析

13. 心血管病兼痞证舌象规律的主成分分析

14. 心血管病兼痞证舌象规律的典型相关分析

15. 心血管病兼痞证的中医体质评估研究

京儿和媛儿的课题都涉及到了心血管病兼证。我们之所以开展这方面的研究,基于以下三点原因:其一,临床观察发现,多数心血管病病人常伴有其他疾病,这些伴发疾病除给病人带来诸多不适外,还常影响心血管病的治疗及预后;其二,这种情况未引起临床医生的足够重视;其三,治疗这些伴发疾病不仅能有效解除病人的病痛,对心血管病的恢复也有良好的促进作用。等把汗证、痞证研究完了,她们可以接着研究痹证、郁证、失眠、便秘、水肿等兼证,从而构成一个大的课题,题目可以叫做《心血管病兼证的文献综述、验案分析及中医药干预系列研究》。

林儿毕业比他们晚一年,快要进行中期考核了,我索性也给她规划出来吧。她的课题是《喘证系列方和干细胞移植治疗心力衰竭的疗效观察和蛋白组学研究》,可以整理出如下论文:

1. 心力衰竭高凝状态的中医病机探讨

2. 感染诱发急性心力衰竭的中医病机探讨

3. 热毒型心力衰竭的证候特点探讨

4. 心力衰竭证素分布规律的计算机辅助分析

5. 心力衰竭的中医体质评估研究

6. 喘证 1 号方治疗心力衰竭的临床研究

7. 喘证 2 号方治疗心力衰竭的临床研究

8. 喘证 3 号方治疗心力衰竭的临床研究

9. "热毒理论"指导下喘证 4 号方治疗心力衰竭的临床研究

10. "伏邪理论"指导下心力衰竭的"瘥后防复"研究

11. 心脏远程监护下心力衰竭患者康复训练的安全性研究

12. 干细胞移植治疗心力衰竭的蛋白组学研究

林儿的课题涉及到了"伏邪理论"。疾病的发生是正邪相争的结果,整个疾病的过程也就是正虚邪进、正盛邪退的过程。若正气不足,未能及时清除邪气,或邪气潜伏于正虚之所不易祛除,则致邪气流连,潜伏于人体,待时而发,待机而作,即谓之"伏邪"。伏者,匿藏也。《瘟疫论》下卷云:"凡邪所客,有行邪,有伏邪……",所谓伏邪者,指藏于体内而不立即发病的病邪。

伏邪有狭义与广义之分,狭义的伏邪指伏气温病,广义的伏邪则指一切伏而不即发的邪气,即指七情所伤、饮食失宜、痰浊、瘀血、内毒等内在的致病因素。由于邪气尚未超越人体正气的自身调节范围,不立即发病,伏藏于内,或因感受六淫之邪,或因七情过激、饮食失节、劳逸失调等因素触动再次发作,或进一步加重,或引发他病。伏邪不仅有外感所致伏邪,而且还包括内伤杂病所致伏邪:如经过治疗的内伤疾病,病情得到控制,但邪气未除,病邪潜伏,可引发他病。或者某些内伤疾病经治疗达到了临床治愈,但未能彻底祛除发病原因,致使残余邪气潜伏下来遇诱因则反复发作。或者某些患者因遗有父母先天之邪毒伏藏体内,逾时而诱发。再者由于先天禀赋各异,后天五脏功能失调,自气生毒,渐而伏聚,遇因而发等等。伏邪发病在临床上屡见不鲜,许多疾病的发生、发展、转归都与伏邪有密切关系。《羊毛瘟疫新论》曰:"夫天地之气,万物之源也,伏邪之气,疾病之源也。"

具体到心力衰竭,伏邪的产生主要有以下两种原因:一是饮食、劳逸失度,脾胃有伤,中轴升降功能失常,尤其是久食膏脂肥腻之品,腐化为脂液,久则蓄毒自生;二是情志失调,喜怒不节,引发气机阻滞,五脏之道不畅,以致五脏失和,气化功能不全,气血循环不利,津液循行受阻,生瘀生痰,痰瘀互阻,毒自内生,邪伏心脉。简而言之,可以选择痰湿、气滞、血瘀、热毒等伏邪作为研究的切入点。

林儿的课题还涉及到了心脏远程监护系统。心脏病发作带有很大的偶然性和突发性,给病人带来很大的痛苦,甚至危及生命。很多名人因为突发院外急性心血管事件而去世。譬如,2005 年 7 月 2 日,成功扮演"毛泽东"的特型演员古月在广东省三水市因大面积心肌梗塞去世,享年 68 岁;2005 年 8 月 18 日,著名小品演员高秀敏在位于长春市经开区深圳街的家中突发心脏病去世,享年46 岁;2006 年 12 月 20 日,一代著名相声表演大师马季因心脏病去世,享年 72岁;2007 年 6 月 23 日,中国相声表演艺术家侯耀文因心肌梗塞在北京家中去世,享年 59 岁……除严重心脏病的病人外,大多数心脏病病人在发作期进行常规心电图检查,常常不能捕捉到明显的异常信息而失去预警和干预的机会。Holter 在 1957 年首创动态心电图,可长时间记录病人的心电活动,较常规心电图有了长足进步。但其只能回顾监护信息,发病时无法得到及时的诊断与救治指导,费用昂贵,而且受地域和时间的限制,因而在世界范围内开展了有关心脏远程监护系统的研究。

最早出现的是基于公共电话交换网(Public Switched Telephone Network ,PSTN)的远程心电监护系统,利用 Modem 进行"点对点"方式的心电数据传输。这种方式可靠性较高,但对每一个患者需要提供一条电话线,在患者较多时就可能无法及时进行监护。后来又出现了基于以太网接口、利用 Internet 进行数据传输的系统,采用 TCP/IP 协议,实现了监护中心对多个患者数据的同时接收和监护;但由于固定电话终端和互联网接口都并非随处可见,为保证监护效果,必须限制患者的活动范围。

随着移动通讯产业的迅速发展,卫星电话传输心电的系统、使用 GSMmodem 或带红外接口的手机作为通讯载体的监护系统等各种无线远程监护系统相继出现,终于使患者可以不再受时间、地域的限制。但前者价格过于昂贵;后者由于 GSM 方式的最大数据传输速度只有 9600bps,大都采用压缩或者选择性发送的方式来传输心电数据,功能受到一定的限制,尚不能解决监护中心同时接收多个患者数据的问题。

具有实时报警和定位功能的心电监测仪是一种新型便携式心电监测仪,以MSP430F149 微控制器为核心,实现了对心电数据基于小波分析的实时判病、报警功能,并可利用 Falcom C2D GSM/GPRS/GPS 无线模块将心电数据及患者位置信息发送到医院监护中心由医生处理,对提高患者的生活质量以及在危急情况下缩短患者从发病到得到抢救的时间有十分积极的意义。基于 GSM 移动通信网 GPRS(General Packet Radio Service)功能的远程移动心电监护系统实现了对心电信号的自动监测、分析、语音告警等功能,并可建立病人的心电数据电子病历档案和网络共享,运行费用低廉,具有临床应用意义,但均未投入临床应用。

2005 年 6 月 10 日,亚洲第一家基于 GPRS 无线通讯网络构建的"院外心脏远程监护中心"建成,并正式投入临床应用。GPRS 是通用分组无线业务,是一种在 GSM 基础上发展出来的新的分组数据承载业务,解决了单纯使用 GSM 进行无线传输时监护中心不能同时接收多个患者数据的问题。GPRS 特别适用于间断的、突发性的少量的数据传输,或偶尔的大数据量传输。这一特点正适合心电监护系统紧急时刻报警以及定期发送存储心电的需要。GPRS 还支持数据传输与话音传输的自动切换,为进一步实现医生与患者的直接语音交流提供了可能。

该中心的建立代表了我国心电远程监护领域和技术发展的最高水平,同时也填补了国际心电监测领域的一项空白,成功迈出了心脏远程监护技术从模拟信号时代向数字信号时代过渡的第一步,是我国乃至世界远程医疗发展史上具有历史意义的创举。心脏远程监护系统由设在医院的心脏远程监护中心和用户随身携带的心脏远程监护仪 iHolter(intensive – Holter)组成,设在医院的心脏远程监护中心可以同时管理五万名用户。心脏远程监护系统具有多种用途,呈现出了良好的应用和发展前景。

1. 心律失常

2. 缺血性心脏病

3. 药物疗效观察

4. 手术前评估、手术中监护、手术后观察

5. 危重患者长、短途转运过程中的监护

6. 高危人群的常规监护和预警

7. 亚健康人群的心脏监护和预警

8. 保健干部的心脏监护和预警

9. 康复过程中的心脏监护和预警

我在博士后流动站时,做的就是这方面的课题。在高老师的指导下,我从基础和临床两个方面对基于 GPRS 网络的心脏远程监护系统进行了系列研究:总结了其发展历史、工作原理、特点、功能及应用范围;对比了远程监护心电图

与常规心电图的心电图形以及同一用户不同时间的心电图形;设计了心脏远程监护网络用户管理系统和心脏远程监护流程表;探讨了心脏远程监护中心的工作思路;分析了用户的基本特征和检查费用;探讨了自动报警和手动记录功能的临床意义;探讨了心脏远程监护系统在急性心血管事件的预防、罕见心电图的记录、手术监护、起搏器随访、干部保健和疾病诊断等方面的应用价值。

高老师相当优秀,医院网站上有他的详细资料。

教授,主任医师,业务副院长,干部保健科(老年病科)主任,博士生导师,从事心血管内科及老年病的临床、教学和科研工作30余年。其临床专长及研究主攻方向为:冠心病的病因学研究及一、二级预防;高血压病的发病机理及防治研究;动脉粥样硬化的发生机理及干预措施研究;新型心血管药物靶位筛选的临床和基础研究;心脏远程监护技术的临床应用研究。兼任中华医学会老年医学专业委员会委员、中华医学会骨矿与骨质疏松专业委员会委员、中国无创心功能研究会副主任委员、国家自然科学基金委特邀评审专家、山东医学会老年医学专业委员会主任委员、山东省慢性非传染疾病防治专家委员会心脑血管疾病防治学组组长、山东省心功能研究会会长、山东省微量元素科学研究会理事长、山东省保健委员会专家咨询委员会副主任、山东省药学会临床药理专业委员会副主任、山东省新药审评委员、国家药监局山东大学齐鲁医院药理基地副主任、《中华老年医学杂志》副主编、《中国现代医药》主编、《山东医药》内科编委会副主任、《国外医学老年医学分册》编委等职。

在临床工作中思维开阔,始终站在医学的前沿,开展了动态心电图及动态血压监测、骨质疏松症的诊治、无创心功能检查、电子胃肠镜检查、PWV动脉粥样硬化早期诊断等多项诊疗技术。在国内率先创立心脏远程监护中心,将心脏病患者及亚健康人群从院内监护扩展到院外监护,遏制心血管疾病不断增高的死亡率和致残率。该中心的建成代表了我国心电远程监护领域和技术发展的最高水平,是我国远程医疗发展史上具有历史意义的一刻。

先后承担国家自然科学基金、国家科技部国际合作项目、山东省自然科学基金等10余项课题,在国内外专业期刊发表论文50余篇,其中被SCI收录的论文多篇。主编《中老年全科医学保健》等著作7部,参编专著5部,6项科研成果获省部级奖项,获实用新型专利1项。多次在国际学术会议做专题报告,多次主办全国性学术会议,在国内心血管内科、老年病学术界有重大的影响。经常组织和参加院内外疑难、危重病人的会诊和抢救工作,为我省老年病学术带头人。多次获全国和省卫生系统先进工作者的荣誉称号。他积极参加各种公益活动,积极组织和参加各种医疗队。1998年率山东省医疗队赴长江抗洪一线,胜利完成抗洪任务,受到江泽民总书记的亲切接见。善于组织各种大型高级会议的医护保健、党和国家领导人及省部级干部的日常保健以及高级干部的大型综合会诊。他在做好老干部保健工作方面积累了丰富的经验,多次受到上级有关部门和领导的表扬和嘉奖。荣立国家级三等功1次,省级三等功1次。

这项目的确很好,它为心血管疾病患者及高危人群的日常监护、及时诊断和早期治疗提供了一种安全、便捷、有效的方法。充分发挥它在心血管事件中的预防作用,不仅可提高用户的生活质量,还可遏制心血管疾病不断增高的死亡率和致残率,大幅度降低医疗费用。下面是几个典型病例。

病例1,女,76岁,头晕2个月。2006年3月10日14:55:57自动报警心电图示:窦性心律;窦性停搏(最长3.76s)。

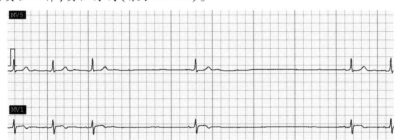

病例2,男,50岁,反复发作性胸痛、四肢乏力1月余。2006年4月12日17:38:53自动报警心电图示:窦性心律;ST段抬高。

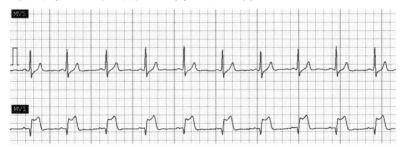

病例3,女,49岁,阵发性胸闷、心慌2周。2006年12月28日08:48:55自动报警心电图示:窦性心律;频发室性期前收缩;短阵室性心动过速。

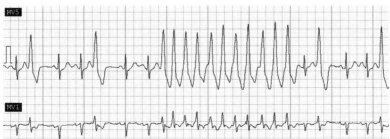

有一次，在给学生讲课时，我突发奇想，"你们看，这心电图多么奇妙啊！有 P 波，有 QRS 波，有 T 波，有 ST 段，沟沟坎坎，坑坑洼洼，高高低低，起起落落，变化无穷，充满了生机与活力。其实人生也像心电图啊！如果哪一天它成了直线，人生也就结束了。"后来又想到，也不尽然，若是电极片全部脱落了，它也会变为直线。

第二十二章

孙大爷是我一个哥们的岳父,今年71岁。上午他打电话来,问我下午在不在医院,想过来调调方子。我说,"在医院,过来吧"。

孙大爷既往高血压病史20余年,最高170/95mmHg,服用"寿比山"治疗,血压控制不佳。20余年前开始出现阵发性胸闷、憋气、伴胸痛及肩背部不适,多于活动后出现,健康查体时确诊为陈旧性下壁心梗。2002年他再次出现胸闷、憋气加重,大汗淋漓,于省级某医院就诊,确诊为"急性广泛前壁心肌梗塞",后于北京市某医院做了冠状动脉搭桥手术,术后病情基本稳定。半年前,他因"阵发性胸闷、憋气20余年,加重伴心慌1周"住进了我们科,在夜间睡眠时常感胸闷、憋气、心慌,无胸痛,无咳嗽、咳痰,白天症状可缓解。查体:BP132/59mmHg,神志清,精神一般,发育正常,营养一般,步入病房,双肺呼吸音粗,双肺底可闻及少量细湿啰音,心率69次/分,律齐,双下肢轻度水肿。心电图示:窦性心律,下侧壁ST – T改变,左心电轴偏转。心脏彩超示:符合冠心病超声心动图表现,左室后壁、下壁、心尖部节段性运动不良,室间隔增厚,主动脉瓣钙化,二尖瓣返流(轻度),三尖瓣返流(轻度),肺动脉高压(轻度),左室充盈异常,左室收缩功能减退(LVEF0.30)。胸片示:心影增大,双肺纹理粗乱。入院后完善相关辅助检查,并给予活血化瘀、营养心肌、利尿、降压、调脂、抗栓等治疗。

经常规治疗,胸闷、憋气较前好转,睡眠饮食可,大便正常,尿量可。后来要求加用中药治疗。刻下症见:胸闷、憋气减轻,乏力明显,饮食一般,二便正常,夜眠可,舌紫暗,苔薄白,脉沉弱,综合脉症,四诊合参,本病属祖国医学"胸痹"之范畴,证属气虚血瘀,予胸痹2号方加减治疗,整方如下:

黄芪30g	麦冬15g	五味子3g	生地15g
川芎15g	丹参30g	元胡15g	木香9g

生甘草 6g	黄连 12g	连翘 15g	半枝莲 15g
半边莲 15g	水蛭 9g	僵蚕 9g	焦三仙 20g^(各)
乌贼骨 30g	杜仲 15g	牛膝 15g	肉桂 6g

7 剂,水煎 400ml,分 2 次温服,日 1 剂

出院时偶有胸闷、憋气,仍感乏力,饮食一般,二便正常,夜眠可,舌脉同前。予上方 10 剂,加桑寄生 200g,藿香 150g,佩兰 150g,白蔻仁 150g 后入,熬制膏方,每日 2 次,每次 1 匙,开水调匀服用。

出院后他又来过两次。第一次来时无胸闷、憋气,乏力改善,双下肢略浮肿,舌脉同前。上方加茯苓 300g,继服膏方 1 剂。

第二次来时因受凉感腰部酸痛,未述其他不适,舌脉同前。上方加独活 300g,桂枝 200g,继服膏方 1 剂。

这是第三次过来了,未述明显不适,舌脉同前。上方不变,继服膏方 1 剂。恰好这会儿不忙,我们俩闲聊了一会儿。他老人家居然还是个足球迷,说是刚搞到两张足球票,问我去不去,我婉言谢绝了。

还有一位赵大爷,78 岁,既往有高血压病史 30 年,血压最高达 210/110mmHg。1 年前,因"阵发性胸痛、憋气 20 余年,加重半月"住进我们科。他 20 余年前活动后出现胸痛,为胸骨后闷痛,不放射,每次发作数分钟,伴轻微憋气,含服硝酸甘油可缓解。后来上述症状反复发作,曾在我们科行冠状动脉造影检查,提示多支病变,不宜介入治疗,确诊为"冠心病、陈旧心梗,不稳定型心绞痛",经药物治疗,病情好转后出院。出院后坚持服用阿司匹林、依姆多等药物治疗,症状仍时有反复。1 年前,因"阵发性胸痛、憋气 20 余年,加重半月"住进我们科,自觉上述症状较前加重,有时每日发作数次,每次持续数分钟至 20 分钟左右不等,含服硝酸甘油可缓解。后再反复,静息状态也有发作,伴胸闷憋气,无阵发性呼吸困难,无心悸大汗,轻微头晕,无头痛黑朦,尿量尚可。查体:BP160/90mmHg,咽稍充血,听诊双肺呼吸音粗,双肺底闻及少许湿啰音,心率 98 次/分,律齐,A2 > P2,各瓣膜听诊区未闻及病理性杂音,双下肢无水肿。心电图示:窦性心律,陈旧下壁、前壁心梗,ST‐T 改变。心脏彩超示:符合冠心病超声心动图表现,室间隔、左室后壁、心尖部节段性运动不良,心尖室壁瘤,主动脉瓣、二尖瓣钙化,二尖瓣返流(轻度),左室充盈异常,左室收缩功能减退(LVEF 0.47),左室假腱索。入院后完善各项检查,给予扩冠、营养心肌、抗栓、调脂、改善循环及对症治疗。

经常规治疗,胸闷、憋气仍反复发作。予欣维宁持续静脉泵入 40 小时后,感症状较前明显减轻。后来进行了冠状动脉造影复查,结果示:冠状动脉重度

钙化;左主干开口狭窄 70%,左主干前降支弥漫性狭窄 80%,前降支近段闭塞,回旋支弥漫性病变,近段闭塞,自身侧支循环,前向血流 TIMI1 级;右冠状动脉全程弥漫性狭窄,最重近段狭窄 80%,中段管状狭窄 90%,后侧支闭塞。向家属交代病情,不适宜介入治疗,结束手术,Angio - seal 成功闭合股动脉穿刺口,加压包扎,沙袋压迫,安返病房,继续给以欣维宁静脉泵入。

虽多次建议冠状动脉搭桥手术,但病人本人及家属均拒绝,后来要求加用中药治疗。刻下症见:仍有胸闷、憋气发作,次数较前明显减少,现恶心,曾呕吐 2 次,呕吐物为胃内容物,舌紫暗,苔黄厚腻,脉弱。予胸痹 2 号方加减治疗,整方如下:

黄芪 30g	麦冬 15g	五味子 3g	生地 15g
川芎 15g	丹参 30g	元胡 15g	木香 9g
生甘草 6g	代赭石 30g	旋覆花 15g[包煎]	党参 9g
茯苓 15g	生山楂 15g		

7 剂,水煎 400ml,分 2 次温服,日 1 剂

二诊时偶胸闷,乏力,纳差,大便不畅,舌脉同前。上方加瓜蒌 30g,半夏 9g,黄连 9g,酒大黄 15g,继服 7 剂。

临出院时要求熬制膏方,我又去看了他。刻下症见:偶胸闷,仍乏力,纳差,大便尚可,舌脉同前。予胸痹 2 号方加减治疗,整方如下:

黄芪 300g	麦冬 150g	五味子 30g	生地 150g
川芎 150g	丹参 300g	元胡 150g	木香 90g
生甘草 60g	当归 300g	瓜蒌 300g	郁金 200g
杏仁 90g	黄连 120g	连翘 200g	焦三仙 200g[各]
半枝莲 150g	羌活 150g	防风 120g	水蛭 60g
僵蚕 90g	地龙 90g	砂仁 60g	藿香 150g
佩兰 150g	阿胶 500g		

1 剂,熬制膏方,每日 2 次,每次 1 匙,开水调匀服用

出院后他又来过四次。第一次来时仍偶有胸闷,乏力、纳差改善,大便可,舌脉同前。上方加半夏 90g,继服膏方 1 剂。

第二次来时仍感乏力,未述其他不适,舌脉同前。上方加人参 300g 单煎,继服膏方 1 剂。

第三次来时仍感乏力,偶有胸痛发作,未述其他不适,舌脉同前。上方加三棱 150g,莪术 150g,继服膏方 1 剂。

第四次来时乏力较前改善,仍偶有胸痛发作,未述其他不适,舌脉同前。上

方加杜仲 150g,牛膝 150g,桑寄生 300g,继服膏方 1 剂。

我这里还有一些冠状动脉支架植入术后加用中药治疗的病例。

王××,女,53 岁,既往冠状动脉支架植入术后半年。近半月来觉乏力,头晕,咳嗽,咳少量黄痰,口干、口黏,便秘,舌暗红,苔薄黄,脉沉。予胸痹 2 号方加减治疗,整方如下:

黄芪 30g	麦冬 15g	五味子 3g	生地 15g
川芎 15g	丹参 30g	元胡 15g	木香 9g
生甘草 6g	石菖蒲 20g	远志 15g	葛根 45g
焦三仙 20g(各)	连翘 20g	乌贼骨 30g	酒大黄 15g
杏仁 9g	前胡 15g	紫菀 15g	款冬花 15g
枇杷叶 30g			

7 剂,水煎 400ml,分 2 次温服,日 1 剂

张××,女,65 岁,既往冠状动脉支架植入术后 3 个月。现偶有胸闷,颈、腰椎不适,双下肢略浮肿,舌暗红,苔黄,脉弦。予胸痹 2 号方加减治疗,整方如下:

黄芪 30g	麦冬 15g	五味子 3g	生地 15g
川芎 15g	丹参 30g	元胡 15g	木香 9g
生甘草 6g	焦三仙 20g(各)	连翘 20g	乌贼骨 30g
枳壳 12g	桔梗 15g	羌独活 20g(各)	泽泻 20g
黄连 15g			

7 剂,水煎 400ml,分 2 次温服,日 1 剂

王××,男,57 岁,40 余天前剧烈活动后出现胸痛,于某市立医院就诊,诊为"急性心肌梗塞",植入支架一枚(具体不详)。现有时胸闷、憋气,食欲差,乏力,双下肢偶瘙痒,舌暗红,苔黄,脉沉涩。予胸痹 2 号方加减治疗,整方如下:

黄芪 30g	麦冬 15g	五味子 3g	生地 15g
川芎 15g	丹参 30g	元胡 15g	木香 9g
生甘草 6g	黄连 15g	黄芩 15g	连翘 15g
焦三仙 15g(各)	乌贼骨 15g	杜仲 15g	牛膝 15g
桑寄生 30g	肉桂 6g	白蔻仁 15g(后入)	藿香 15g
佩兰 12g	蛇床子 30g	土茯苓 30g	白鲜皮 30g

7 剂,水煎 400ml,分 2 次温服,日 1 剂

二诊时诸症减轻,晨起感双目干涩,舌脉同前。上方加草决明 30g,继服 7 剂。

董××,男,55 岁,既往冠状动脉支架植入术后 2 年,肾功能不全病史半年余。刻下症见:稍微活动即出现胸闷、憋喘,双下肢略浮肿,乏力,舌暗红,苔白,脉沉结。动态心电图示:窦性心律,频发室性期前收缩,ST－T 改变。予喘证 1 号方加减治疗,整方如下:

黄芪 30g	麦冬 15g	五味子 3g	肉桂 9g
川芎 15g	丹参 20g	水蛭 6g	地龙 9g
泽泻 15g	黄连 6g	木香 9g	生甘草 6g
黄芩 15g	杜仲 15g	牛膝 15g	桑寄生 20g
葶苈子 30g^(包煎)	茯苓 20g		

7 剂,水煎 400ml,分 2 次温服,日 1 剂

他第二次来是在 20 天以后,因为外感咳嗽来的。刻下症见:稍微活动即出现胸闷、憋喘,咳嗽,咳少量黄痰,无发热,双下肢无浮肿,仍感乏力,舌暗红,苔白,脉沉。予喘证 3 号方加减治疗,整方如下:

双花 20g	连翘 20g	黄芩 15g	桑皮 15g
杏仁 9g	桔梗 15g	枳壳 12g	瓜蒌 20g
川贝 9g	木香 9g	生甘草 12g	焦三仙 20g^(各)
乌贼骨 30g	珍珠母 30g	杜仲 15g	牛膝 15g
桑寄生 20g	肉桂 6g		

7 剂,水煎 400ml,分 2 次温服,日 1 剂

写到这儿,有必要介绍一下冠状动脉病变的介入治疗和搭桥手术了。

经皮冠状动脉介入(Percutaneous Coronary Intervention,PCI),既往称为经皮冠状动脉血管成形术(Percutaneous Transluminal Coronary Angioplasty,PTCA),是指经导管通过各种方法扩张狭窄的冠状动脉,从而达到解除狭窄、改善心肌血供的治疗方法。

1.经皮冠状动脉球囊血管成形术

既往 PTCA 是一种单纯经皮冠状动脉球囊扩张术,由 Gruentzig 于 1977 年首先施行。采用股动脉途径或脑动脉途径,将指引导管送至待扩张的冠状动脉口,再将相应大小的球囊沿导引钢丝送至欲扩张的病变处,根据病变的性质和部位选择不同的时间和压力进行扩张,可重复多次直到造影结果满意或辅以其他治疗措施。由于单做 PTCA 发生冠状动脉急性闭塞的风险大和术后较高的再狭窄率(术后 6 个月 30% ~50%),目前已很少单独使用。

2.冠状动脉支架植入术

1986 年 Puel 将第一枚冠状动脉支架应用于临床,改变了冠状动脉介入治

疗的模式。裸金属支架（Bare Metal Stent, BMS）能有效解决冠状动脉夹层，大大减少了 PTCA 术中急性血管闭塞的发生，并使术后 6 个月内再狭窄率降低到 20%～30%，改善了冠心病介入治疗的效果。

药物洗脱支架（Drug Eluting Stent, DES），在裸支架的金属表面增加具有良好生物相容性的涂层和药物，支架上局部释放的药物能有效降低支架内再狭窄（In-Stent Restenosis, ISR）和靶血管重建（Target Vessel Revascularization, TVR）率。目前，绝大部分患者（90% 左右）在球囊扩张后均需要支架植入。

3. 高频旋磨术

高频旋磨术（High Frequency Rotational Atherectomy, HFRA），是采用超高速的钻头将动脉粥样硬化斑块研磨成极细小的微粒，从而消除斑块，增大官腔。研磨下的微粒直径相当于红细胞的大小，不会堵塞远端血管。

4. 冠状动脉内定向旋切术

冠状动脉内定向旋切术（Directional Coronary Atherectomy, DCA），是指通过导管技术将堵塞管腔的物质切除并取出体外。

5. 腔内斑块切吸术

腔内斑块切吸术（Transluminal Extraction Atherectomy, TEA），主要用于含血栓的冠状动脉病变和退行性变的大隐静脉桥血管病变，旨在球囊扩张或支架植入前消除血栓或易碎的病变。

6. 激光冠状动脉成形术

利用激光可消融斑块等组织的特点，通过光导纤维将激光引入病变处，并向该处发放激光，从而达到消除血管狭窄目的。

7. 超声血管成形术

超声血管成形术是一种顶端装有可发射超声装置的导管，所发射的低频（20KHz）高能的超声波，在组织和细胞中产生空化作用引起 1-3 个大气压的内爆炸，使斑块瓦解而达到血管再通的目的。该技术曾被认为很有前途，后发现碎裂的斑块体积过大，易发生无 Q 波心肌梗死，未能在临床上推广使用。

8. 冠状动脉内血栓去除术

血栓去除术主要用于富含血栓的病变。目前供临床使用的这类技术有超声血栓消融术、负压抽吸术等。因适应症范围小，临床经验较少，应用价值还在进一步评估之中。

经皮冠状动脉介入治疗最常用的是前两种。

……

冠状动脉旁路移植术（Cornary Artery Bypass Grafting, CABG），是国际上公

认的治疗冠心病最有效的方法,已有三十多年的历史。这种手术是取病人本身的血管(如胸廓内动脉、下肢的大隐静脉等)或者血管替代品,将狭窄冠状动脉的远端和主动脉连接起来,让血液绕过狭窄的部分,到达缺血的部位,改善心肌血液供应,进而达到缓解心绞痛症状、改善心脏功能、提高患者生活质量及延长寿命的目的。这种手术是在充满动脉血的主动脉根部和缺血心肌之间建立起一条畅通的路径,因此,有人形象地将其称为在心脏上架起了"桥梁",俗称"搭桥术"。

应该强调的是,冠心病心绞痛患者,药物治疗效果不佳时应及时接受支架手术或搭桥手术,这样不但可以消除心绞痛,使病人能够正常生活和工作,而且还可以预防心肌梗塞和猝死。对于心肌梗塞后形成的室壁瘤,严重影响心功能,产生严重心律失常或血栓栓塞,这种情况下必须行手术切除,并同时行冠状动脉搭桥手术,效果会更好。

虽然冠状动脉搭桥术的疗效很好,但毕竟属于有创手术,也有一定的风险。因此,冠状动脉搭桥术仅适合于下面情况:

1. 左主干病变(狭窄≥50%)或相当于左主干病变,即前降支和回旋支起始部狭窄≥70%;

2. 二支、三支病变(狭窄≥70%),不稳定型心绞痛/无 Q 波型心肌梗死,合并左心功能不全,反复发作的室性心律失常;

3. 介入治疗失败后紧急冠状动脉搭桥术;

4. 介入治疗后再狭窄;

5. 冠状动脉搭桥术后再狭窄;

6. 合并左心室室壁瘤;合并二尖瓣关闭不全;心肌梗死后室间隔穿孔;心肌梗死后心脏破裂等。

若冠状动脉病变呈弥漫性,远端冠状动脉无法手术以及严重的心、脑、肺、肝、肾功能不全,不能耐受手术创伤者为冠状动脉搭桥术的禁忌证。

虽然传统的冠状动脉搭桥术创伤较大,但是,因为手术的经验越来越丰富,所以冠状动脉搭桥术就像阑尾炎和胃大部手术一样,已经成为成熟的常规手术。并且不停跳冠状动脉搭桥术和小切口冠状动脉搭桥术也适用于部分患者,这使得创伤性大大降低,患者的恢复时间也大大缩短。

在心脏上搭的桥能坚持多少年是许多患者关心的问题。一般认为用静脉作为搭桥材料,其 10 年的通畅率约为 50%左右,而用动脉桥的远期通畅率会好得多。但由于人体的动脉材料有限,而且有些动脉材料容易痉挛,或者管腔太细,甚至动脉材料本身也有病变或狭窄,因此,不是所有患者都适合采用动脉桥。当然,如果桥血管再次梗塞,患者也不必害怕,可以采用介入技术在桥血管中植入支架解除梗塞。

……

介入与搭桥各有利弊。介入的优势在于创伤小,但是术后需要服用抗血小板药物的时间较长,再狭窄的发生也会影响介入治疗的效果。如心绞痛症状复发,需要再次介入治疗的可能性相对较高。而采取搭桥手术,症状复发的情况较少,即使出现其他情况,还能进一步接受支架治疗或再次搭桥手术,但手术损伤较大,病人从心理上不容易接受。所以,选择介入还是搭桥,要根据患者自身情况、病变特点、有无其他疾病、经济承受能力等多方面进行考虑。

冠心病患者在接受手术治疗后,定期复查是非常重要的。许多患者在做完介入或心脏搭桥手术后,症状一下消失了,就以为冠心病好了。其实冠心病复发的因素还会存在,还有可能出现再狭窄、胸闷、胸痛等情况。因此,患者痊愈后一定要按照医生嘱咐,定期到医院进行复查。

……

冠状动脉就像灌溉心脏的水渠,水渠通畅,心脏才得以滋润。如果水渠淤塞,必然祸及心脏。因此,我们可以将治疗冠心病的方法形象地比喻为"水利工程"。目前冠心病的治疗有三种基本方法,即药物治疗、介入治疗和搭桥治疗。这三种治疗方法在冠心病治疗中的作用如何呢?我们以"水利工程"为例来说明这个问题。有一片菜地,由于某些原因使浇地的水渠狭窄或堵塞,从而造成菜地干旱,蔬菜缺水。要让蔬菜存活,要么采用节水措施,要么就疏通水渠(或另挖一条水渠)。采用节水措施当然会使蔬菜存活,但节水措施并不能改变水渠狭窄或堵塞的状况。当水渠堵塞十分严重时,即使采用节水措施也不能使之存活,此时必须疏通水渠或重新挖渠饮水才能解决问题。在这个例子中,菜地相当于心脏,水渠相当于冠状动脉,节水措施相当于药物治疗,疏通水渠相当于介入治疗,而重新挖渠则相当于搭桥治疗。

上面这个例子挺有意思的。介入治疗相当于疏通水渠,搭桥治疗相当于重新挖渠,这两句我认可。但我觉得,药物治疗不仅仅是指节水措施,至少包含三个方面:一是节约水源,二是防止回缩,三是改变水质。节约水源可以理解为应用β受体阻滞剂,如美托洛尔、比索洛尔等;防止回缩可以理解为应用冠状动脉扩张剂,如硝酸异山梨酯、单硝酸异山梨酯等;改变水质的内涵很广,降糖、调脂、抗栓、抗氧化等等,都应包括在内。

其实,在冠心病的药物治疗当中,中医药也应该发挥重要作用。冠心病属于祖国医学"胸痹"、"心痛"、"真心痛"之范畴。冠状动脉的介入治疗或搭桥治疗注重的只是局部干预,整体关注不足是其缺点。虽然从局部开通了狭窄或闭塞的血管,而术后的冠脉粥样硬化还将进展,故术后发生再狭窄是必然的。从中医理论讲,介入治疗或搭桥治疗只是一种局部的治标疗法,而不能从根本上改变冠心病的本虚标实的病机特点。中医药治疗冠心病,其优势在于辨证论治,在治疗上更具灵活性。中医强调"整体观念"、"五脏相关",术后应用中药调整阴阳、调畅气血,可以使机体达到阴平阳秘、气血调和,且中药可通过多靶点、多途径的调控作用,恢复血管损伤后自身的调节能力,使血管的修复趋于动态平衡状态,发挥预防再狭窄的作用。因此,术后的中医整体治疗恰好弥补了介入治疗或搭桥治疗的不足。

目前我们医院开展的介入治疗很多,搭桥手术刚刚起步。

介入术后再狭窄(Restenosis,RS),是指一支狭窄的冠状动脉在机械性介入治疗后显著开放,继而又恢复到原来没有足够管腔直径的病理过程,是一种局部血管对机械损伤的过度修复反映。再狭窄的发生是一个复杂的过程,其发生机制与血管弹性回缩、血栓形成、新生内膜增生、动脉重构以及炎症等因素有关。其中,机械扩张后内皮损伤是启动因素,血管平滑肌细胞增殖和血管重塑是关键因素,血管活性肽分泌平衡失调、细胞生长因子分泌过盛以及癌基因异常表达是重要环节。

介入治疗通过内膜断裂、斑块碎裂、内膜与中膜的分裂、动脉壁的向外牵张膨出等机制扩开狭窄的管腔,以迅速开通狭窄或闭塞的血管,为一种机械性的破血逐瘀治标之法,当属祖国医学"祛邪"之大法,祛邪易伤正气,"正气不足,邪之所凑"。从临床表现上看,多数再狭窄的患者常见有再发心绞痛、心悸、胸闷、气短、口干口苦、便秘、失眠等症状,有的表现为以气虚血瘀为主,有的表现为以阴虚血瘀为主。

大量研究证实,冠心病的炎症反应类似于中医的"热毒"。因此,热毒痹阻心脉也是冠心病的基本病机之一。前面我们曾经提到,丁老师提出了心系疾病的"热毒学说"。结合这个学说,为进一步提高介入治疗后中医药干预的疗效,我将宁心解毒方做了修改。

宁心解毒1号方主要用于气虚血瘀热毒型冠心病,整方如下:

黄芪30g	麦冬15g	五味子3g	川芎20g
丹参30g	元胡20g	水蛭9g	地龙15g
黄连12g	半枝莲15g	连翘20g	生甘草9g

水煎400ml,早晚分2次温服,日1剂

宁心解毒2号方主要用于阴虚血瘀热毒型冠心病,整方如下:

黄芪 30g	麦冬 30g	黄精 15g	川芎 20g
丹参 30g	元胡 20g	水蛭 9g	地龙 15g
黄连 15g	半枝莲 20g	连翘 30g	生甘草 9g

水煎 400ml,早晚分 2 次温服,日 1 剂

宁心解毒 1 号方与宁心解毒方差别不大,以前用过多次。宁心解毒 2 号方中加大了滋阴药物的用量,这里有 1 个病例。

李××,男,57 岁,既往冠状动脉支架植入术后 1 个月。刻下症见:胸部憋闷、胀满,晨起口干,口唇紫暗,舌暗红,舌体胖大,边有齿痕,苔黄、略腻,脉沉。病人肥胖体型,有减肥意愿。我辨为阴虚血瘀热毒型,予以宁心解毒 2 号方加减治疗,整方如下:

黄芪 30g	麦冬 30g	黄精 15g	川芎 20g
丹参 30g	元胡 20g	水蛭 9g	地龙 15g
黄连 15g	半枝莲 20g	连翘 30g	生甘草 9g
五味子 20g	甘松 15g	苦参 20g	

7 剂,水煎 400ml,分 2 次温服,日 1 剂

方中加入大剂量五味子及甘松、苦参,是为了抑制食欲。

二诊时胸部憋闷、胀满减轻,晨起口干减轻,食欲有所降低,因受凉左肩疼痛,仍口唇紫暗,舌脉同前。上方加桑枝 30g,羌活 20g,继服 7 剂。

第二十三章

"没什么值得留恋的了",这是阿冲 QQ 上新的留言。看来他去意已决,彻底不打算留在省城了。

看到这留言的第一反应,是我心里好痛。七年了,两千多个日日夜夜,美丽的校园、宽敞的教室不值得留恋吗? 一路走来,那么多老师、那么多同学不值得留恋吗? 母校情、师生情、同学情弥足珍贵啊!

思绪忽然穿越回了硕士年代,我想起了农大,想起了导师,想起了两位师弟,想起了许多许多……

农大校址较为偏僻,位于城市西北角。当年上学时,每次下了火车,还要坐上很长时间的汽车才能到校。说起校园的风景,我觉得蛮漂亮的,尤其大门口江总书记题写的校名熠熠生辉。

我的导师姓乔,典型的北方汉子,率真、朴实、勤奋、执着……初次见面时,我以为他 40 出头的年纪。事后才知道,他长我 10 岁,那年他 33 岁。年轻时显老的人往往经老,两年前见他时,感觉跟 15 年前相比没多大变化,青春依旧,风采依旧。他相当出色,专科毕业后直接考取了硕士研究生,31 岁那年晋升副教授、硕导,36 岁那年晋升教授、博导。他享受国务院特殊津贴,主持过多项国家自然基金、重大农业科技项目等课题,并多次获奖,发表论文近百篇。我在评师网看到了一些对他的评价。

人很好,科学思维有一套。人也很正直。最后说一句他是我的老板。呵呵!

乔老师的学术思维在农大首屈一指,不为名不为利的科研学术精神值得我们每一个人敬佩。乔老师经常独自坐在办公室的电脑前看文章,一看就是一个通宵啊! 他站在了学术的前沿,指导着一批又一批的学子们。

我是乔老师的第一个学生,因而他对我疼爱有加。第二年又来了两个师弟,老董和小栗,第三年没招。我读研的后两年,经常是我们四个在一起,搞科研,聚餐,聊天,偶尔也会打几把扑克。我们所用的实验动物人多是肉鸡,有时也会用到兔子。每做完一次实验,取好了样本,剩下来的事情就是先当屠夫,再当厨师,然后是美食家……其乐融融啊!

快乐的时光总是很短,一转眼快要20年过去了,真的很想念他们。

老董长我6岁,他硕士毕业后又读了博士、博士后,一出站去了他老家的农业大学,直接从讲师晋升到了教授。他先后主持和参加国家自然基金项目、"十五"国家科技支撑计划等多项课题,并荣获农业部科技进步三等奖及市局级科技进步奖多项,在国内外学术期刊发表论文30余篇,培养了多名研究生。他现在主要从事动物分子病理学、中药提取物开发研制、动物腹泻防治、畜禽疾病诊断与防治、经济动物疾病防治、伴侣动物疾病防治等教学与研究工作。

小栗小我2岁,毕业后分到南方一所农业大学,后来又获得了博士学位。他也干得很好,主持科技支撑计划课题、科技攻关重点项目子课题、校科技创新基金等多项,获农业部科技进步三等奖、省科技成果推广一等奖等多项,发表论文20余篇(其中SCI收录6篇)。他现在主要从事动物性食品安全监控体系和快速检测技术、衣原体病分子诊断和免疫等研究。

就在思绪翩翩之际,我接到了姜主任的电话,问我阿敏是不是没考上。我说是。她又问我,养老鼠的事咋办。我考虑一下,就说,让阿龙去吧。

姜主任是我们科的病区主任,去年刚考上博士,做动物实验人手不够。我本来答应她让阿敏过去帮忙的,没想到阿敏在加试时遭遇了滑铁卢。好在又来了阿龙,都是男孩子,胆儿壮,抓老鼠不害怕,不像有些女孩子,别说抓老鼠了,连抓兔子都怕得要命。

她的课题名称是《肺动脉高压新生内膜动物模型评价及不同中药干预的分子机制探讨》。肺动脉高压(Pulmonary Arterial Hypertension,PAH)是一类进行性肺血管闭塞性疾病,目前尚无法从根本上治疗,肺移植或心肺联合移植是其最终的治疗手段。究其原因,进行性、不可逆性的肺血管损害是其顽固性和难治性的根源。故阐明PAH发生的关键机制,在形成不可逆肺血管病理改变之前,建立起一套行之有效的有针对性的延缓或者遏制肺血管重构的手段尤为重要。

肺动脉重塑是肺动脉高压重要的病理特征。尽管发病原因不尽相同,各种类型的肺动脉高压却有着共同的病理改变:肺动脉内膜增生、外膜纤维化、肌性肺动脉中膜血管平滑肌细胞增生和肥大、胶原蛋白沉积,无肌性肺小动脉出现中膜平滑肌层,引起肺动脉管腔狭窄、闭塞,最终导致肺腺泡动脉数量减少、肺血管床储备减少、肺动脉阻力持续升高,这是目前公认的肺动脉高压发生率居高不下的根本原因。多年以来,国内外学者从多个方面探讨了肺动脉高压的发病机制,证实了该病与相关的易感基因、危险因素、遗传因素以及血管平滑肌细胞钾通道缺陷、内皮损伤等许多因素有关,其中肺动脉内皮损伤引起的内皮功能紊乱在肺动脉重塑中的作用更引人关注。

她打算应用左肺切除＋野百合碱注射的方法,诱导大鼠肺动脉高压新生内膜模型,并对模型进行评价,将诱导成功的肺动脉高压新生内膜模型随机分组,分别设立空白对照组、单纯红花黄色素组、单纯丹参酮ⅡA磺酸钠组、单纯川芎嗪组、单纯参芪扶正组、红花黄色素＋参芪扶正联合应用组、丹参酮ⅡA磺酸钠＋参芪扶正联合应用组、盐酸川芎嗪＋参芪扶正联合应用组8组。通过不同中药静注对SD大鼠肺动脉高压进行干预,8周后观察各组大鼠血流动力学、免疫组化胎盘生长素、内皮素表达、肺组织病理及差异蛋白质组学的变化,在蛋白质组学水平探讨肺动脉高压形成机制,阐明肺动脉高压的发病机制,探索防治该病的有效途径,明确不同中药制剂的干预效果,可为提高患者的生存率和生存质量提供一个新的思路。

肺动脉高压也是乔老师的研究方向之一,不过他是从癌基因着手研究的。

医学研究表明,哺乳动物的癌基因与肺动脉重塑关系密切。癌基因(Oncogene)原指细胞或病毒中存在的、能诱导正常细胞发生恶性转化的基因,由于这类基因当初从某些致癌病毒和肿瘤细胞中得到分离鉴定,并与肿瘤细胞生长、分化及调控有着极为密切的关系而得名。

后来研究发现,癌基因广泛存在于从低等到高等动物的细胞中,而且其结构差异很小,高度保守。其编码产物(即癌蛋白,Oncoprotein)在细胞生长、增殖、应答和功能调节中具有极其重要的作用。只是在不正常的时空条件下过度表达才诱导细胞的恶性转化,分裂失控,发生肿瘤。目前癌基因的概念及其内涵已远远超出了当初的范围,凡是编码与细胞生长分化有关的关键性调控蛋白质(如生长因子、细胞内信息分子及转录调节因子等)的正常细胞基因都可归属于癌基因的范畴。近来,采用分子生物学的原理和方法,尤其是基因重组技术,人们对恶性肿瘤及心血管疾病的本质有了更深刻的认识,发现两类看似不同的疾病,本质上都与细胞的增殖有关。癌基因与血管平滑肌增殖、心脏肥大关系的研究已成为分子生物学的另一热点。

肺动脉重塑导致的肺动脉高压是腹水综合征发病过程的中心环节,但对其与细胞癌基因活化和表达关系的研究尚未见报道。通过对低温处理肉鸡及低氧处理的离体培养细胞进行癌基因表达的初步研究表明,在低氧处理早期肺血管平滑肌细胞癌基因表达明显增强。从在体和离体两个层面,对腹水综合征发病过程中癌基因(c-myc、c-fos、c-jun)的表达进行详细的试验观察,有理由相信,癌基因和腹水综合征的相关性研究将加深对该病发病过程的认识,同时也为该领域的研究提供一种新思路。

下午是我的门诊。一进诊室,我看到了徐大爷,其实他早就到了。徐大爷今年66岁,腹型肥胖,既往高血压病病史30余年,最高达180/100mmHg,平时口服"代文、络活喜"治疗,血压控制在130/80mmHg左右,入院血压135/94mmHg;糖尿病、高胆固醇血症病史1年余,平素服用"拜糖平、君士达"治疗,空腹血糖控制在7.0mmol/L,未服用调脂药物。

他在1个月前因"阵发性胸闷、憋气1年余,加重6小时"收入院。心电图示:窦性心律,肢体导联低电压,ST-T改变。心脏彩超示:肥厚性非梗阻性心肌病;主动脉瓣钙化;二尖瓣返流(轻度);三尖瓣返流(轻度);主动脉瓣返流(轻度);肺动脉高压(重度);心包积液(少量);左室收缩功能减退。入院后进一步完善检查,并给予降压、降糖、抗凝、营养心肌等治疗。第二天他找到了我,要求加用中药。刻下症见:阵发性胸闷、憋气,活动后加重,上二层楼或步行50米即发作,伴气短、乏力,无心悸及胸痛,双下肢无水肿,舌暗红,苔白,脉弦,听诊双肺呼吸音粗,双肺底可闻及少量湿性啰音,心率71次/分,律齐,P2>A2,各瓣膜听诊区未闻及病理性杂音。综合脉症,四诊合参,本病属祖国医学"喘证"之范畴,证属气虚血瘀型,以益气活血、通络平喘为治则,予喘证1号方加减,整方如下:

黄芪30g	麦冬15g	五味子3g	川芎15g
丹参20g	肉桂9g	水蛭6g	地龙9g
泽泻15g	黄连6g	木香9g	生甘草6g
茯苓30g	冬瓜皮30g	车前子30g(包煎)	葶苈子30g(包煎)
焦三仙20g(各)	连翘30g	乌贼骨30g	

7剂,水煎400ml,早晚分2次温服,日1剂

二诊时无明显胸闷、憋气,气短、乏力减轻,无心悸及胸痛,无双下肢水肿,舌脉同前。上方加煅龙牡各30g,制附子12g先煎,继服7剂。次日带药出院,临走时他表示感谢,并说一定要坚持服用中药。

他说到做到,每周这个时候都会第一个来到这里。

第一次来时无明显胸闷、憋气,感咽痒,有时咳痰,色黄量少,易于咳出,舌

暗红,苔薄黄,脉弦。上方加黄芩 15g,杏仁 9g,继服 7 剂。

第二次来时诉咽干,夜间明显,无其他不适,舌脉同前。上方制附子改为 9g,继服 7 剂。

这是第三次过来了,在上次服药期间曾流鼻血 1 次,咽干略减轻,舌脉同前。上方加生石膏 30g,继服 7 剂。

徐大爷就是一个肺动脉高压的患者,并且还是重度。在常规西药治疗的基础上,我加用益气、养阴、温阳、活血、通络、利水等中药,取得了较为理想的效果。

肺动脉高压是由各种原因引起的静息状态下右心导管测得的肺动脉平均压≥25mmHg 的一组临床病理生理综合征。肺动脉高压可以作为一种疾病而独立存在,更常见的是很多疾病进展到一定阶段的病理生理表现。由于肺血管重塑引起肺循环血流动力学改变,最终可导致右心衰竭,甚至死亡。肺动脉高压是我国临床常见疾病,其致残和致死率很高,也是严重危害患者身心健康、增加社会医疗负担的重大疾病。

这种疾病平均发病年龄是 36 岁,75% 患者集中于 20 ~ 40 岁年龄段,还有 15% 患者年龄在 20 岁以下。这是一种极易被误诊的疾病,临床应提高警惕。该病临床少见,临床症状缺乏特异性,如果接诊医师对肺动脉高压的诊断程序不清楚,不熟悉肺动脉高压的分类,易误诊为一般的心脏病或者哮喘。

该病主要累及肺动脉和右心,表现为右心室肥厚,右心房扩张,肺动脉主干扩张,周围肺小动脉稀疏,肺小动脉内皮细胞、平滑肌细胞增生肥大,血管内膜纤维化增厚,中膜肥厚,管腔狭窄、闭塞、扭曲变形,呈丛状改变。肺小静脉也可以出现内膜纤维增生和管腔阻塞。

肺动脉高压缺乏特异性的临床症状,患者早期可无自觉症状或仅出现原发疾病的临床表现,随肺动脉压力升高出现一些非特异性症状,如劳力性呼吸困难、乏力、腹胀、心绞痛、晕厥等。由于肺动脉压升高可出现右房、右室肥厚的体征,如 P2 亢进,三尖瓣返流造成的全收缩期杂音,肺动脉瓣闭锁不全造成的舒张期杂音和右室第三心音。右心衰竭时可见颈静脉怒张,肝肿大,下肢水肿。

按病因,肺动脉高压分为原发性(或特发性)和继发性两类。自 1973 年世界卫生组织主办的第一届原发性肺动脉高压国际研讨会提出肺动脉高压的第一个分类以来,肺动脉高压的临床分类经历了一系列的变化。2009 年欧洲心脏病学会和欧洲呼吸病学会(ESC/ERS)发布的《肺动脉高压诊治指南》采用 2008 年在 Dana Point 制定的肺动脉高压临床分类,将肺动脉高压分为五类:动脉性肺动脉高压、左心疾病所致肺动脉高压、肺部疾病或低氧血症所致肺动脉高压、慢性血栓栓塞性肺动脉高压、不明机制和(或)多种机制所致肺动脉高压。根据多普勒超声心动图法估测的肺动脉平均压力值,该病分为轻、中、重度,测量值分别为:30－50mmHg,50－70mmHg,>70mmHg。

肺动脉高压患者的治疗不能仅仅局限于单纯的药物治疗,而应该是一套完整的治疗策略,包括患者病情严重程度的评价、支持治疗、血管反应性的评价、药物有效性的评价和不同药物联合治疗的评价等。根据肺动脉高压的不同临床类型,可制订个体化治疗方案。若经规范内科治疗无效,可考虑行介入或心肺移植手术治疗。

目前临床上对肺动脉高压的中医辨证分型还没有一个明确定论,但大多认为系本虚标实、虚实夹杂之病证。实则为夹有外寒、水饮、痰热、血瘀等;虚主要是肺肾虚(气虚或阴虚)及脾肾阳虚。譬如,周仲瑛教授对该病的治疗以发作期治标、缓解期治本为原则,分为6个证型:①肺病及心、痰瘀阻碍肺气。治当化痰行瘀、降气平喘;②虚体受感、邪实正虚错杂。治疗既应遵守发时治标的原则,采用祛邪宣肺法,又不能忽视扶正,具体处理当辨其病性的寒热施治;③上盛下虚、肺肾出纳失常。上盛,因痰气壅结者降气化痰宣肺,因寒饮伏肺者温肺化饮,因痰热郁肺者清肺化痰,下虚,因肾阳虚者温养下元,因肾阴虚者滋填阴精;④浊邪害精、痰瘀蒙蔽神机。治当涤痰泄浊、化痰开窍;⑤三阴交病、水饮泛溢肌表。治当健脾温胃、化饮利水;⑥肺气耗散、心肾衰竭致脱。治当补肺纳肾、益气救阴、回阳固脱。

这天下午还碰到了另外几个比较特殊的病例。

第一个是胡××,男,66岁。病人既往高血压病史4个月,最高血压170/70mmHg,未服用降压药物。1个月前无明显诱因出现阵发性心悸、胸闷,心悸持续1－2分钟、胸闷持续约10分钟,可自行缓解,无胸痛,心悸时曾在当地卫生院测脉搏110次/分,间断服用"丹参片、心血康"治疗,效果不明显。症状不发作时能耐受日常活动及快走、出外旅行等,心肺听诊未见异常,舌暗红,苔薄白,脉细涩。我先让病人去做了心电图,提示Ⅰ、Ⅱ、Ⅲ、aVL及aVF导联ST段呈弓背向上抬高并T波倒置。我又让病人急查了心梗三项,提示肌红蛋白略升高。针对这种情况,不能排除急性下壁、高侧壁心肌梗塞的可能性,我建议病人入院治疗。

病人入院后,复查心电图大致正常;复查心梗三项仍提示肌红蛋白略升高;胸片示:慢性支气管炎、肺气肿;双下肢B超示:双下肢动脉粥样硬化并斑块形成图像,左侧股总静脉、右侧股浅动脉及双侧大隐静脉瓣功能不全;颈部血管B

超示:双侧颈总动脉及颈内外动脉起始段、双侧椎动脉粥样硬化并右侧颈总动脉及左侧颈总动脉分歧部斑块形成;心脏彩超示:左房大,主动脉瓣、二尖瓣钙化,三尖瓣轻度返流,左室充盈异常。考虑到病人心电图有动态变化,建议行冠脉造影检查以明确病情。病人及家属商量后表示先行保守治疗。第5天,病情明显好转,病人出院。

第二个是鲁××,男,92岁。病人既往糖尿病病史5年余,空腹血糖8mmol/l左右,未服药治疗。2天前进食韭菜包子后感阵发性胸闷、上腹部疼痛不适,持续时间长达20余分钟。无出汗,无肩背部疼痛,心肺听诊未见异常,腹平软,剑突下压痛,无反跳痛,墨菲氏征(-),舌暗红,苔薄黄,脉沉。我还是先让病人去做了心电图,提示V3-V6导联ST段下移约0.2mv并T波倒置。

对老年人而言,有少部分急性心肌梗塞患者无症状或症状不典型,这类病人通常没有胸痛,而是出现上腹部、咽喉部甚至牙齿疼痛,或不明原因的晕厥、昏迷等。不论是否是心脏的问题,只要症状严重,疼痛持续不缓解,均应及时就医,明确病因。基于这种考虑,我将病人收进了病房,以进一步明确诊断,指导治疗。

当时林儿、雪儿和文儿跟着我出门诊,我给她们重点讲解了这个病例,"老年人心肌梗塞可在临床症状、心电图或心肌酶学三个方面表现不典型,因此很容易造成误诊或漏诊。其中,临床症状不典型是指没有心前区、胸骨后疼痛或疼痛轻微而以其他症状为主要表现。这些表现包括心衰、休克、胃肠症状、精神症状等。依表现不同主要分为5个类型:无痛性心肌梗塞、心衰型心肌梗塞、休克型心肌梗塞、腹型心肌梗塞和脑型心肌梗塞。结合这个病人,不能排除腹型心肌梗塞。在急性心肌梗塞中,以消化道症状作为主要表现者约占30%,主要表现为突然上腹痛、恶心、呕吐,少数出现肠麻痹、消化道出血、甚至上腹部压痛及饥饿感,很容易误诊为急腹症。它的发生机制可能是心脏膈面心肌梗塞后刺激膈神经而出现牵涉痛。由于心脏膈面、窦房结、房室结大部分由左冠状动脉供血,若上述症状伴有窦性心动过缓等缓慢性心律失常时,更应警惕急性心肌梗塞的可能……"

病人入院第二天,经治疗腹痛减轻,未诉明显胸闷、憋气,睡眠尚可,小便正常,仍有剑突下压痛。化验结果显示:心梗三项未见异常,谷丙转氨酶301u/l,谷草转氨酶178u/l,糖化血红蛋白7.6%,高密度脂蛋白0.94mmol/l,血钾3.40mmol/l;心脏彩超示:主动脉瓣、二尖瓣钙化,二尖瓣、主动脉瓣轻度返流,左室充盈异常;腹部B超示:胆囊壁毛糙,右肾囊肿;前列腺、膀胱B超示:前列腺增生;双下肢血管B超示:双下肢动脉粥样硬化并斑块形成图像;颈部血管B超示:双侧颈总动脉及颈内外动脉起始段、双侧椎动脉粥样硬化并左侧颈总动脉斑块形成。1周后腹痛及剑突下压痛消失,偶感胸闷,再次复查心电图无动态变化,复查心梗三项未见异常,病人出院。

第三个是孔×,男,26岁。阵发性心慌半年余,持续约10分钟,最长1次持续半小时左右,病人当时有濒死感,伴大汗淋漓,速去附近医院做了心电图,确诊为"快心室率型心房颤动"。还没等用上药物,心律自行转复为窦性,心慌症状消失。这天下午又犯病了,但还没到医院,症状就没了,大约有七八分钟的时间。我问完病情,看过他上次发病时的心电图,给他听了听心脏,又查了查甲状腺,都未见异常。我建议他:"住院吧,详细查一下,首先要明确病因。"

"我还上着班呢,请假很麻烦。"

"那就先抽血吧,查一下甲状腺功能。若是甲亢,就需要到内分泌科治疗;若不是甲亢,就需要住到心内科,必要时可以考虑做射频消融。"

"射频消融是啥?"

"我先给你说说房颤吧。这病按持续时间,可以分为阵发性房颤、持续性房颤和永久性房颤。你属于第一种,能在7天内自行转复为窦性心律,一般持续时间小于48小时。病因很多,包括高血压病、冠心病、心脏外科手术、瓣膜病、心肌病、心力衰竭、先天性心脏病、甲亢、心包炎等等,往往与饮酒、精神紧张、水电解质或代谢失衡、严重感染等诱发因素有关。对于年轻人,甲亢是很常见的病因。"

他点了点头。

我接着讲了下去:"房颤的发作和维持与心脏内一个或多个病灶发放快速电活动密切相关。这些病灶发放一次激动,就表现为房性期前收缩,而如果发放一连串快速激动则表现为房颤。射频消融是近年来才发展起来的一种方法,它通过把一根很细的导管,经过静脉血管送到心脏的特定部位,这些部位也就是房颤的病灶所在部位,然后释放射频进行治疗。这种治疗具有创伤小、易于接受的优点,适用于绝大多数的房颤病人,大约80%到90%可以得到根治。"

因为化验甲状腺功能需要清晨空腹抽血,结果下午才能出来,我给他留了名片,约好明天下午联系。

第二天下午,他果真打电话过来,告诉我T3明显升高,30.58pmol/L,T4和TSH都在正常范围。我知道,这是T3型甲亢。所谓T3型甲亢,是指具有甲亢的临床表现,实验检查仅血清T3增高,而血清T4则正常。1957年Maclagan首次发现本病,1968年Hollander提出T3型甲亢的正式名称,其发生率国外报道占4%,国内报告约占7%,缺碘地区T3型甲亢发病率较高,有人报告占甲亢总数的 12.5% ~ 30%,多见于女性及青壮年。临床发现,如果对 T3 型甲亢长期不予治疗,多数患者最终可演变为普通型甲亢,即 T4 也升高。这种现象提示,T3 型甲亢可能是普通型甲亢的前驱表现,因为在甲亢早期 T3 比 T4 上升得快而早。也有部分患者始终不演变为普通型甲亢,其机制不明,可能与甲状腺自身合成的 T3 过多有关。T3 型甲亢常见于各类甲亢的发病早期、治疗过程当中或复发早期。临床表现与普通型者相似,但症状轻微。具体到心血管系统而言,病人经常感到心悸、气促,稍活动即明显加剧,心电图往往表现为心动过速、心房扑动或颤动等,严重者可出现心脏扩大、心力衰竭等。

治疗这病,我不专业,就介绍他去了内分泌科。

第四个是洪××,男,54 岁。他 1 个月前来过这里,是一个老病号介绍来的,点名要吃膏方。那时他刚从另一省级医院出院,诊断为"过敏性紫癜性肾炎"。我问他带病历没有,他摇摇头。又问他有没有过敏的食物或药物,他自己也说不清楚。接着问了问他用药的情况,他说现在每天服用泼尼松 8 片,另外还有开瑞坦、曲克芦丁、金水宝等药。刻下症见:经常汗出,周身乏力,纳眠可,舌暗红,苔少,脉弱。我以宁心止汗方合过敏煎加减开具了处方,整方如下:

生黄芪 450g	麦冬 150g	五味子 30g	川芎 150g
丹参 200g	黄连 120g	黄芩 150g	黄柏 150g
知母 120g	浮小麦 300g	生牡蛎 300g	木香 90g
生甘草 60g	麻黄根 450g	杜仲 200g	牛膝 200g
桑寄生 300g	银柴胡 200g	地骨皮 200g	防风 200g
蝉蜕 150g	乌梅 300g	侧柏叶 200g	地榆 150g
竹叶 120g	阿胶 500g		

1 剂,熬制膏方,每日 2 次,每次 1 匙,开水调匀服用

我在方中加入了杜仲、牛膝、桑寄生滋补肝肾,加入了侧柏叶、地榆凉血止血,加入了竹叶清热利尿。拿着处方,他高高兴兴地离开了。临出门时,我提醒他下次想着把病历带来。

他这次过来感觉好多了,出汗减少,乏力减轻,泼尼松已经减至每天 6 片,并且带来了他的出院记录。

入院情况:患者主因"双下肢皮肤紫癜 20 余天,发现蛋白尿 8 天"入院。查体:T:36℃,P:72 次/分,R:17 次/分,BP:109/84mmHg,中年男性,查体合作。双肺呼吸音清,未闻及明显干湿性啰音。心率约 80 次/分,心律齐,心音有力,听诊无杂音。腹部平软,腹水征(-)。双下肢无浮肿。辅检。尿常规:PRO:2+,BLD:2+;血常规:WBC:13.07*10^9/L,HGB:165g/L,PLT:262*10^9/L;B

超:双肾、输尿管、膀胱、前列腺未见明显异常。

入院诊断:1.过敏性紫癜性肾炎 2.高血压病

诊疗经过:入院予泼尼松40mg口服,给予金水宝、肾炎康复片保肾治疗,给予开瑞坦抗过敏治疗,给予维生素K_1、葡萄糖酸钙及降压等支持对症治疗,24h尿蛋白定量:0.76g/24h。

出院诊断:1.过敏性紫癜性肾炎 2.高血压病

出院情况:患者中年男性,一般情况好。查体示:心肺(－),腹平软,腹水征(－),双下肢无浮肿。

出院医嘱:

1.注意休息,避免过度劳累,预防感染。

2.继续服药:泼尼松40mg qd,开瑞坦10mg qd,曲克芦丁200mg tid,肾炎康复片4片 tid,金水宝胶囊4粒 tid,黄葵胶囊4粒,tid,迪巧1片 qd,雷公藤多甙20mg tid。

3.2周后复查血生化、血常规、尿常规,来院复查。

我跟他又聊了几句,查舌脉同前。我在原方基础上加肉桂150g、制附子200g温补肾阳,又加了桔梗200g清热利咽,以防温补过甚而出现咽喉干燥,继服膏方1剂。

过敏性紫癜性肾炎,是过敏性紫癜出现肾脏损害时的表现,除有皮肤紫癜、关节肿痛、腹痛、便血外,主要为血尿和蛋白尿,多发生于皮肤紫癜后一个月内,有的或可以同时并见皮肤紫癜、腹痛,有的仅是无症状性的尿异常。其病因可为细菌、病毒及寄生虫等感染所引起的变态反应,或为某些药物、食物等过敏,或为植物花粉、虫咬、寒冷刺激等引起。该病是一种由免疫复合物介导的系统性小血管炎,其发病主要通过体液免疫,但也涉及细胞免疫,一些细胞因子和炎症介质、凝血机制均参与发病。该病发病有种族倾向,有一些研究提示本病与遗传有一定关系。大致分为6种类型:孤立性血尿或孤立性蛋白尿、血尿和蛋白尿、急性肾炎型、肾病综合征型、急进性肾炎型和慢性肾炎型。

对于该病,需要注意出皮疹前是否有可疑食物、异物接触导致过敏,避免再次接触。同时避免食入海鲜等异种蛋白,防止再次过敏,加重病情。另外,已服用激素者,应根据具体情况在医师指导下递减激素用量与次数,切不可随意减药或停药。

后　记

今天是劳动节,我确实是在劳动。这本书的第一稿终于完成了,我还要再改上几遍,好好润色一下。

从策划这本书算起,有接近两年的时间了。集中创作,则是最近半年的事情。不论在单位,还是在家里,甚至在出差时的宾馆里,一有时间,我便不由自主地坐在电脑跟前,埋头而作。上下班路上、出差途中以及睡前那段时间,我也在构思着某个情节或打打腹稿。为此,我推掉了很多应酬,似乎快成了一个"不近人情"的人了。

这本书是对我近十年来,尤其是近三年来临床、科研与教学实践的一次较为系统的总结。十年的中医情,十年的中医缘,终于有了这个"宝贝疙瘩",我心中难以掩饰那份激动和喜悦。

很感谢妻子和女儿,她们的鼓舞给了我无穷的力量。这半年,妻子忙着考博,女儿忙着中考,我则忙着写书,一家三口构成了只争朝夕、大干快上的劳动画面,何其美哉!

也很感谢学生们,他们为我提供了很多素材,并且是我拼搏的动力。作为导师,我不能慵懒懈怠、不思进取,我要给他们带好头、引好路。

也很感谢领导们和同事们,他们给了我太多的关爱、支持与帮助。很庆幸,我能成为他们当中的一员,和他们携手并肩,为医院美好的明天努力奋斗。

还要特别感谢的是病人们,他们的信任和期许为我搭建了无比广阔的舞台。作为演员,我只能演好,我责无旁贷。

上午收到一条短信,"有劳有动是幸福的,能劳能动是健康的,会劳会动是智慧的,多劳多动是光荣的,祝劳动节快乐!"的确,我很快乐,我愿把这快乐告诉给每一个人,共同分享!

2012 年 5 月 1 日于泉城